# 针灸卷（续）

中医必读百部名著

中华中医药学会／编

主编／李俊德 高文柱

·针灸聚英
·铜人腧穴针灸图经

本册主编／牛淑平

华夏出版社

# 《中医必读百部名著》编委会

| 顾　　问 | 邓铁涛 | 路志正 | 马继兴 | 张灿玾 |
|---|---|---|---|---|
| 主　　任 | 王国强 | 佘　靖 | | |
| 执行主任 | 房书亭 | | | |
| 主　　编 | 李俊德 | 高文柱 | | |
| 副 主 编 | 张　伟 | 曹正逵 | 温长路 | |
| 编　　委 | 王均宁 | 王　奕 | 王振国 | 牛兵占 |
| | 牛淑平 | 田代华 | 田思胜 | 朱　桂 |
| | 伊广谦 | 庄乾竹 | 刘　平 | 刘山永 |
| | 刘更生 | 刘掌印 | 孙永章 | 孙中堂 |
| | 纪立金 | 许敬生 | 严季澜 | 吴启富 |
| | 沈澍农 | 张效霞 | 张瑞贤 | 张子明 |
| | 和中浚 | 祝庆俊 | 欧阳兵 | 胡晓峰 |
| | 郭君双 | 黄龙祥 | 常章富 | 蒋力生 |
| | 董尚朴 | 焦振廉 | | |

（以上名单以姓氏笔画为序）

# 《中医必读百部名著》序

"读万卷书,行万里路,与天下名士游",是古人对治学之道的高度总结。读书与实践,更是人们获取知识的两大法宝。历代医家为我们留下了大量的医学名著,这些名著既是历代医家智慧的结晶,也是历代中医药学术经验的积淀和理论的升华。源远流长的中医药学术、根基深厚的中医药理论体系,蕴藏于历代医药典籍之中。博览群书,精研覃思,从中汲取前人的宝贵经验和学术精华,是造就自身良好学术素质的必由之路。

纵观古往今来的名医巨匠,无不是通过熟谙典籍、躬身实践而登上中医药学术高峰的。医圣张仲景"勤求古训,博采众方",是在书的催化中,锤炼为万代永传之宗师的;药圣李时珍"岁历三十稔,书考八百家",是在书的滋养中,磨砺为千秋不朽之巨匠的。可以说,凡有成就的名医和学者,尽管他们各自的成长道路不同,或家传,或师承,或自学,但"学经典,读名著"是不可或缺的。历史已经证明,认真继承中医经典理论与临床诊疗经验,是每位医家成功的门径。不读书,就谈不上扎实地继承;无继承,学术的发展就将成为无源之水、无本之木,更无从奢谈创新和进步。

经典著作不仅是理论家的治学根底,更是临床家的活水源头。诚如徐灵胎所言:"一切道术,必有本源。未有目不睹汉唐以前之书,徒记时尚之药数种,而可为医者。"历代名医都把读熟、背熟经典名著作为治医、行医的一项基本功。已故名医岳美中先生亦曾颇有体会地说道:"对《金匮要略》、《伤寒论》,如果能做到不加思索,张口即来,到临床应用时,就成了有源头的活水。不但能触机即发,左右逢源,还会熟能生巧,别有会心。否则,读时明白了,一遇到障碍又记不起,临证时就难以得心应手。""学医必须读书",早已成为医家之共识。

实践告诉我们,中医人才的培养,离不开读书、临证、师承这三大要素。读书是认识中医、接受中医学术的重要源泉。临证是体验中医、运用中医学知识实现防病治病的基本途径。师承是按照中医学自身规律传承和发展中医学术的学科特色。这三大要素,互相关联,各有侧重,不可偏废。但三者之中,读书是最基本的路径。只有多读书,才能加深对中医药学的认识,才能增强对其内涵的领会,才能提高理论水平与实践能力。如果读书太少,面对博大精深的中医药学则难以登堂窥奥,临证则辨证不精,用方不活,仅能知常,而难达变,要想提高学术水平和临床疗效是很难的。

有鉴于此,中华中医药学会在华夏出版社的密切配合下,决定在全国范围内组织发起"学经典,读名著"的大型读书活动,旨在培养、发现并推出一大批优秀中医药人才,以更好地促进中医药学术的继承与发展。这是一个很好的举措,我完全赞同并大力支持,国家中医药管理局将会积极推动这项活动的开展,希望全国中医药行业共同关注医学名著的阅读,分享阅读的收获和快乐。

中医典籍,浩如烟海。学会为了组织这次读书活动,按照名老中医推荐、参编人员精选、有关专家把关、藏书部门和出版社提供服务的原则和程序,从历代流传广、社会影响大、临床实用价值高的古医籍善本中确定百部左右,编成这套《中医必读百部名著》丛书。考虑到读者阅读方便,尽量采取合并同类、合理集成的形式,把百种古籍分为医经、伤寒、金匮、温病、方剂、本草、诊法、针灸、推拿按摩、养生、医案、医论医话、通用临床及临床各科若干个类别,部帙较大的图书,则单独成册。每书均采取书前写导读,随文做注释,分章(节)加按语的体例,帮助读者尽快了解内容、掌握重点,并解决阅读上的困难。导读主要介绍作者生平、成书年代、主要内容、学术价值及影响、本次校注整理的原则和方法等。其中重点内容是古籍的学术价值及影响,特别是对中医理论与临床的指导作用;还刻意引证了古今名医对该书的评价,以现身说法的形式把读者带进书中来。对原文的整理以点校为主,注释简明扼要,减少过多过繁的考证。按语则紧扣各书的内容,以自然章节、门类为单位,通过简洁的文字表述,把学术亮点突出出来,对读者真正起到辅导作用。从整体水平上看,这次出版的每类书籍既是该领域历代医籍的精粹,又是该学科学术构成的主流,具有较高的实用价值和永久的收藏价值。

中医之计人为本,人才之计书在先。希望中医药院校广大师生、科研机构研究人员、医疗机构从业人员,根据本丛书所收书目,结合自身实际情况,选择、制订自己的读书计划,在读书过程中汲取历代医学之精华,发皇古义,融会新知,为弘扬华夏传统文化、为振兴祖国中医药学而努力提高每一个中医药工作者的学术素养。

"书到用时方恨少"。让《中医必读百部名著》陪伴我们的一生,让阅读成为我们的生活方式,让读书成为指导和提高中医药实践能力的源泉!

中华人民共和国卫生部副部长<br>
国家中医药管理局局长<br>
2007年4月23日

# 针灸聚英

明·高武 纂集
牛淑平 校注

# 导读

## 一、作者及成书年代

《针灸聚英》，明·高武编著。高武，号梅孤，明代四明（今浙江鄞县）人。《鄞县志》称其"负奇好读书，凡天文律吕，兵法骑射，无不闲习"，"嘉靖中北上考武举，晚乃专精于医，治人无不立起，曾慨近时针灸多误，手铸铜人三，男、妇、童子各一，以试其穴，推之人身，所验不爽毫发。"在治学上"取《素》、《难》而研精之，旁究诸家"，编著《针灸节要聚英》一书，对后世针灸学术影响颇大。

《针灸节要聚英》原共三帙，上帙即《针灸节要》三卷，中、下帙为《针灸聚英》四卷，全书七卷。后在流传过程中，此二集或作为两部独立专书而流传。上集《针灸节要》，下集《针灸聚英》。

《针灸聚英》又名《针灸聚英发挥》，是一部内容丰富的针灸论著，共四卷。集辑了明以前《铜人》、《明堂》等各家针灸学说及医理，并记有高氏自己的学术见解。卷一"经络腧穴类聚"理论，介绍仰人伏人尺寸、中指同身寸法、十二经穴、奇经八脉、十五络穴、十二原穴、募穴、俞穴、八会穴、五俞穴等内容，是《针灸聚英》的主体部分，在篇幅上占了该书的一半，重点在于辑录经穴的主治症。卷二"各病取穴"，介绍各家特色灸疗方法，包括骑竹马穴、四花穴等，以及子午流注、东垣针法、伤寒治例、杂病治例、玉机微义等内容，对所录各家之说，高武多有议论，或褒或贬，专以《素》《难》衡量，反映了高武的一种崇古尊经心态。卷三"针艾法"为补泻、刺法、灸法、注意事项、意外情况处理和针灸禁忌等内容，汇编了当时流行的各类刺法及灸法原文，对这部分内容，高氏多有非议。卷四收集各种针灸歌赋，包括了诸如重要的"十四经穴歌"、"流注指微赋"、"标幽赋"、"通玄指要赋"等共六十三首歌赋。其中"拦江赋"引自明代针灸大家凌云针书稿本，而原书未见；"玉龙赋"、"肘后歌"、"百症赋"、"补泻雪心歌"等均以本书载录为早；"天元太乙歌"引自刘瑾《神应经》，而现行本未载，可见本书的文献版本价值作用。卷四末附有高氏"附辨"一篇，以问答形式集中阐述了高武对针灸学若干问题的认识，其中有些内容已见于正文中高氏按语中。

《针灸聚英》，刊行于嘉靖己丑年（公元1529年），除明刻本外，现还存有日本宽永刻本、日本天保刻本，以及1961年上海科技出版社的铅印本等。据高氏自序说："不溯其原，则昧夫古人立法之善，故尝集《节要》一书矣。不穷其流，则不知后世变法之弊，此《聚英》之所以纂也。"尤其认为后世"诸书于《素问》《难经》多异少同。今取其同，议其异，故以聚英名。"所以书中收集前人针灸精粹，以体现本书聚英之意，对前人叙之不全，未能尽意者，高氏"间或发挥一二"。即全书以《内经》、《难经》为宗，结合临床实践，附加按语及"附辨"。从《内经》、《难经》的源，论述后世的流，以达到知源明流的目的。

## 二、高武《针灸聚英》的主要学术成就及影响

1. 崇尚《内经》、《难经》，善引诸家之论

高武师宗《内》、《难》，旁究诸家，对《内经》、《难经》的针灸理论及针灸手法十分推崇，主张："素难为医之鼻祖……不溯其原，则昧夫古人立法之善，故尝集节要一书矣。不穷其流，则不知后世变法之弊。""素难者，垂万世而无弊"，认为医者"不学古医，不变今俗，欲收十全之功者，未之有也。"在这一观点基础上，高氏论述针灸理论方面多以前代医家的言论与《内》、《难》理论相

互印证,并加以评论,如:关于针刺呼吸补泻问题,高武按语:"按《素问》云:'候呼内针'。又曰'候呼引针'。候,伺候也。言医工持针,等候病人之呼吸而用针也。今令病人呼吸,是以呼吸候针矣。又曰:'令病人吹气一口,吸气一口'。又是非鼻中呼吸矣,谬之甚也。"再如关于"十四法",高武按语:"按此十四法,所谓进、退、动、摇、弹、扪、摄、循、切、按、爪皆《素问》针法。搓、捻非《素问》法也。"

《针灸聚英》一书广取前人之长,引用各类文献达十六部之多,但高武对前人的东西并不盲目搬用,而是结合自己的临床经验和学术见解予以阐发与评注。如在取穴方面,他注重骨骼标志,提出"先将瘦人量取穴,后再依法量肥人",如肾俞一穴,《千金》注云,以平脐为准来量取穴位的位置。但高氏认为:"肥人腹垂则脐低,瘦人腹平则脐平",因而仅以平脐为准,则不一定可靠。又前人取四花穴,是以口脚的部位长短为准来量取的,高武认为这种方法是"为粗工告也",而"高只依揣摸脊骨膈俞、胆俞为正",均强调应以骨骼标志为恰当。再如他对《素问》以来的著作中提出的禁针禁灸穴也发表了自己的看法。他说:"一穴而有宜针、禁针;宜灸、禁灸者,看病势轻重缓急,病轻势缓者,当别用一主治穴以代之;若病势重急,倘非此穴不可疗,当用此一穴。若诸书皆禁针灸,则断不可用矣。"

在本书中他多次引用张仲景、李杲、滑伯仁、王洁古等医家的学术观点和针灸经验,对古人的经验既推崇倍至,又不固执拘泥。如对"金针赋"中关于"男女气血在早在晚在上在下之不同"的观点和"神应经"中"人身左右补泻不同"的观点,提出了自己不同的看法,即"针灸当随经络气至十二时,……男女气血上下之分,因非《素》《难》意,亦不必然也。""人身左右不同,谬之甚矣。""金针赋"对针刺补泻手法的"八法"、"四法"论述甚详,亦被后世医家所重视,而高氏则认为是"巧立名色,非《素》《难》意",是"求针之明,为针之晦"。这些看法,虽有失偏颇,但也确具独到之见。

2. 创新发展子午流注针法

高氏对金元以来发展的按时选穴学说虽也很重视,但并不拘泥于此说。他认为"《素》《难》井荥俞经合主病,人多不明五行生克,故不能行,今以诸经是动所生病补泻生克,细为制定,以便针刺",创立了一种"十二经是动所生病补泻迎随说"(或称"十二经病井荥俞经合补虚泻实"法),即近人所称"子午流注法纳支(子)法"。

高氏认为子午流注(纳甲法)深奥难懂,加以因师传不同,方法各异,使后人在学习和理解上都有困难,并对何若愚创立的子午流注纳甲法提出了质疑,认为:"妄言今日某日某时其穴开,凡百病皆针灸此开穴;明日某日某时其穴开,凡百病针灸明日开穴,误人多矣。"他根据临床经验,主张"定时用穴",倡导子午流注纳子法,即根据十二经血流注寅时起于肺、丑时止于肝的时辰——经脉相应的顺序,在确认经脉证候、脉象之后,结合五输穴补母子及迎随补泻的原则,在经气流注至某经之时,此时经气最旺盛,可取本经子穴用泻法来治疗该经实证;而当经气流过之时,经脉经气偏衰,则取本经母穴用补法以治疗该经虚证。如:"手少阴心经属丁火。起极泉,终少冲,多血少气,午时注此。是动病,嗌干心痛,渴而欲饮,是为臂厥,主心所生病,目黄胁痛,臑臂内后廉痛厥,掌中热。盛者,寸口大再倍于人迎;虚者,寸口反小于人迎也。补,用未时少冲。泻,用午时灵道。"以《灵枢·经脉》中所载十二经脉的"是动、所生病"及"寸口、人迎"脉诊法为依据,来辨别十二经脉的虚实病态,施用这种按时补泻的方法,所以称为"十二经是动所生病补泻迎随"法。又因其所选用的都是十二经的五输穴,所以又名"十二经病井荥俞经合补虚泻实"法。近人所用"子午流注纳子法",不受十二经脉是动所生病病候的限制,仅取其流注时辰与子母补泻用穴的方法,可以视为高氏立法的灵活运用。

#### 3. 首立东垣针法

金元四大家之一的李东垣,对中医学发展有着极大的贡献,后人多重视其在基础理论和方药上的宝贵经验,却忽视了他造诣颇深的针灸学术思想,而高氏在书中则十分重视李氏在针灸上的成就,多处引述其说,并特立"东垣针法"于卷2之中,认为"东垣针法深得《素问》之旨,人多忽之,各书亦不能载,今于脾胃论中表章于此"。高武把"东垣针法"始终贯穿于李氏以"胃气为本"的学术观点之中,注重补益脾胃升发之气,如在胃之合穴足三里的应用上,东垣针法曰:若因"饮食失节及劳役形质,阴火乘于坤土之中,至谷气、荣气、清气、胃气、元气不得上升……皆先由喜怒悲忧恐为五贼所伤,而后胃气不行,劳役饮食不节,继之则元气乃伤,当从胃合三里穴中推而扬之,以伸元气",对于"脾胃虚弱,感湿成痿,汗大泄,妨食,三里、气街以三棱针出血",又曰:"气在于肠胃者,取足太阴、阳明,不下者,取之三里……","气逆霍乱者,取三里","胃病者,胃脘当心而痛,上支两胁,膈噎不通,饮食不下,取三里以补之",充分体现出高氏对李东垣学术观点的继承和发展。同时,"东垣针法"中不但列举了足三里穴的应用范围,还指出了应用不当的后果,如"若六淫客邪,及上热下寒,筋骨皮肉血脉之病,错取穴于胃之合大危",这也是高氏丰富的临床实践经验对李氏针法的补充。

总之,高氏两部针灸专著,至今犹受到广泛重视;其铸造铜人三具,发展了宋代王惟一经穴直观教学法;创十二经是动所生病补泻迎随说,则进一步完善了按时选穴理论。黄龙祥教授认为:《针灸聚英》对后世针灸学影响最大的在于卷一"经络腧穴类聚"部分,高氏以元代杜思敬《济生拔萃》"于十二经井荥俞经合穴,萃集各书主治,其余髎穴则未之及",故广搜《素问》、《千金要方》、《资生经》、《针经摘英集》等书"而补辑之",这是继汉代医家编《明堂经》,首次全面总结腧穴主治症之后,又一次系统的针灸腧穴文献整理工作,对于腧穴理论的发展做出了重大贡献。

### 三、研读《针灸聚英》应注意的问题

《针灸聚英》是明代一部汇编性著作(简称《聚英》),1529年问世后,另一针灸巨著《针灸大成》(简称《大成》)1601年相继问世,凡明以前的重要针灸论著,《大成》多予以引用,其中包括《聚英》。作为汇编性针灸著作,《大成》的流行影响程度大大超出了《聚英》,所以我们在阅读《聚英》时,应注意参照《大成》本引用《聚英》的情况,可以帮助我们正确评估《针灸聚英》的历史学术地位。尤其是,由于高武对于某些医书的体例不甚熟悉,在引用及处理文献方面不够严谨,出现了不少不应有的错误。这些错误经杨继洲的传录,对明以后乃至现代的针灸腧穴学,都产生了十分不良的影响。

### 四、本次校勘整理的原则

1. 本次整理以嘉靖本为底本,以上海科学技术出版社铅印本(简称上科本)为校本,并据所引内容适当进行他校。

2. 简体横排,并加新式标点,对底本内容不加增删。

3. 繁体字、古今字、俗字及因刊刻所致的明显误字径改为规范简体字。穴位名称等以现通行写法适当规范。

4. 原目录与正文标题出入较大者,今据校改后的正文标题重新编排,除个别有参考意义的异文于正文标题下出校说明外,不一一出校。

牛淑平
2008年1月

# 针灸聚英引

扁鹊有言：疾在腠理，熨焫之所及；在血脉，针石之所及；其在肠胃，酒醪之所及。是针、灸、药三者得兼，而后可与言医。可与言医者，斯周官之十全者也。曩武谬以活人之术止于药，故弃针与灸而莫之讲。每遇伤寒热入血室、闪挫诸疾，非药饵所能愈而必俟夫刺者，则束手无策，自愧技穷。因悟治病犹对垒，攻守奇正，量敌而应者，将之良；针、灸、药，因病而施者，医之良也。思得师指而艰其人，求之远近以针鸣者，各出编集《标幽》、《玉龙》、《肘后》、《流注》、《神应》等书。其于捻针补泻，尚戾越人从卫取气，从荣置气之说。复取《素》、《难》而研精之，旁究诸家。又知《素》、《难》为医之鼻祖，犹《易》为揲蓍求卦之原。诸家医流，如以钱掷甲子起卦；勾陈玄武，腾蛇龙虎断吉凶，似《易》而乱《易》也。后世针灸亦若是尔。呜呼！不溯其原，则昧夫古人立法之善。故尝集《节要》一书矣；不穷其流，则不知后世变法之弊。此《聚英》之所以纂也。安故狃近者，犹曰《易》穷则变，变则通，通则久。是以《诗》变而骚，君子取之。郡县者，封建之变；租庸者，井田之变，后人因之，固足以经国治世。奚怪于针灸之变法哉？奚是古非今为哉？岂知封建井田变，而卒莫如周之延祚八百；针灸变，而卒莫如古之能收功十全。如使弊法而可因，则彼放荡逾闲者可以为礼，以之安上治民；妖淫愁怨者，可以为乐，以之移风易俗哉。

夫《易》谓穷斯变通久。《素》、《难》者，垂之万世而无弊，不可谓穷，不容于变而自通且久也。周子谓：不复古礼，不变今乐，而欲至治者远。然则不学古医，不变今俗，而欲收十全之功者，未之有也。兹续编诸家而折衷以《素》、《难》之旨。夫然后前人之法，今时之弊，司命者知所去取矣。

时嘉靖己丑夏六月六日四明梅孤高武识

# 针灸聚英集用书目

《难经》（见《节要》）

《素问内经》（见《节要》）

《子午经》一卷。论针灸之要，撰成歌诀，后人依托扁鹊者。

《铜人针灸图》三卷。宋仁宗诏王维德考次针灸之法，铸铜人为式，分腑脏十二经，旁注俞穴所会，刻题其名，并为图法，并主疗之术，刻板传于世，夏竦为序。然其腧穴比之《内经》"本输"、"骨空"等篇，颇亦繁杂也。

《明堂针灸图》三卷。题曰：黄帝论人身俞穴及灼灸禁忌。曰明堂者，谓雷公问道，黄帝授之。亦后人所依托者。

《存真图》一卷。晁氏谓杨介编。崇宁间，泗州刑贼于市，郡守李夷行遣医并画工往，亲决膜摘膏肓，曲折图之，尽得纤悉。介校以古书，无少异者，比欧希五脏图过之远矣！实有益医家也。王莽时，捕得翟义党王孙庆，使太医尚方与巧屠共刳剥之，量度五脏，以竹筵道其脉，知所终始，可以治病。亦此意。

《膏肓灸法》二卷。清源庄绰季裕所集。

《千金方》三十卷。唐·孙思邈所撰。用药之方，诊脉之诀，针灸之穴，禁咒之法，至导引之要，无不周悉。曰千金者，以为人命至重，有贵千金。一方济之，德愈于此。议者，谓其未知伤寒之数。

《千金翼方》三十卷。孙思邈掇拾遗轶，以羽翼其书。首之以药录，次之以妇人、伤寒、小儿、养性、辟谷、退居、补益、杂病、疮痈、色脉、针灸，而禁经终焉。

《外台秘要》。唐·王焘在台阁二十年，久知宏文馆得古方书数千百卷，因述诸证候，附以方药、符禁、灼灸之法，凡一千一百四门，天宝中出守房陵及大宁郡，故名《外台》。孙兆以煮谓针能杀人，不能起死人，取灸而不取针，讥其为医之蔽。

《金兰循经》。元·翰林学士忽泰必列所著，其子光济铨次，大德癸卯平江郡文学严陵邵文龙为之序。首绘脏腑前后二图，中述手足三阴、三阳走属，继取十四经络流注，各为注释，列图于后，传之北方。自恒山董氏锓梓吴门，传者始广。自滑氏注《十四经发挥》，而人始嫌其简略矣。

《济生拔萃》十九卷。一卷取《针经节要》，二卷集洁古云岐针法、窦氏流注，三卷《针经摘英》。首针法以仿古制也。延祐间杜思敬所撰者。

《针经指南》。古肥窦汉卿所撰。首《标幽赋》，次定八穴指法及叶蛰宫图。颇于《素问》有不合者。

《针灸杂说》。建安窦桂芳类次。取《千金》禁忌人神及离合真邪论，未能曲尽针灸之妙。

《资生经》。东嘉王执中叔权取三百六十穴，背面颠末行分类别，以穴属病。盖合《铜人》、《千金》、《明堂》、《外台》而一之者也。

《十四经发挥》三卷。许昌滑寿伯仁传针法于东平高洞阳。得其开阖流注交别之要。至若阴阳维跷、带、冲六脉，皆有系属。而惟督、任二经，则包乎背腹而有专穴，诸经满而溢者，此则受之，宜与十二经并论。及《灵枢》本篇所述经脉，著《十四经发挥》，通考腧穴六百五十有七，而施治功，以尽医之神秘。

# 凡例

一 诸书于《素问》、《难经》多异少同。今取其同，议其异，故以"聚英"名。

一 此书以经络腧穴类聚为一卷，各病取穴治法为二卷，诸论针艾法为三卷，各歌赋为四卷。间或发挥一二。

一 周身尺寸已详于前集《素难节要》，今止绘图各分写于上，以便准量取穴。

一 经络俱属于五脏六腑，今绘其图于经络之前者，知外有是经，则内属是脏腑也。

一 《明堂针灸》、《铜人》、《千金翼》诸书，拘头面腹手足分列腧穴，殊无经络起止次序。今以滑氏《十四经发挥》、《金兰循经》经络绘图，每经自始至终，某穴主某病，以便考究。

一 《资生经》立诸病目，以各腧穴分属，似难于阅。今以各经腧穴为主，以主某病分属之；仿《神农本草》例，以穴名在前，药性随于后。

一 各经腧穴，或有原缺者仍旧。

一 《标幽》、《玉龙》、《肘后》诸歌赋，今医家皆谓其易于记诵。然专事于此，则针灸亦狭矣。姑集于末卷，以备参阅。

一 奇经八脉、十二络脉、八会脉、原募穴，虽备于本经络，复表章于后，以便分别。

一 前人著"取穴捷法"治病，而不明言穴名者，今考明之。

一 取穴法有未明者，窃议一二。

一 针灸书惟《明堂》、《铜人》、《千金》、《济生拔萃》、《窦氏流注》、《子午》尽好，其余愈出愈下，不合《素问》、《难经》者多。各附以发挥。

一 东垣针法，深得《素问》之旨，人多忽之，各书亦不能载。今于《脾胃论》中表章于此。

一 《素》、《难》井荥俞经合主病，人多不明五行生克，故不能行。今以诸经是动、所生病补泻生克，细为制定，以便针刺。

一 各书有关于论针灸，备录于卷末。

一 《济生拔萃》于十二经井荥俞经合穴，萃集各书主治病证；其余腧穴，则未之及，故今仿其例，亦据《铜人》、《千金》、《明堂》、《外台》而补辑之①。

一 经络悉依《十四经发挥》，流注交接次第腧穴亦依之。比之《铜人》等书有繁杂空穴，皆不增入。

一 各空穴下分寸、针浅深、艾壮多少，俱备录，以便四时取用。《明堂经》则曰《明堂》，《资生经》则曰《资生》，《千金翼》则曰《千金》，《明堂下经》则曰《明下》，或曰《下经》，《外台秘要》则曰《外台》，俱省文尔。

一 世俗喜歌赋，以其便于记诵也。今类聚各书歌赋，置之末卷。

---

① 据《铜人》、《千金》、《明堂》、《外台》而补辑之：此为虚言。高武编《针灸聚英》时实未得见《铜人》、《明堂》、《外台》诸书。

# 目录

## 一卷
五脏六腑 …………………………… (12)
*①侧铜人图 ………………………… (12)
*面铜人图 …………………………… (12)
*背铜人图 …………………………… (12)
仰人尺寸 …………………………… (13)
伏人尺寸 …………………………… (14)
手足阴阳流注 ……………………… (15)
中指同身②寸法 …………………… (16)
手太阴经脉穴 ……………………… (17)
手阳明经脉穴 ……………………… (20)
足阳明经脉穴 ……………………… (22)
足太阴经脉穴 ……………………… (28)
手少阴经脉穴 ……………………… (30)
手太阳经脉穴 ……………………… (31)
足太阳经脉穴 ……………………… (34)
足少阴经脉穴③ …………………… (41)
手厥阴经脉穴 ……………………… (44)
手少阳经脉穴 ……………………… (46)
足少阳经脉穴 ……………………… (48)
足厥阴经脉穴 ……………………… (53)
奇经督脉穴 ………………………… (56)
任脉穴 ……………………………… (59)
阳跷脉穴 …………………………… (62)
阴跷脉穴 …………………………… (63)
冲脉穴 ……………………………… (63)
阳维脉穴 …………………………… (63)
阴维脉穴 …………………………… (63)
带脉穴 ……………………………… (63)
十五络脉 …………………………… (63)
十二原穴 …………………………… (64)
五脏募穴 …………………………… (64)
五脏俞穴 …………………………… (64)
八会穴 ……………………………… (64)
五脏六腑井荥俞原经合④ ………… (65)

## 二卷
骑竹马法 …………………………… (66)
四花穴 ……………………………… (66)
灸劳穴 ……………………………… (66)
取肾俞法⑤ ………………………… (66)
窦氏八穴 …………………………… (66)
子午流注髎穴开合 ………………… (70)
脏腑井荥俞经合主治 ……………… (71)
十二经是动所生病补泻迎随⑥ …… (72)
*十二经病井荥俞经合补虚泻实 … (72)
东垣针法 …………………………… (75)
治例 ………………………………… (76)
　伤寒 ……………………………… (76)
　杂病 ……………………………… (77)
　玉机微义 ………………………… (79)

## 三卷
铁针 ………………………………… (85)
煮针 ………………………………… (85)
火针 ………………………………… (85)
温针 ………………………………… (86)
折针 ………………………………… (86)
晕针 ………………………………… (86)
针灸伤 ……………………………… (87)
暖针 ………………………………… (87)
呼吸 ………………………………… (87)

---

① 凡题目前加"＊"号者，均据正文补。
② 同身：原无，据正文补。
③ 脉穴：原无，据前后文例补。
④ 五脏六腑井荥俞原经合：原作"井荥俞经原合"，据正文改。
⑤ 法：原无，据正文补。
⑥ 补泻迎随：原作"迎随补泻"，据正文乙正。

| | |
|---|---|
| 补泻 …………………………………… (87) | 十四经步穴歌 …………………………… (98) |
| 十四法 ………………………………… (88) | 十二经脉歌 …………………………… (101) |
| 八法 …………………………………… (88) | 奇经八脉歌 …………………………… (103) |
| 四法 …………………………………… (88) | 流注指微赋 …………………………… (103) |
| 下针法 ………………………………… (89) | 标幽赋 ………………………………… (103) |
| 出针法 ………………………………… (89) | 通玄指要赋 …………………………… (105) |
| 人身左右补泻不同 …………………… (89) | 灵光赋 ………………………………… (105) |
| 男女气血 ……………………………… (89) | 席弘赋 ………………………………… (106) |
| 古人不行针知针理 …………………… (89) | 玉龙赋 ………………………………… (106) |
| 艾叶 …………………………………… (90) | 拦江赋 ………………………………… (107) |
| 艾炷大小 ……………………………… (90) | 肘后歌 ………………………………… (107) |
| 点艾火 ………………………………… (90) | 百证赋 ………………………………… (108) |
| 壮数多少 ……………………………… (91) | 天元太乙歌 …………………………… (109) |
| 阿是穴 ………………………………… (91) | 铜人指要赋 …………………………… (110) |
| 治灸疮令发 …………………………… (91) | 禁针穴歌 ……………………………… (110) |
| 洗灸疮 ………………………………… (91) | 禁灸穴歌 ……………………………… (111) |
| 贴灸疮 ………………………………… (91) | 行针指要歌 …………………………… (111) |
| 小儿戒逆灸 …………………………… (91) | 补泻雪心歌 …………………………… (111) |
| 相天时 ………………………………… (92) | 经脉交会八穴歌 ……………………… (111) |
| 忌食物房劳 …………………………… (92) | 十五络穴歌 …………………………… (111) |
| 避人神 ………………………………… (92) | 十二经脉昼夜流注歌 ………………… (111) |
| 炷火 …………………………………… (92) | 十二原穴歌 …………………………… (111) |
| 炷火先后 ……………………………… (92) | *八会穴 ………………………………… (112) |
| 针灸避忌太乙之图序 ………………… (92) | 脏腑七募穴歌 ………………………… (112) |
| 冬至叶蛰宫说 ………………………… (93) | 薛真人天星十一穴歌 ………………… (112) |
| 太乙血忌之图 ………………………… (93) | 八法八穴歌 …………………………… (113) |
| 月内人神所在 ………………………… (93) | 宋徐秋夫鬼病十三穴歌 ……………… (113) |
| 每月血支 ……………………………… (93) | 回阳九针歌 …………………………… (113) |
| 每月血忌 ……………………………… (93) | 四总穴歌 ……………………………… (113) |
| 十二支神人 …………………………… (93) | *六十六穴阴阳二经相合相生养子流注歌 |
| 十二部神人 …………………………… (94) |  ………………………………………… (113) |
| 十二时忌 ……………………………… (94) | 十干相生流注歌 ……………………… (116) |
| 十二部神人 …………………………… (94) | 十二经纳天干歌 ……………………… (117) |
| 九部旁通神人 ………………………… (94) | 五子元建歌 …………………………… (117) |
| 新忌旁通 ……………………………… (95) | 周身血气歌 …………………………… (117) |
| 四季神人 ……………………………… (95) | 脚不过膝手不过肘歌 ………………… (117) |
| *天医取师疗病吉日 …………………… (95) | 生成数歌 ……………………………… (117) |
| 胡侍郎奏过尻神指诀 ………………… (95) | 刺法启玄歌 …………………………… (117) |
| **四卷** | 提气法歌 ……………………………… (117) |
| 十四经穴歌 …………………………… (97) | 过关歌 ………………………………… (117) |

| | |
|---|---|
| 流气歌 …………………………（117） | 梓岐风谷飞经走气撮要金针赋 …（118） |
| 纳气歌 …………………………（118） | 子午流注逐日按时定穴歌 ………（120） |
| 提针歌 …………………………（118） | 孙真人十三鬼穴歌 ………………（120） |
| 进针歌 …………………………（118） | 八法手诀歌 ………………………（120） |
| 龙虎交战歌 ……………………（118） | 八法飞腾定十干八卦歌 …………（121） |
| 龙虎飞腾歌 ……………………（118） | 三阴三阳歌 ………………………（121） |
| 阳针男歌 ………………………（118） | 血忌歌 ……………………………（121） |
| 阴针女歌 ………………………（118） | 逐日人神歌 ………………………（121） |
| 烧山火歌 ………………………（118） | 九宫尻神歌 ………………………（121） |
| 透天凉歌 ………………………（118） | 太乙人神歌 ………………………（121） |
| 苍龙摆尾歌 ……………………（118） | 杂病十一穴歌① …………………（122） |
| 赤凤摇头歌 ……………………（118） | 《神应经》腧穴证治歌② ………（122） |
| 子午捣臼歌 ……………………（118） | 附辨 ………………………………（132） |

---

① 此目原在"八法八穴歌"后，据正文移此。
② 此篇目原无，据内容补。

# 针灸聚英卷之一

### 四明梅孤子高武纂集

## 五脏六腑

## 侧铜人图

## 面铜人图

## 背铜人图

## 伏人尺寸

脊骨二十一节,大椎三节,至尾骶共二十四节①。(《素问》)

肺附三椎,心附五椎,肝附九椎,脾附十一椎,肾附十四椎。

膈膜,前齐鸠尾,后齐十一椎,周围著脊,所以遮隔浊气,不使上熏心肺也。

胃在膈膜下小肠上,小肠在脐上,大肠当脐,胆在肝之短叶间,膀胱在肾下。(俱《难经》)

心藏神,肺藏魄,肝藏魂,脾藏意,肾藏志,是为五脏。(《难经》)

胃、大小肠、三焦、膀胱,泻而不藏,受五脏浊气,名曰传化之府,此不能久留输泻者,是为六腑。

五脏者,藏精而不泻也,故满而不实。六腑传化而不藏,故实而不能满也。所以然者,以水谷入口,则胃实而肠虚,食下则肠实而胃虚,故曰实而不满,满而不实也。(《素问》)

## 手足阴阳流注

凡人两手足,各有三阴脉、三阳脉,以合为十二经也。

三阴谓太阴、厥阴、少阴。三阳谓阳明、太阳、少阳也。人两手足各有三阴、三阳脉,合为十二经也(详见《脉诀》)。谓之经者,以血气流行,经常不息而言。谓之脉者,以血理分衺②行体者而言也(衺音邪,言相去也)。

手之三阴,从脏走至手;手之三阳,从手走至头;足之三阳,从头走至足;足之三阴,从足走入腹。

手三阴从脏走至手,谓手太阴起中焦,至出大指之端;手少阴起心中,至出小指之端;手厥阴起胸中,至出中指之端。手三阳从手走至头,谓手阳明起大指次指之端,至上挟鼻孔;手太阳起小指之端,至目内眦;手少阳起小指次指之端,至目锐眦。足三阳从头走至足,谓足阳明起于鼻,至入中指内间;足太阳起目内眦,至小指外侧端;足少阳起目锐眦,至入小指次指间。足三阴从足入腹,谓足太阴起大指之端,至属脾络胃;足少阴起足心,至属肾络膀胱;足厥阴起大指聚毛,至属肝络胆。足三阴虽曰从足入腹,然

太阴乃复上膈,夹咽散舌下;少阴复从肾夹舌本;厥阴乃复上出额,与督脉会于巅。兼手太阴从肺系横出腋下,手少阴从心系上肺出腋下,手厥阴循胸出胁,上抵腋下。此又秦越人所谓诸阴脉皆至颈胸而还者也。然厥阴则又上出于巅,盖厥阴,阴之尽者也。所以然者,示阴无可尽之理,犹《易》之硕果不食,示阳无可尽之义也。然《易》之阴阳,以气言;人之阴阳,以脏象言。气无形,而脏象有质,气阳而质阴也,然则无形者贵乎阳,有质者贵乎阴欤。

脉络传注,周流不息。

络脉者,本经之旁支,而别出以联络于十二经者也。本经之脉,由络脉而交他经③。传注周流,无停息也。夫十二经之有络脉,犹江汉之有沱潜也。是以手太阴之支者,从腕后出次指端,而交于阳明;手阳明之支,从缺盆上夹口鼻,而交于足阳明;足阳明之支,别跗上,出大指端,而交于足太阴;足太阴之支,从胃别上膈,注心中,而交于手少阴;手少阴则直自本经少冲穴,而交于手太阳,不假支授,盖君者出令者也;手太阳之支,别颊上,至目内眦,而交于足太阳;足太阳之支者,从髆内左右别下胛中,下至小指外侧端,而交于足少阴;足少阴之支,从肺出注胸中,而交于手厥阴;手厥阴之支,从掌中循小指次指出其端,而交于手少阳;手少阳之支,从耳后出至目锐眦,而交于足少阳;足少阳之支,从跗上入大指爪甲出三毛,而交于足厥阴;足厥阴之支者,从肝别贯膈,上注肺,而交于手太阴也。

故经脉者,行血气,通阴阳,以荣于身也。

通结上文,以起下文之义。经脉之流行不息,所以运行血气,流通阴阳,以荣养于身者也。不言络脉者,举经以该之。

其始(平旦寅时)从中焦注手太阴(肺)、阳明(大肠卯时注此),阳明注足阳明(胃辰时注此)、太阴

---

① 脊骨二十一节,大椎三节,至尾骶共二十四节:此节系合编《素问·气府论》原文及王冰注文而成。"大椎三节",王冰注作"项骨三节"。
② 衺:应作"袤",即"邪"字。
③ 而交他经:此句后,《十四经发挥》有"他经之交亦由是焉"句,当补。

（脾巳时注此），太阴注手少阴（心午时注此）、太阳（小肠未时注此），太阳注足太阳（膀胱申时注此）、少阴（肾酉时注此），少阴注手心主厥阴（心包络戌时注此）、少阳（三焦亥时注此），少阳注足少阳（胆子时注此）、厥阴（肝丑时注此），厥阴复注手太阴（明日寅时）。

始于中焦，注手太阴，终于注足厥阴，是经脉之行一周身也。

其气常以平旦为纪(句①)，以漏水下百刻，昼夜流行，与天同度，终而复始也。

气，营气。经，统纪也。承上文而言，经脉之行，其始则起自中焦，其气则常以平旦为纪也。营气常以平旦寅时为纪，由中焦而始注手太阴，以次流行也。不言血者，言气则血行可知。漏水下百刻，昼夜流行，与天同度者，言一昼夜漏下百刻之内，人身之经脉流行，无有穷止，与天同一运行也。盖天以三百六十五度四分度之一为一周天，而终一昼夜。人之营卫，则以五十度周于身，气行一万三千五百息，脉行八百一十丈，而终一昼夜，适当明日之寅时，而复会于手太阴。是与天同度，终而复始也。或云：昼夜漏刻有长短，其营气盈缩，当何如？然，漏水刻虽有长短之殊，而五十度周身者，均在其中，不因漏刻而有盈缩也。

## 中指同身寸法

男左女右，手中指第二节内廷两横纹相去为一寸，取稻秆心量。或用薄竹量则易折，用蜡纸则粘手不便，用绳则有伸缩不准，用稻秆心则易得而有准。

**肺脏**（大肠为腑）肺重三斤三两，六叶两耳，凡八叶，四垂如盖，附着于脊之第三椎，中有二十四空，行列，分布诸脏之气，为诸脏之华盖。（为华盖者，以其高于诸脏——《难经》丁德用以木之脉脂全者方寸为一两。两，按权衡度量，起于黄钟。古之一两，今之四钱强也）

肺脏

西方白色，入通于肺，开窍于鼻，藏精于肺，故病在背。其味辛，其类金，其畜马，其谷稻，其应四时，上为太白星，是以知病之在皮毛也。其音商，其数九，其臭腥，其液涕。

西方生燥，燥生金，金生辛，辛生肺，肺生皮毛，皮毛生肾。肺主鼻，其在天为燥，在地为金，在体为皮毛，在脏为肺，在色为白，在音为商，在声为哭，在变动为咳，在窍为鼻，在味为辛，在志为忧，忧伤肺，喜胜忧，热伤皮毛，寒胜热，辛伤皮毛，苦胜辛。（《素问》）

膻中者，臣使之官，喜乐出焉。

肺者，气之本，魄之处也，其华在毛，其充在皮，为阳中之太阴，通于秋气。（《素问》）

肺之合皮也，其荣毛也，其主心也。

肺气通鼻，鼻和则知香臭矣。（《难经》）

肺气虚，则使人梦见白物，见人斩血藉藉，得时则梦见兵刃血战（秋三月）。

肺色白，欲如鹅毛，不欲如盐。（《素问》）

肺白象金，金得水而沉。肺得水而浮，何也？肺者，非为纯金也。辛，商也，丙之柔。大言阴与阳，小言夫与妇，释其微阴，昏而就火，其意乐火，又行阳道多，故肺得水而浮也。肺热而复沉者，辛当归庚，物极则反也。

肺气绝，则皮毛焦。肺气行于皮毛，气弗荣则皮毛焦，皮毛焦则津液去，津液去则皮节伤，皮节伤则皮枯毛折，毛折者则毛先死。丙日笃，丁日死。（俱《难经》）

> **按**：高武认为人体"外有是经，内属

---

① 句：系滑寿原书中断句符号，下同。

是藏府也",所以首述"五藏六腑"的位置与功能,这是后面的经络腧穴理论的基础。五脏指心、肝、脾、肺、肾,六腑指胆、胃、大肠、小肠、膀胱、三焦。中医认为:五脏主要是贮藏精气,六腑主要是消化食物,吸取其精华,排除其糟粕。原书附有脏腑图四幅。"仰人尺寸"、"伏人尺寸"是指正面和反面同身寸图各一幅,高武在凡例中解释说:"周身尺寸已详于前集《素难节要》,今止绘图各分写于上,以便准量取穴。"

"手足阴阳流注",即手足十二经脉的气血流注,方向呈单向性。从肺经开始逐次相传,至肝经而终,再由肝经复传于肺经,流注不已,从而构成了周而复始、如环无端的循环传注系统。其实质说明十二经气血流注的连贯性;从经脉的联系、病邪传注、病候反应、针感传导诸方面看十二经的作用多向性,从而成为指导针灸临床辨证归经和组方配穴的依据。

"中指同身寸"法是腧穴定位方法之一,此法源于唐代《千金方》。同时代的《外台秘要》也指出:"以中指末节的长度为一寸",宋代《圣惠》提出:"手中指第二节,内度两横纹相云一寸",后人大多以此为准,所以称"中指同身寸"或"中指寸"。明代《针灸大全》更具体地说明:"大指与中指相屈如环,取中指中节横纹,上下相去长短为一寸",即以患者的中指屈曲时,中节内侧两端纹头之间作为1寸,这种方法适用于四肢及脊背短距离的横寸折算。高武介绍了具体的运用技巧,强调用稻杆心测量方便而准确。需要指出的是,同身寸是指与患者同身的尺寸法,就是等分单位,此法适用于任何年龄、任何体型的人,临床上不论男女老幼、高矮胖瘦,只要部位相同,骨度分寸法都是一样的,如肘横纹到腕横纹为12寸,实际就是将这段距离划分为12个等分单位,但对于不同的人,同一部位的骨度分寸具体单位值会不一致,这是针灸取穴的基本原则方法。

# 手太阴经脉穴

手太阴之脉,起于中焦,下络大肠,还循胃口,上膈属肺。

手太阴肺经

起,发也。络,绕也。还,复也。循,巡也,又:依、沿也。属,会也。中焦者,在胃脘,当脐上四寸之分。大肠注见本经。胃口,胃上下口也。胃上口,在脐上五寸上脘穴;下口,在脐上二寸下脘穴之分也。膈,隔也。凡人心下有隔膜,与脊胁周围相着,所以遮隔浊气,不使上熏心肺也。手太阴起中焦,受足厥阴之交也,由是循任脉之外,足少阴经脉之里,以次下行,当脐上一寸水分穴之分,绕络大肠,手太阴、阳明相为表里也;乃复行本经之外,上循胃口,迤逦上膈,而属会于肺,荣气有所归于本脏也。

从肺系横出腋下,下循臑内,行少阴心主之前,下肘中。

肺系，谓喉咙也。喉以候气，下接于肺。肩下胁上际曰腋，腑下对腋处为臑，肩肘之间也。臑尽处为肘；肘，臂节也。自肺脏循肺系出而横行，循胸部第四行之中府、云门，以出腋下，下循臑内，历天府、侠白，行手少阴、心主之前，下入肘中，抵尺泽穴也。盖手少阴循臑臂出手小指之端，手心主循臑臂出中指之端，手太阴则行乎二经之前也。

循臂内上骨下廉，入寸口上鱼（句），循鱼际，出大指之端。

肘以下为臂。廉，隅也，边也。手掌后高骨旁动脉为关，关前动脉为寸口。曰鱼、曰鱼际云者，谓掌骨之前，大指本节之后，其肥肉隆起处，统谓之鱼；鱼际则其间之穴名也。既下肘中，乃循臂内上骨之下廉，历孔最、列缺，入寸口之经渠、太渊以上鱼，循鱼际出大指之端，至少商穴而终也。端，杪也。

其支者，从腕后直出次指内廉，出其端。

臂骨尽处为腕，脉之大隧为经，交经者为络。本经终于出大指之端矣，此则从腕后列缺穴，达次指内廉，出其端，交于手阳明也。

是经多气少血。平旦寅时气血注此。受足厥阴之交。凡十一穴，左右共二十二穴。手之阴阳，其受气之道近，其气之来疾。刺深无过二分，其留无过一呼，过此者则脱气。

中府（一名膺俞）①，云门下一寸，乳上三肋间，动脉应手陷中，去中行六寸，肺之募（募，犹结募也。言经气聚此）。足太阴脾脉之会。《铜人》：针三分，留五呼，灸五壮（《埤雅》云：壮者，以壮人为法也）。主腹胀，四肢肿，食不下，喘气胸满，肩背痛，呕哕，咳逆上气，肺系急，肺寒热，胸悚悚，胆热呕逆，咳唾浊涕，风汗出，皮痛面肿，少气不得卧，伤寒，胸中热，飞尸遁疰，瘿瘤。

云门，巨骨下，夹气户旁二寸陷中，动脉应手，举臂取之，去胸中行任脉两旁相去各六寸。《素注》②：针七分。《铜人》：针三分，不宜深，深则使气逆，灸五壮。主伤寒，四肢热不已，咳逆短气，气上冲心，胸胁彻背痛，喉痹，肩背痛，臂不得举，瘿气。

天府，腋下三寸，臂臑内廉动脉陷中，以鼻取之。《甲乙》：禁灸，灸之使人逆气。《铜人》：针四分，留七呼。《素注》：留三呼。《铜人》：灸二七壮至百壮。《资生》云：非大急不灸。主暴痹内逆，肝脉相搏，血溢鼻口，鼻衄血不止，卒中恶风邪气，泣出，喜忘，飞尸恶疰，鬼语遁下喘不得息，疟寒热，目眩，远视䀮䀮，瘿气。

侠白，天府下，去肘五寸动脉中。《铜人》：针三分，灸五壮。主心痛短气，干呕烦满。

尺泽，肘中约纹上动脉中。甄权云：屈肘横纹筋骨罅陷中。手太阴脉所入为合水。肺实泻之。《素注》：针三分，留三呼，灸三壮。《明堂》：禁灸。《铜人》：灸五壮。《资生》同。《素问》：刺肘中内陷，气归之，为不屈伸。主肩背痛，汗出中风，小便数而欠，溺色变，卒遗矢无度，面白，善嚏，悲愁不乐欲哭，洒淅寒热，风痹，臑肘挛，手臂不得举，喉痹，上气呕吐，口舌干，咳嗽唾浊，痃疟，四肢腹暴肿，臂寒短气，心痛，肺胀膨膨，缺盆中痛，心烦闷乱，少气不足以息，劳热风，汗出中风，小便数而欠，上气喘满，腰脊强痛，肺积息奔，小儿慢惊风。

孔最，去腕上七寸陷者中。《铜人》：灸五壮，针三分。主热病汗不出，咳逆，肘臂厥痛，屈伸难，手不及头，指不握，吐血，失音，咽肿痛，头痛。

列缺，手太阴络，别走阴明。去腕侧上一寸五分。滑氏曰：以手交叉头，食指末筋罅中。《铜人》：针二分，留三呼，泻五吸，灸三壮。《明堂》：针三分，日灸七壮至七七壮。主偏风，口面㖞斜，手肘无力，半身不遂，掌中热，口噤不开，寒热疟，呕沫，咳嗽，善笑，纵唇口，健忘，溺血，精出，阴茎痛，小便热，痫惊妄见，面目四肢痈肿，肩痹，胸背寒栗，少气不足以息，尸厥寒厥，交两手而瞀。实则胸背热，汗出，四肢暴肿；虚则胸背寒栗，少气不足以息。

《素问》云：实则手锐掌热，泻之；虚则欠䶃，小便遗，补之。

---

① 《聚英》腧穴部位及刺灸法多录自王执中《资生经》卷一；主治症则主要辑自卷三至卷七。少量内容据《内经》、《千金要方》、《针经摘英集》等书补辑，请注意参考出处原文。
② 《素注》：指《素问》王冰注，下同。

按《素问》曰：直行者，谓之经，旁出者，谓之络。手太阴之支，从腕后直出次指内廉，出其端，是列缺为太阴别走阳明之络。人或有寸、关、尺三部脉不见，自列缺至阳溪脉见者，俗谓之反关脉。此经脉虚而络脉满。《千金翼》谓阴脉逆，反大于寸口三倍，惜叔和尚未之及，而况高阳生哉！

经渠，寸口陷中。肺脉所行为经金。《素注》：针三分。《铜人》：针二分，留三呼，禁灸，灸伤人神明。主疟寒热，胸背拘急，胸满膨膨，喉痹，掌中热，咳逆上气，数欠，伤寒热病汗不出，暴痹喘促，心痛呕吐。

太渊（一名太泉，避唐祖讳），掌后陷中，肺脉所注为俞土。肺虚补之。《难经》曰：脉会太渊。疏曰：脉病治此。平旦寅时气血从此始，故曰寸口者，脉之大要会，手太阴之动脉也。《铜人》：灸三壮，针一分。《素注》：针二分，留二呼，灸三壮。主胸痹逆气，善哕呕，饮食咳嗽，烦冤不得眠，肺胀膨膨，臂内廉痛，目生白翳，眼眦赤筋，眼痛，眼青转筋，乍寒乍热，缺盆中引痛，掌中热，数欠，肩背痛寒，喘不得息，噫气上逆，心痛脉涩，咳血呕血，振寒咽干，狂言口僻，溺色变，卒遗失①无度。

鱼际，大指本节后内侧陷中；又云：散脉中。肺脉所溜为荥火。《铜人》：针一分，留三呼。《明堂》、《素注》：针二分，灸三壮。《素问》：刺手鱼腹内陷为肿。主酒病②恶风寒，虚热，舌上黄，身热头痛，咳嗽哕，伤寒汗不出，痹走胸背痛，不得息，目眩，烦心少气，腹痛不下食，肘挛肢满，喉中干燥，寒栗鼓颔，咳引尻痛，溺血呕血，心痹悲恐，乳痈。东垣曰：胃气下溜，五脏气皆乱，在于肺者，取之手太阴鱼际，足少阴俞。

少商，大指端内侧，去爪甲角如韭叶，白肉际宛宛中。肺脉所出为井木。《铜人》：针一分，留三呼，泻五吸，不宜灸。《素注》：留一呼。《明下》：灸三壮。《甲乙》：灸一壮。主颔肿喉闭，烦心善哕呕，心下满，汗出而寒，咳逆，痎疟振寒，腹满，唾沫，唇干引饮，食不下膨膨，手挛指痛，掌热，寒栗鼓颔，喉中鸣，小儿乳蛾。唐·刺史成君绰忽颔肿大如升，喉中闭塞，水粒不下三日。甄权以三棱针刺之，微出血，立愈，泻藏热也。

按《难经》曰：诸井者，肌肉浅薄，不足为使也。刺井者当刺荥，甄权泻井而疗喉痹，杜宝善类聚井穴主治病证者。《难经》曰：井主心下满；又曰：春刺井。盖并行而不悖也。

或问：《素问》注、《铜人》、《明堂》、《千金》诸书，于髃穴有宜针灸，有禁针灸，刺浅刺深，艾壮多寡不同，将孰从哉？武曰：一穴而有宜针、禁针、宜灸、禁灸者，看病势轻重缓急，病轻热缓者，当别用一主治穴以代之。若病热重急，倘非此穴不可疗，当用此一穴。若诸书皆禁针灸，则断不可用矣。针浅深，艾多少，则以《素问》十二经浅深刺法为主，诸书相参互用之，不可偏废也。《经》曰：春夏刺浅，秋冬刺深，肥人刺深，瘦人刺浅。故在春夏与瘦人，当从浅刺；秋冬与肥人，当从深刺。又曰：陷下则灸之；陷下不甚者，灸当从少；陷下甚者，灸当从多。又寒凉之月，火气衰，灸当从多；温暑之月，火气旺，灸当从少。又肌肉浅薄髃穴，刺浅艾少；肌肉深厚髃穴，刺深艾多。又春与夏不同，秋与冬不同，肥瘦有适中者，有过肥而臃肿者，有太瘦而骨立者，以意消息，不可执一论也。又大人与小儿，刺浅深，艾多少不同。又人头面及小儿宜毫针，艾炷如小麦也。

## 大肠（肺之腑）

小肠下口大肠上口也
大肠下接直肠
直肠下为肛门谷道即后阴也

大肠重二斤十二两，长二丈一尺，广四寸，径一寸，当脐右，回十六曲，盛谷一斗，水七升半。大肠者，传道之官，变化出焉。大肠为白肠。（俱《素问》）

五脏各有所（句），腑皆相近，而心肺独去大肠、小肠远者何也？然，经言心荣肺卫，通行阳气，故居在上；大肠、小肠传阴气而下，故居在

---

① 失：当作"矢"，通"屎"。
② 酒病：《针经节要》同。应据《铜人图经》作"洒淅"。

下,所以相去而远也。(《难经》)

食下则肠实而胃虚,故曰实而不满,满而不实。

## 手阳明经脉穴

手阳明之脉,起于大指次指之端,循指上廉,出合谷两骨之间,上入两筋之中。

大指之次指,谓食指也。手阳明,大肠经也。凡经脉之道,阴脉行手足之里,阳脉行手足之表,此经起于大指次指之端商阳穴,受手太阴之交,行于阳之分也。由是循指之上廉,历二间、三间,以出合谷两骨之间,复上入阳溪两筋之中。

循臂上廉,入肘外廉,上循臑外前廉上肩。

自阳溪而上,循臂上廉之偏历、温溜、下廉、三里,入肘外廉之曲池,循臑外前廉,历肘髎、五里、臂臑,络臑会,上肩至肩髃穴也。

手阳明大肠经之图

出髃骨之前廉,上出柱骨之会上。

肩端两骨间为髃骨,肩胛上际会处为天柱骨。出髃骨前廉,循巨骨穴,上出柱骨之会上,会于大椎。

下入缺盆,络肺,下膈,属大肠。

自大椎而下入缺盆,循足阳明经脉外,络绕肺脏,复下膈,当天枢之分,会属于大肠也。

其支别者,从缺盆上颈,贯颊,入下齿缝中。

头茎为颈,耳以下曲处为颊,口前小者为齿。其支别者,自缺盆上行于颈,循天鼎、扶突,上贯于颊,入下齿缝中。

还出夹口,交人中,左之右,右之左,上夹鼻孔。

唇口上,鼻柱下,为人中。既入齿缝,复出夹两口吻,相交于人中之分,左脉之右,右脉之左,上夹鼻孔,循禾髎、迎香而终,以交于足阳明也。

是经气血俱多。卯时气血注此。受手太阴之交。凡二十穴,左右共四十穴。手之阴阳,其受气之道近,其气之来疾,刺深无过二分,其留无过一呼,过此者则脱气。

商阳(一名绝阳),手大指次指内侧,去爪甲角如韭叶。手阳明大肠脉所出为井金。《铜人》:灸三壮,针一分,留一呼。主胸中气满,喘咳支肿,热病汗不出,耳鸣耳聋,寒热痎疟,口干,颐颔肿,齿痛,恶寒,肩背急,相引缺盆中痛,目青盲。灸三壮,左取右,右取左,如食顷立已。

二间(一名间谷),食指本节前内侧陷中。手阳明大肠脉所溜为荥水。大肠实泻之。《铜人》:针三分,留六呼,灸三壮。主喉痹,颔颊肿,肩背臑痛,振寒,鼻鼽衄血,多惊,齿痛,目黄,口干口㖞,急食不通,伤寒水结。

东垣曰:气在于臂足取之,先去血脉,后深取阳明、少阴之荥俞二间、三间。

三间(一名少谷),食指本节后内侧陷中。手阳明大肠脉所注为俞木。《铜人》:针三分,留三呼,灸三壮。主喉痹,咽中如梗,下齿龋痛,嗜卧,胸腹满,肠鸣洞泄,寒热疟,唇焦口干,气喘,目眦急痛,吐舌,戾颈,喜惊,多唾,急食不通,伤寒气热,身寒结水。

合谷(一名虎口),手大指次指歧骨间陷中。手阳明大肠脉所过为原,虚实皆拔之。《铜人》:针三分,留六呼,灸三壮。主伤寒大渴,脉浮在表,发热恶寒,头痛脊强无汗,寒热痎疟,鼻衄不止,热病汗不出,目视不明,生白翳,头痛,下齿龋,耳聋,喉痹,面肿,唇吻不收,喑不能言,口噤不开，偏风，风疹痂疥，偏正头痛，腰脊内引痛，小儿单乳蛾。

按：合谷，妇人妊娠，可泻不可补，补即堕胎，详见足太阴脾经三阴交下。

阳溪（一名中魁），腕中上侧两筋间陷中。手阳明大肠脉所行为经火。《铜人》：针三分，留七呼，灸三壮。主狂言喜笑见鬼，热病烦心，目风赤烂有翳，厥逆头痛，胸满不得息，寒热疟疾，寒咳，呕沫，喉痹，耳鸣耳聋，惊掣肘臂不举，痂疥。

偏历，腕中后三寸。手阳明络脉，别走太阴。《铜人》：针三分，留七呼，灸三壮。《明下》：灸五壮。主肩髆肘腕酸疼，䀮目䀮䀮，齿痛，鼻衄，寒热疟，癫疾多言，咽喉干，喉痹，耳鸣，风汗不出，利小便。实则龋聋，泻之；虚则齿寒痹膈，补之。

温溜（一名逆注，一名池头），腕后，大士五寸，小士六寸。《明堂》：在腕后五寸、六寸间。《铜人》：针三分，灸三壮。主肠鸣而痛，伤寒，哕逆噫，膈中气闭，寒热头痛，喜笑，狂言见鬼，吐涎沫，风逆四肢肿，吐舌，口舌痛，喉痹。

下廉，辅骨下，去上廉一寸，辅锐肉分外。《铜人》：斜针五分，留二呼，灸三壮。主飧泄，劳瘵，小腹满，小便黄，便血，狂言，偏风热风，冷痹不遂，风湿痹，小肠气不足，面无颜色，痃癖，腹痛若刀刺不可忍，飧泄。腹胁痛满，狂走，夹脐痛，食不化，喘息不能行，唇干涎出，乳痈。

上廉，三里下一寸，其分独抵阳明之会外。《铜人》：斜针五分，灸五壮。主小便难、黄赤，肠鸣，胸痛，偏风半身不遂，骨髓冷，手足不仁，喘息，大肠气，脑风头痛。

三里（一名手三里），曲池下二寸，按之肉起，锐肉之端。《铜人》：灸三壮，针二分。主霍乱遗失，失音，齿痛，颊颔肿，瘰疬，手臂不仁，肘挛不伸，口风口㖞，手足不随。

曲池，肘外辅骨，屈肘两骨之中，以手拱胸取之。手阳明大肠脉所入为合土。《素注》：针五分，留七呼。《铜人》：针七分，得气先泻后补之，灸三壮。《明堂》日灸七壮，至二百壮，且停十余日，更下止二百。主绕踝风，手臂红肿，肘中痛，偏风半身不遂，恶风邪气，泣出，喜忘，风

瘾疹，喉痹不能言，胸中烦满，臂膊疼痛，筋缓捉物不得，挽弓不开，屈伸难，风痹，肘细无力，伤寒余热不尽，皮肤干燥，瘛疭癫疾，举体痛痒如虫啮，皮脱作疮，皮肤痂疥，妇人经脉不通。

肘髎，肘大骨外廉陷中。《铜人》：灸三壮，针三分。主风劳嗜卧，臂痛不举，肩重腋急，肘臂麻木不仁。

五里，肘上三寸，行向里大脉中央。《铜人》：灸十壮。《素问》：大禁针。主风劳惊恐，吐血咳嗽，肘臂痛，嗜卧，四肢不得动，心下胀满，上气，身黄，时有微热，瘰疬。

臂臑，肘上七寸䐃肉端，肩髃下一寸，两筋两骨罅陷宛宛中，平手取之。手阳明络，手足太阳、阳维之会。《铜人》：灸三壮，针三分。《明堂》：宜灸不宜针，日灸七壮至二百壮；若针，不得过三五分。主臂细无力，臂痛不得向头，瘰疬，颈项拘急。

肩髃（一名中肩井，一名扁骨），膊骨头肩端上，两骨罅间陷者宛宛中，举臂取之，有空。足少阳、阳跷之会。《铜人》：灸七壮至二七壮，以瘥为度。若灸偏风，灸七七壮，不宜多，恐手臂细。若风病，筋骨无力，久不差，灸不畏细；刺即泄肩臂热气。《明堂》：针八分，留三呼，泻五吸；灸不及针，以平手取其穴，灸七壮增至二七。《素注》：针一寸，灸五壮；又云：针六分，留六呼。主中风手足不随，偏风风痪风痛风病，半身不遂，热风，肩中热，头不可回顾，肩臂疼痛，臂无力，手不可向头，挛急，风热瘾疹，颜色枯焦，劳气泄精，伤寒热不已，四肢热，诸瘿气。

唐鲁州刺史库狄钦风痹，不得挽弓，甄权使钦彀弓矢向埒立，针肩髃，针进即可射。

巨骨，肩尖端上行，两叉骨罅间陷中。手阳明、阳跷之会。《铜人》：灸五壮，针一寸半。《明堂》：灸三壮至七壮。《素注》：禁针。针则倒悬，一食顷乃得下针，针四分，泻之勿补，针出始得正卧。《明下》：灸三壮。主惊痫，破心吐血，臂膊痛，胸中有瘀血，肩臂不得屈伸。

天鼎，颈缺盆上，直扶突后一寸。《素注》：针四分。《铜人》：灸三壮，针三分。《明堂》：灸七壮。主喉痹嗌肿，不得息，饮食不下，喉鸣。

扶突（一名水穴），气舍后一寸五分，在颈当曲颊下一寸，人迎后一寸五分，仰而取之。《铜人》：灸三壮，针三分。《素注》：针四分。主咳嗽多唾，上气，咽引喘息，喉中如水鸡声，暴喑气哽。

禾髎（一名长频），鼻孔下，夹水沟旁五分。《铜人》：针三分，灸三壮。主尸厥及口不可开，鼻疮息肉，鼻塞不闻香臭，鼽衄。

迎香，禾髎上一寸，鼻下孔旁五分。手阳明、足阳明之会。《铜人》：针三分，留三呼，不宜灸。主鼻塞不闻香臭，偏风口喎，面痒浮肿，风动叶叶，状如虫行，唇肿痛，喘息不利，鼻喎多涕，鼽衄有疮，鼻有息肉。

**胃脏** 胃重二斤一两，大一尺五寸，长二尺六寸，径五寸，纡曲屈伸，盛谷二斗，水一斗五升。胃者，仓廪之官，五味出焉。胃为黄肠。五味入口，藏于胃，以养五脏气。胃者，水谷之海，六腑之大原也，是以五脏六腑之气味，皆出于胃。

足阳明胃经

水谷入口，则胃实而肠虚。

食气入胃，散精于肝，淫气于筋。

食气入胃，浊气归心，淫精于脉，脉气流经，经气归于肺，肺朝百脉，输精于皮毛，毛脉合精，行气于府，府精神明，留于四脏，气归于权衡，权衡以平，气口成寸，以决死生。

饮食入胃，游溢精气，上输于脾，脾气散精，上归于肺，通调水道，下输膀胱，水精四布，五经并行，合于四时五脏阴阳，揆度以为常也。

人胃中常有留谷二斗（古斗非今之比，斤、两、尺、寸亦然），水一斗五升，故平人日再至圊，一行二升半，日行五升，七日，五七三斗五升而水谷尽矣。故平人不食，七日死也。

东垣曰：饮食劳倦，内伤脾胃，则胃脘之阳，不能升举，并心肺之气，陷入中焦，用补中益气汤。又曰：胃中元气盛，多食不伤，过时不饥。胃火盛，则多食易饥；能食而大便溏者，胃热善消，脾病不化也。又曰：脾胃不和，九窍不通。

## 足阳明经脉穴

足阳明之脉，起于鼻，交頞中，旁约太阳之脉，下循鼻外，入上齿中，还出挟口，环唇，下交承浆。

頞、鼻茎也，鼻山根为頞，足阳明起于鼻两旁迎香穴，由是而上，左右相交于頞中，过睛明之分，下循鼻外，历承泣、四白、巨髎，入上齿中，复出循地仓，挟口两吻，环绕唇下，左右相交于承浆之分也。

却循颐后下廉，出大迎，循颊车，上耳前，过客主人，循发际，至额颅。

腮下为颔，颔中为颐，囟前为发际，发际前为额颅。自承浆却循颐后下廉，出大迎，循颊车，上耳前，历下关，过客主人，循发际，行悬厘、领厌之分,经头维,会于额颅之神庭。

其支别者,从大迎前下人迎,循喉咙,入缺盆,下膈,属胃络脾。

胸两傍高处为膺,膺上横骨为巨骨,巨骨上陷中为缺盆。其支别者,从大迎前下人迎,循喉咙,历水突、气舍,入缺盆,行足少阴俞府之外下膈,当上脘、中脘之分,属胃络脾。

其直行者,从缺盆下乳内廉,下夹脐,入气冲中。

直行者,从缺盆而下,下乳内廉,循气户、库房、屋翳、膺窗、乳中、乳根、不容、承满、梁门、关门、太乙、滑肉门、下夹脐,历天枢、外陵、大巨、水道、归来诸穴而入气冲中也。

其支者,起胃下口,循腹里,下至气冲中而合。

胃下口,下脘之分,《难经》云:太仓下口,为幽门者是也。自属胃处,起胃下口,循腹里,过足少阴肓俞之外,本经之里,下至气冲中,与前之入气冲者合。

以下髀关,抵伏兔,下入膝膑中,下循胻外廉,下足跗,入中指外间。(胻,户当切)

抵,至也。股外为髀,髀前膝上起肉处为伏兔,伏兔后交文为髀关,夹膝解中为膑,胫骨为胻;跗,足面也。既相合气冲中,乃下髀关,抵伏兔,历阴市、梁丘,下入膝膑中,经犊鼻,下循胻之冲阳、陷谷,入中指外间之内庭,至厉兑而终也。

其支者,下膝三寸而别,以下入中指外间。

此支自膝下三寸,循三里穴之外别下,历上廉、条口、下廉、丰隆、解溪、冲阳、陷谷,以至内庭、厉兑而合也。

其支者,别跗上,入大指间,出其端。

此支自跗上冲阳穴别行,入大指间,斜出足厥阴行间穴之外,循大指出其端,以交于足太阴。

此经多血多气。辰时气血注此。受手阳明之交。凡四十五穴,左右共九十穴。足阳明,五脏六腑之海也,其脉大,血多气盛,壮热,不深不散,不留不泻,刺深六分,留六呼。

承泣,目下七分,直瞳子陷中。阳跷脉、任脉、胃脉之会。《铜人》:灸三壮,禁针。针之令人目乌色。《明堂》:针四分半,不宜灸,灸后令人目下大如拳,息肉日加如桃,至三十日,定不见物。《资生》云:当不灸不针。

东垣曰:魏邦彦夫人目翳,自下侵上者,自阳明来也。主目冷泪出,上观瞳子痒,远视䀮䀮,昏夜无见,目睛动,与项口相引,口眼㖞斜,口不能言,面叶叶牵动,眼赤痛,耳鸣耳聋。

四白,目下一寸,直瞳子,令病人正视取之。《素注》:针四分。《甲乙》、《铜人》:灸七壮,针三分。凡用针,稳当方得下针,刺太深,令人目乌色。主头痛,目眩,目赤痛,僻泪不明,目痒,目肤翳,口眼㖞㖞,不能言。

巨髎,夹鼻孔旁八分,直瞳子,平水沟。跷脉、足阳明之会。《铜人》:针三分,得气即泻,灸七壮。《明下》:灸七七壮。主瘛疭,唇颊肿痛,口㖞㖞,目障无见,青盲无见,远视䀮䀮,淫肤白膜,翳覆瞳子,面风鼻頞肿,痈痛,招摇视瞻,脚气膝肿。

地仓,夹口吻旁四分外,如近下有脉微动。手足阳明、任、跷脉之会。《铜人》:针三分。《明堂》:三分半,留五呼,得气即泻;日可灸二七壮,重者七七壮,炷如粗钗股脚大。炷若大,口转㖞,灸承浆七七壮即愈。主偏风口㖞,目不得闭,脚肿,失音不语,饮水不收,水浆漏落,眼睛动不止,瞳子痒,远视䀮䀮,昏夜无见。病左治右,病右治左,宜频针灸,以取尽风气;口眼㖞斜者,以正为度。

大迎,曲颔前一寸三分骨陷中动脉,又以口下、当两肩是穴。《素注》:针三分,留七呼,灸三壮。主风痉,口暗哑,口噤不开,唇吻睛动,颊肿牙疼,寒热,颈痛瘰疬,舌强舌缓不收,不能言,目痛不得闭。

颊车(一名机关,一名曲牙),耳下、曲颊端近前陷中,开口有空。《铜人》:针四分,得气即泻,日灸七壮,止七七壮。《明堂》:灸三壮。《素注》:针三分。主中风牙关不开,口噤不语,失音,牙关痛,颔颊肿,牙不可嚼物,颈强不得回顾,口眼㖞。

下关,客主人下,耳前动脉下廉,合口有空,开口则闭,闭口有穴。足阳明、少阳之会。《素注》：针三分，留七呼，灸三壮。《铜人》：针四分，得气即泻，禁灸；又不得久留针。《针经》云：刺之则欠不能歆。耳中有干聍，摘之，不得灸。主失欠，牙车脱臼，目眩齿痛，偏风口眼㖞斜，耳鸣耳聋，耳痛脓汁出。

头维，额角入发际，本神旁一寸五分，神庭旁四寸五分。足少阳、阳明二脉之会。《铜人》：针三分。《素注》：针五分，禁灸。主头痛如破，目痛如脱，目瞤，目风泪出，偏风，视物不明。

人迎（一名五会），颈大脉动应手，夹结喉两旁一寸五分，仰而取之。以候五脏气，足阳明、少阳之会。滑氏曰：古以夹喉两旁为气口、人迎，至晋·王叔和直以左右手寸口为人迎、气口。《铜人》：禁针①。《明堂》：针四分。《素注》：刺过深杀人。主吐逆霍乱，胸中满，喘呼不得息，咽喉痈肿，瘰疬。

水突（一名水门），颈大筋前，直人迎下，气舍上。《铜人》：针三分，灸三壮。主咳逆上气，咽喉痈肿，呼吸短气，喘息不得卧。

气舍，颈直人迎下，夹天突陷中。《铜人》：灸五壮，针三分。主咳逆上气，肩肿不得顾，喉痹哽噎，咽肿不消，食饮不下，瘿瘤。

缺盆（一名天盖），肩下横骨陷中。《铜人》：灸三壮，针三分。《素注》：针二分，留七呼，不宜太深，深则使人逆息。《素问》：刺缺盆中内陷，气泄令人喘咳。主息奔胸满，喘急水肿，瘰疬喉痹，汗出寒热，缺盆中肿，外溃则生，胸中热满，伤寒胸中热不已。

气户，巨骨下，俞府两旁各二寸陷中，仰而取之，去中行各四寸，去膺窗四寸八分。《铜人》：针三分，灸五壮。主咳逆上气，胸背痛，咳逆不得息，不知味，咳嗽，胸胁支满，喘息。

库房，气户下一寸六分陷中，去中行各四寸，仰而取之。《铜人》：灸五壮，针三分。主胸胁满，咳逆上气，呼吸不至息，唾脓血浊沫。

屋翳，库房下一寸六分陷中，气户下三寸二分，去中行各四寸，巨骨下四寸八分，仰而取之。《素注》：针四分。《铜人》：灸五壮，针二分。主咳逆上气，唾血多浊沫脓血，痰饮，身体肿，皮肤痛不可近衣，淫泺，瘛疭不仁。

膺窗，屋翳下一寸六分陷中，去中行各四寸。《铜人》：针四分，灸五壮。主胸满短气，不得卧，肠鸣注泄，乳痈寒热。

乳中，当乳中是。《铜人》：微刺三分，禁灸。灸则不幸生蚀疮，疮中有脓血清汁可治；疮中有息肉若蚀疮者死。《素问》云：刺乳上，中乳房，为肿根蚀。丹溪曰：乳房，阳明胃所经；乳头，厥阴肝所属。乳（去声）子之母，不知调养，忿怒所逆，郁闷所遏，厚味所酿，以致厥阴之气不行，窍不得通，汁不得出，阳明之血沸腾，热甚化脓。亦有所乳之子，膈有滞痰，口气㶸热，含乳而睡，热气所吹，遂生结核。初起时，便须忍痛，揉令稍软，吮令汁透，自可消散，失此不治，必成痈疖；若加以艾火两三壮，其效尤捷；粗工便用针刀，卒惹拙病。若夫不得夫与舅姑，忧怒郁闷，脾气消阻，肝气横逆，遂成结核如棋子，不痛不痒，十数年后为疮陷，名曰奶岩，以此疮形如嵌凹，似岩穴也，不可治矣。若于始生之际，便能消息病根，使心清神安，然后施治，亦有可安之理。

乳根，乳中下一寸六分陷中，去中行各四寸，仰而取之。《铜人》：灸五壮，针三分。《素注》：针四分，灸三壮。主胸下满闷，胸痛膈气，不下食，噎病，臂痛肿，乳痛，乳痈，凄凄寒热，痛不可按，咳逆，霍乱转筋，四厥。

不容，幽门旁，相去各一寸五分，去中行任脉各三寸，上脘两旁各一寸②，直四肋间。《铜人》：灸五壮（《明堂》三壮），针五分。《素注》：针八分。主腹满痃癖，唾血，肩胁痛，口干，心痛与背相引，不可咳，咳则引肩痛，嗽喘，疝瘕，不嗜食，腹虚鸣，呕吐痰癖。

承满，不容下一寸，去中行各三寸。《铜人》：针三分，灸五壮。《明堂》：三壮。主肠鸣腹胀，上气喘逆，食饮不下，肩息唾血。

梁门，承满下一寸，去中行各三寸。《铜人》：针二分，灸五壮。主胁下积气，食饮不思，

---

① 禁针：《资生经》卷一作"禁灸"，当据改。
② 上脘两旁各一寸：此与上文"幽门旁相去各一寸五分"不合，则前"一寸"当作"二寸"。

大肠滑泄,完谷不化。

关门,梁门下一寸,去中行各三寸。《铜人》:针八分,灸五壮。主善满积气,肠鸣卒痛,泄利,不欲食,腹中气走,夹脐急痛,身肿,痰疟振寒,遗溺。

太乙,关门下一寸,去中行各三寸。《铜人》:灸五壮,针八分。主心烦,癫狂吐舌。

滑肉门,太乙下一寸,下夹脐下一寸至天枢,去中行各三寸。《铜人》:灸五壮,针八分。主癫狂,呕逆,吐血,重舌舌强。

天枢(一名长溪,一名谷门),去肓俞半寸,夹脐中两旁各二寸陷中。大肠之募。《铜人》:灸五壮。《济生拔萃》:灸百壮,针五分,留十呼。《千金》云:魂魄之舍,不可针。《素注》:针五分,留七呼。主奔豚,泄泻,胀疝,赤白痢,水痢不止,食不下,水肿,腹胀肠鸣,上气冲胸,不能久立,久积冷气,绕脐切痛,时上冲心,烦满呕吐,霍乱,冬月感寒泄利,疟寒热,狂言,伤寒饮水过多,腹胀气喘,妇人女子癥瘕,血结成块,漏下赤白,月事不时。

外陵,天枢下一寸,去中行各二寸,《素注》:一寸半。《铜人》:灸五壮,针三分。《素注》:针八分。主腹痛,心下如悬,下引脐痛。

大巨,外陵下一寸,天枢下二寸,《素注》:一寸,去中行各二寸。《素注》:作一寸半。《铜人》:针五分,灸五壮。《素注》:针八分。主小腹胀满,烦渴,小便难,㿉疝,偏枯,四肢不收,惊悸不眠。

水道,大巨下二寸,《素注》:三寸,去中行各二寸。《铜人》:灸五壮,针三分半。《素注》:针二分半。主肩背酸疼,三焦、膀胱、肾中热气,妇人小腹胀满,痛引阴中,月水至则腰背痛,胞中瘕,子门寒,大小便不通。

归来,水道下二寸。《素注》:三寸,去中行各二寸。《铜人》:灸五壮,针五分。《素注》:针八分。主奔豚,卵上入腹,引茎中痛,妇人血脏积冷。

气冲(一名气街),归来下,《素注》:腹下夹脐相去四寸,鼠鼷上一寸,动脉应手宛宛中。冲脉所起。《铜人》:灸七壮,禁针。《素问》:刺气街

中脉,血不出,为肿鼠仆。《明堂》:针三分,留七呼,气至即泻,灸三壮。主腹满不得正卧,㿉疝,大肠中热,身热腹痛,大气石水,阴痿茎痛,两丸骞痛,小腹奔豚,腹有逆气上攻心,腹胀满,上抢心,痛不得息,腰痛不得俯仰,淫泺,伤寒胃中热,妇人无子,小腹痛,月水不利,妊娠子上冲心,产难,包衣不出。

东垣曰:脾胃虚弱,感湿成痿,汗大泄,妨食,三里、气街以三棱针出血。又曰:吐血多不愈,以三棱针于气街出血立愈。

髀关,膝上伏兔后交分中。《铜人》:针六分,灸三壮。主腰痛,足麻木,膝寒不仁,痿痹,股内筋络急,不屈伸,小腹引喉痛。

伏兔,膝上六寸起肉,正跪坐而取之,一云:膝盖上七寸,以左右各三指按捺,上有肉起如兔之状,因以此名。《此事难知》:定痈疽死地分有九,伏兔居一。刘宗厚曰:脉络所会也。主膝冷不得温,风劳痹逆,狂邪,手挛缩,身瘾疹,腹胀少气,头重脚气,妇人八部诸疾。

阴市(一名阴鼎),膝上三寸,伏兔下陷中,拜而取之。《铜人》:针三分,禁灸。《明堂》:灸三壮。主腰脚如冷水,膝寒,痿痹不仁,不屈伸,卒寒疝,力痿小气,小腹痛,胀满,脚气,脚以下伏兔上寒,消渴。

梁丘,膝上二寸两筋间。《铜人》:灸三壮,针三分。《明堂》:针五分。主膝脚腰痛,冷痹不仁,难跪,不可屈伸,足寒,大惊,乳肿痛。

犊鼻,膝髌下,胻骨上夹解大筋陷中,形如牛鼻,故名。《素注》:针六分。《铜人》:针三分,灸三壮。《素问》:刺犊鼻出液为跛。主膝中痛不仁,难跪起,脚气,膝髌肿。膝髌肿溃者,不可治;不溃可治。若犊鼻坚硬,不便攻,先洗熨,微刺之愈。

三里,膝下三寸,胻骨外廉大筋内宛宛中,两筋肉分间,举足取之,极重按之,则跗上动脉止矣。又云:犊鼻下三寸。足阳明胃脉所入为合土。《素注》:刺一寸,留一呼,灸三壮。《铜人》:灸三壮,针五分。《明堂》:针八分,留十呼,泻七吸,日灸七壮,止百壮。《素

注》：刺一寸①。《千金》：灸五百壮，少亦一二百壮。主胃中寒，心腹胀满，肠鸣，脏气虚惫，真气不足，腹痛食不下，大便不通，心闷不已，卒心痛，腹有逆气上攻，腰痛不得俯仰，小肠气，水气蛊毒，鬼击，痎疟，四肢满，膝胻酸痛，目不明，产妇血晕，不省人事。

秦承祖云：诸病皆治。华佗云：主五劳羸瘦，七伤虚乏，胸中瘀血，乳痈。《千金翼②》云：主腹中寒，胀满，肠中雷鸣，气上冲胸，喘不能立，腹痛，胸腹中瘀血，小腹胀皮肿，阴气不足，小腹坚，伤寒热不已，热病汗不出，喜呕口苦，壮热，身反折，口噤鼓颔，肿痛不可回顾，顾而有所见，喜悲上下求之，口㖞，乳肿，喉痹不能言，胃气不足，久泄利，食不化，胁下支满，不能久立，膝痿寒热，中消谷苦饥，腹热身烦，狂言，乳痈，喜噫，恶闻食臭，狂歌妄笑，恐怒大骂，霍乱，遗矢失气，阳厥，凄凄恶寒，头眩，小便不利，喜哕，脚气。《外台秘要》云：人年三十已上，若不灸三里，令人气上冲目。东垣曰：饮食失节，及劳役形质，阴火乘于坤土之中，致谷气、荣气、清气、胃气、元气不得上升滋于六腑之阳气，是五阳之气，先绝于外，外者天也，下流入于坤土阴火之中，皆由喜、怒、悲、忧、恐为五贼所伤，而后胃气不行，劳役饮食不节，继之则元气乃伤，当于胃合三里穴中推而扬之，以伸元气。又曰：气在于肠胃者，取之足太阴、阳明；不下者，取之三里。又曰：气逆霍乱者，取三里，气下乃止，不下复治。又曰：胃病者，胃脘当心而痛，上支两胁，鬲咽不通，饮食不下，取三里以补之。脾胃虚弱，感湿成痿，汗大泄，妨食，三里、气街以三棱针出血；若汗不减不止者，于三里穴下三寸上廉出血，禁酒湿面。又曰：六淫客邪，及上热下寒，筋骨皮肉血脉之病，错取于胃之合（三里）大危。又曰：有人年少气弱，常于三里、气海灸之，节次约五七十壮。至年老热厥头痛，虽大寒犹喜风寒，痛愈恶暖处，见烟火，皆灸之过也。

巨虚上廉（一名上巨虚），三里下三寸，举足取之。足阳明胃合手阳明大肠。《铜人》：灸三壮，针三分。甄权：随年为壮。《明堂》：针八分，得气即泻，灸日七壮，下至三壮。主脏气不足，偏风脚气，腰腿手足不仁，脚胫酸痛，屈伸难，不能久立，风水膝肿，骨髓冷疼，大肠冷，食不化，飧泄，劳瘵，夹脐腹胁痛，肠中切痛雷鸣，气上冲胸，喘息不能行，不能久立，伤寒胃中热。东垣曰：脾胃虚弱，湿痿，汗泄，妨食，三里、气街出血；不愈，于上廉出血。

条口，下廉上一寸，举足取之。《铜人》：针五分。《明堂》：八分，灸三壮。主足麻木，风气，足下热，不能久立，足寒膝痛，胫寒湿痹，脚痛胻肿，转筋，足缓不收。

巨虚下廉（一名下巨虚），上廉下三寸，蹲地举足取之。足阳明胃与手太阳小肠合。《铜人》：针八分，灸三壮。《素注》：针三分。《明堂》：针六分，得气即泻。《甲乙》：灸日七七壮。主小肠气不足，面无颜色，偏风腿痿，足不履地，热风冷痹不遂，风湿痹，喉痹，脚气不足，沉重，唇干涎出不觉，不得汗出，毛发焦肉脱，伤寒胃中热，不嗜食，泄脓血，胸胁小腹控睾而痛，时窘之后，当耳前热，若寒甚，若独肩上热甚，及小指次指之间热痛，暴惊狂，言语非常，女子乳痈，足跗不收，跟痛。

丰隆，外踝上八寸，下胻外廉陷中。足阳明络别走太阴。《铜人》：针三分，灸三壮。《明下》：七壮。主厥逆，大小便难，怠惰，腿膝酸，屈伸难，胸痛如刺，腹若刀切痛，风痰头痛，风逆四肢肿，足清，身寒湿，喉痹不能言，登高而歌，弃衣而走，见鬼，好笑。气逆则喉痹卒喑，实则癫狂，泻之；虚则足不收，胫枯，补之。

解溪，冲阳后一寸五分，腕上陷中，足大指次指直上，跗上陷者宛宛中。足阳明胃脉所行为经火。胃虚补之。《铜人》：灸三壮，针五分，留三呼。主风面浮肿，颜黑，厥气上冲，腹胀，大便下重，瘛疭，膝股胻肿，转筋目眩，头痛癫疾，烦心悲泣，霍乱，头风面赤目赤，眉攒疼不可忍。

冲阳，足跗上五寸，去陷谷三寸，骨间动脉。足阳明胃脉所过为原。胃虚实皆拔之。《素注》：针三分，留十呼。《素问》：刺足跗上动脉，

---

① 《素注》刺一寸：此与上文重，当删。
② 千金翼：应作"千金要方"。

血出不止死。《铜人》：针五分，灸三壮。主偏风口眼㖞，䪼肿，齿龋，发寒热，腹坚大，不嗜食，伤寒病，振寒而欠，久狂，登高而歌，弃衣而走，足缓履不收，身前痛。

陷谷，足大指次指外间，本节后陷中，去内庭二寸。足阳明胃脉所注为俞木。《素注》：针五分，留七呼，灸三壮。主面目浮肿，及水病善噫，肠鸣腹痛，热病无度，汗不出，振寒疟疾。

东垣曰：气在于臂，足取之，先去血脉，后取其阳明、少阴之荥俞内庭、陷谷，深取之。

内庭，足大指次指外间陷中。足阳明胃脉所溜为荥水。《铜人》：灸三壮，针三分，留十呼。《甲乙》：留二十呼。主四肢厥逆，腹胀满，数欠，恶闻人声，振寒，咽中引痛，口㖞，上齿龋，疟，不嗜食，脑、皮肤痛，鼻衄不止，伤寒手足逆冷，汗不出，赤白痢。仲景曰：太阳若欲作再经者，针足阳明，使不传则愈。

厉兑，足大指次指之端，去爪甲角如韭叶。足阳明胃脉所出为井金。胃实泻之。《铜人》：针一分，灸一壮；一云：三壮。主尸厥，口噤气绝，状如中恶，心腹胀满，水肿，热病汗不出，寒疟，不嗜食，面肿，足胻寒，喉痹，上齿龋，恶寒，鼻不利，多惊好卧，狂，欲登高而歌，弃衣而走，黄疸，鼽衄，口㖞唇胗，颈肿，膝膑肿痛，循胸乳、气街、股伏兔、胻外廉、足跗上痛，消谷善饥，溺黄。

**脾脏**　脾，重二斤三两，扁广三寸，长五寸，有散膏半斤，居脊之第十二椎，掩乎太仓(胃)。主裹血，温五脏。

中央黄色，入通于脾，开窍于口，藏精于脾，故病在舌本，其味甘，其类土，其谷稷，其应四时，上为镇星，是以知病之在肉也；其音宫，其数五，其臭焦，其液涎，其色黄。

中央生湿，湿生土，土生甘，甘生脾，脾生肉，肉生肺，脾主口。其在天为湿，在地为土，在体为肉，在脏为脾，在色为黄，在音为宫，在声为歌，在变动为哕，在窍为口，在味为甘，在志为思。思伤脾，怒胜思。湿伤肉，风胜湿，甘伤肉，酸胜甘。

脾之合也，其荣唇也，其主肝也。脾胃者，仓廪之官，五味出焉。

脾者，仓廪之本，营之居也。其华在唇四白，其充在肌，此至阴之类，通于土气(从滑氏改正)。脾者，土也，孤脏以灌四旁。

脾主四肢，为胃行其津液。(丹溪曰：脾具坤静之德，而有乾健之用，易牝马地类、行地僵无之意。)

脾主治中央，常以四时长四脏，各十八日寄治，不独主于时也。

脾气通于口，口和则知谷味矣。

脾气虚，则梦饮食不足，得其时，则梦筑垣墙盖屋。(长夏及四季)

脾色黄，欲如罗裹雄黄，不欲如黄土。(一云枳实)

脾气绝，则脉不荣其唇口。唇者，肌肉之本也，脉不荣，则肌肉不滑泽，肌肉不滑泽，则肉满，肉满则唇反，唇反则肉先死，甲日笃，乙日死。

足太阴脾经

## 足太阴经脉穴

足太阴之脉,起于大指之端,循指内侧白肉际,过核骨后,上内踝前廉。

覈骨,一作核骨,俗云孤拐骨是也;足跟后两旁起骨为踝骨。足太阴起大指之端隐白穴,受足阳明之交也,由是循大指内侧白肉际大都穴,过核骨后,历太白、公孙、商丘,上内踝前廉之三阴交也。

上腨内,循胻后,交出厥阴之前。(腨,示兖切)

腨,腓肠也,由三阴交上腨内,循胻骨后之漏谷,上行二寸,交出足厥阴经之前,至地机、阴陵泉。

上循膝股内前廉入腹,属脾络胃。

髀内为股,脐上下为腹。自阴陵泉上循膝股内前廉之血海、箕门,迤逦入腹,经冲门、府舍,会中极、关元,复循腹结、大横,会下脘,历腹哀,过日月、期门之分,循本经之里,下至中脘、下脘之际,以属脾络胃也。

上膈夹咽,连舌本,散舌下。

咽,所以咽物者,居喉之前,至胃长一尺六寸,为胃系也。舌本,舌根也。由腹哀上膈,循食窦、天溪、胸乡、周荣,由周荣外曲折向下至大包,又自大包外曲折向上会中府,上行人迎之里,夹喉连舌本,散舌下而终焉。

其支别者,复从胃别上膈,注心中。

此支由腹哀别行,再从胃部中脘穴之外上膈,注于膻中之里,心之分,以交于手少阴。

此经多气少血。巳时气血注此。凡二十一穴,左右共四十二穴。

隐白,足大指端内侧,去爪甲角如韭叶。脾脉所出为井木。《素注》:针一分,留三呼。《铜人》:针三分,留三呼,灸三壮。主腹胀喘满,不得安卧,呕吐,食不下,胸中热,暴泄,衄血,卒尸厥不识人,足寒不能温,妇人月事过时不止,小儿客忤慢惊风。

大都,足大指本节后内侧陷中,骨缝赤白肉际。脾脉所溜为荥火。脾虚补之。《铜人》:针三分,灸三壮。主热病汗不出,不得卧,身重骨疼,伤寒手足逆冷,腹满善呕,烦热闷乱,吐逆,目眩,腰痛不可俯仰,绕踝风,胃心痛,腹胀胸满,心蛔痛,小儿客忤。

太白,足大指内侧,内踝前核骨下陷中,脾脉所注为俞土。《铜人》:针三分,灸三壮。主身热烦满,腹胀食不化,呕吐,泄泻脓血,腰痛,大便难,气逆,霍乱,腹中切痛,肠鸣,膝股胻酸转筋,身重骨痛,胃心痛,腹胀胸满,心痛脉缓。

公孙,足大指本节后一寸,内踝前。脾之络脉,别走阳明胃经。《铜人》:针四分,灸三壮。主寒疟,不嗜食,痫气,好太息,多寒热汗出,病至则喜呕,呕已乃衰,头面肿起,烦心狂言,多饮胆虚。厥气上逆则霍乱,实则肠中切痛,泻之;虚则鼓胀,补之。

商丘,足内踝骨下,微前陷中。脾脉所行为经金。脾实泻之。《铜人》:灸三壮,针三分。主腹胀,肠中鸣不便,脾虚令人不乐,身寒善太息,心悲,骨痹,气逆,痔疾,骨疽蚀,魇梦,痫瘈,寒热好呕,阴股内痛,气痈,狐疝走上下,引小腹痛,不可俯仰,脾积痞气,黄疸,舌本强痛,胃脘痛,腹胀,寒疟,溏瘕泄水下,面黄,善思,善味,食不消,体重节痛,怠惰嗜卧,妇人绝子,小儿慢风。

三阴交,内踝上三寸,骨下陷中。足太阴、少阴、厥阴之交会。《铜人》:针三分,灸三壮。主脾胃虚弱,心腹胀满,不思饮食,脾痛身重,四肢不举,腹胀肠鸣,溏泄,食不化,痃癖,腹寒,膝内廉痛,小便不利,阴茎痛,足痿不能行,疝气,小便遗失,胆虚,食后吐水,梦遗失精,霍乱,手足逆冷,失欠颊车蹉开,张口不合,男子阴茎痛,元脏发动,脐下痛不可忍,小儿客忤,妇人临经行房羸瘦,癥瘕,漏血不止,月水不止,妊娠胎动,横生,产后恶露不行,去血过多,血崩晕,不省人事。如经脉闭塞不通,泻之立通;经脉虚耗不行者,补之,经脉益盛则通。

按:宋太子出苑,逢妊妇,诊曰:女。徐文伯曰:一男一妇。太子性急欲视,文伯泻三阴交,补合谷,胎应针而下,果如文伯之诊。后世遂以三阴交、合谷为妊妇禁针。然文伯泻三阴交,补合谷而堕胎,今独不可补三阴交、泻合谷而安胎乎?盖三阴交,肾、肝、脾三脉之交会,主阴血,血当补不当泻;合谷为大肠之原,大肠为肺之府,主气,当泻不当补。文伯泻三阴交以补合谷,是血衰气旺也;今补三阴交泻合谷,是血旺气衰矣。故刘元宾亦曰:血衰气王定无妊,血王气衰应有体。

漏谷(一名太阴络),内踝上六寸,胻骨下陷中。《铜人》:针三分,灸三壮。主肠鸣,强欠,心悲,逆气,腹胀满急,痃癖冷气,食饮不为肌肤,膝痹,足不能行。

地机(一名脾舍),膝下五寸,膝内侧辅骨下陷中,伸足取之。足太阴郄,别走上一寸有空。《铜人》:灸三壮,针五分。主腰痛不可俯仰,溏泄,腹胁胀,水肿腹坚,不嗜食,小便不利,精不足,女子癥瘕,按之如汤沃股内至膝。

阴陵泉,膝下内侧辅骨下陷中,伸足取之;或曲膝取之与阳陵泉穴相对。足太阴脾脉所入为合水。《铜人》:针五分。主腹中寒,不嗜食,胁下满,水胀腹坚,喘逆不得卧,腰痛不可俯仰,霍乱,疝瘕,遗尿失禁不自知,小便不利,气淋,寒热不节,阴痛,胸中热,暴泄,飧泄。

血海,膝髌上内廉白肉际二寸半。《铜人》:针五分,灸三壮。主气逆腹胀,女子漏下恶血,月事不调。东垣曰:女子漏下恶血,月事不调,暴崩不止,多下水浆之物,皆由饮食不节或劳伤形体,或素有气不足,灸太阴脾经七壮。

箕门,鱼腹上越筋间,阴股内动脉应手;一云:股上起筋间。《铜人》:灸三壮。主淋,小便不通,遗溺,鼠鼷肿痛。

冲门(一名上慈宫),去大横五寸,府舍下,横骨两端约纹中动脉,去腹中行四寸半。《铜人》:针七分,灸五壮。主腹寒气满,腹中积聚疼,癃,淫泺,阴疝,妇人乳难,妊娠子冲心,不得息。

府舍,腹结下三寸,去腹中行各四寸半。足厥阴、太阴、阴维之会,三脉上下三入腹,络肝脾,结心肺,从胁上至肩,此太阴郄,三阴、阳明之别。《铜人》:灸五壮,针七分。主疝癖,痹疼,腹满上抢心,积聚霍乱。

腹结(一名阳窟),《十四经发挥》云:大横下一寸三分,去腹中行四寸半。《铜人》:针七分,灸五壮。主咳逆,脐痛,腹寒泻利,心痛。

大横,腹哀下三寸五分,直脐旁二寸五分①,去腹中行四寸半。足太阴、阴维之会。《铜人》:针七分,灸三壮。主大风逆气,多寒善悲,四肢不可举动,多汗,洞痢。

腹哀,日月下一寸五分,去腹中行四寸半。足太阴、阴维之会。《铜人》:针三分。主寒中食不化,大便脓血。

食窦,天溪下一寸六分,举臂取之。《铜人》:针四分,灸五壮。主胸胁支满,膈间雷鸣,常有水声,膈痛。

天溪,胸乡下一寸六分陷中,仰而取之。《铜人》:针四分,灸五壮。主胸中满痛,咳逆上气,喉中作声,妇人乳肿,𤻊痈。

胸乡,周荣下一寸六分陷中,仰而取之。《铜人》:针四分,灸五壮。主胸胁支满,引胸背痛不得卧,转侧难。

周荣,中府下一寸六分陷中,仰而取之。《铜人》:针四分,灸五壮。主胸胁满不得俯仰,食不下,喜饮,咳唾稠脓,咳逆,多涎(涎,恐作"唾")。

大包,渊液下三寸,布胸胁中,出九肋间。脾之大络,总统阴阳诸络,由脾灌溉五脏。《铜人》:灸三壮,针三分。主胸胁中痛,喘气。实则身尽痛,泻之;虚则百节尽皆纵,补之。

**心脏**(小肠为腑) 心重一十二两,附著于脊之第五椎,居肺下膈上,中有七孔三毛,形如未敷莲花。

南方赤色,入通于心,开窍于耳,藏精于心。故病在五脏,其味苦,其类火,其畜羊,其谷黍,其应四时,上为荧惑星,是以知病之在脉也;其音徵,其数七,其臭焦,其味苦,其声言,其液汗。

南方生热,热生

五脏系皆属于心

---

① 直脐旁二寸五分:此与下文"去腹中行四寸半"不相合,应删去"二寸五分"四字。

火也,火生苦,苦生心,心生血,血生脾,心主舌。其在天为热,在地为火,在体为脉,在脏为心,在色为赤,在音为徵,在声为笑,在变动为忧,在窍为舌,在味为苦,在志为喜。喜伤心,恐胜喜,苦伤气,咸胜苦。心者,君主之官也,神明出焉。

心者,生之本,神之变也,其华在面,其荣在血脉,为阳中之太阳,通于夏气。心之合脉也,其荣色也,其主肾也。

心气通于舌,舌和则知五味矣。心气虚,则梦救火阳物,得其时,则梦燔灼。(夏三月)

心色赤,欲如帛裹朱,不欲如赭。(《素问》)

五脏俱等,而心①肺独在膈上者何也?然:心者血,肺者气,血为荣,气为卫,相随上下,谓之荣卫,通行经络,荣周于身,故令心肺在膈上也。

陈氏曰:心肺能以血气生育人身,则此身之父母也,父母之尊,理当居上,故曰:膈膜之上,中有父母。

心气绝则脉不通,脉不通则血不流,血不流则色泽去,故面色黑如黎者,血先死,壬日笃,癸日死。

## 手少阴经脉穴

手少阴之脉,起于心中,出属心系,下膈络小肠。

心系有二:一则上与肺相通而入肺两大叶间;一则由肺叶而下,曲折向后,并脊里细络相连,贯脊髓,与肾相通,正当七节之间。盖五脏系皆通于心,而心通五脏系也。手少阴经起于心,循任脉之外,属心系,下膈,当脐上二寸之分络小肠。

其支者,从心系上夹咽,系目。

支者,从心系出任脉之外,上行而夹咽、系目也。

其直者,复从心系,却上肺,出腋下。

直者,复从心系直上,至肺脏之分,出循腋下,抵极泉也。穴在臂内腋下筋间,动脉入胸。

下循臑内后廉,行太阴、心主之后,下肘内廉。

手少阴心经

自极泉下循臑内后廉,行太阴、心主两经之后,历青灵穴,下肘内廉,抵少海。

循臂内后廉,抵掌后兑骨之端,入掌内廉,循小指之内,出其端。

腕下踝为兑骨。自少海而下,循臂内后廉,历灵道、通里,至掌后兑骨之端,经阴郄、神门,入掌内廉,至少府,循小指端之少冲而终,以交于手太阳也。滑氏曰:心为君主之官,示尊于他脏,故其交经授受,不假支别云。

此经多血少气。午时气血注此。受足太阴之交。凡九穴,左右共一十八穴。

极泉,臂内腋下筋间,动脉入胸。《铜人》:针三分,灸七壮。主臂肘厥寒,四支厥,心痛,干呕烦满,胁痛悲愁。

青灵,肘上三寸,伸肘举臂取之。《铜人》:灸七壮。《明堂》三壮。主目黄,头痛振寒,胁痛,肩臂不举,不能带衣。

少海(一名曲节),肘内廉节后,大骨外,去肘端五分,屈肘向头得之。心脉所入为合水。《铜

---

① 心,原无,据《难经本义》第三十二难补,与下文合。

人》：针三分，灸三壮。甄权云：不宜灸，针五分。《甲乙》：针二分，留三呼，泻五吸，不宜灸。《素注》：灸五壮。《资生》云：数说不同，要之非大急不灸。主寒热，齿龋痛，目眩发狂，呕吐涎沫，项不得回顾，肘挛，腋胁下痛，四肢不得举，脑风头痛，气逆噫哕，瘰疬，心疼，手颤，健忘。

灵道，掌后一寸五分。心脉所行为经金。《铜人》：针三分，灸三壮。主心痛，干呕，悲恐，相引瘛疭，肘挛，暴喑不能言。

通里，腕后一寸陷中。手少阴心脉之络，别走太阳小肠经。《铜人》：针三分，灸三壮。《明堂》：七壮。主目眩头痛，热病，先不乐数日，懊憹，数欠频伸，悲，面热无汗，头风，暴喑不言，目痛，心悸，肘臂臑痛，苦呕，喉痹，少气，遗溺，妇人经血过多，崩中。实则支满膈肿，泻之；虚则不能言，补之。

阴郄，掌后脉中，去腕五分。《铜人》：针三分，灸七壮。主鼻衄，吐血，洒淅畏寒，厥逆气惊，心痛。

神门，掌后锐骨端陷中。手少阴心脉所注为俞土。心实泻之。《铜人》：针三分，留七呼，灸七壮。主疟，心烦甚，欲得冷饮，恶寒则欲处温中，咽干不嗜食，心痛数噫，恐悸，少气不足，手臂寒，面赤喜笑，掌中热而哕，目黄胁痛，喘逆身热，狂悲笑，呕血吐血，振寒上气，遗溺，失音，心性痴呆，健忘，心积伏梁，大小人五痫。

东垣曰：胃气下溜，五脏气皆乱，其为病互相出见。气在于心者，取之手少阴之俞神门、大陵，同精导气，以复其本位。《灵枢经》曰：少阴无俞，心不病乎？其外经病而脏不病，故独取其经于掌后锐骨之端。心者，五脏六腑之大主，精神之所舍，其脏坚固，邪不能容，容邪则身死，故诸邪皆在心之包络。包络者，心主之脉也。

少府，小指本节后骨缝陷中，直劳宫。手少阴心脉所溜为荥火。《铜人》：针二分，灸七壮。《明堂》：三壮。主烦满少气，悲恐畏人，掌中热，臂酸，肘腋挛急，胸中痛，手拳不伸，疟久不愈，振寒，阴挺出，阴痛阴痒，遗尿，偏坠，小便不利，太息。

少冲（一名经始），手小指内廉端，去爪甲角如韭叶。手少阴心脉所出为井木。心虚补之。《铜人》：针一分，灸三壮。《明堂》：一壮。主热病烦满，上气嗌干渴，目黄，臑臂内后廉痛，厥心痛，痰冷，少气，悲恐善惊，太息，烦满，掌中热，胁痛，胸中痛，口中热，咽中酸，乍寒乍热，手挛不伸，引肘腋痛，悲惊。

东垣曰：一富者前阴臊臭，求先师（张洁古也）治之，曰：夫前阴，足厥阴之脉络循阴器，出其挺末。凡臭者，心之所主，散入五方为五臭，入肝为臊，此其一也，当于肝经泻行间，是治其本；后于心经中泻少冲，是治其标。

小肠重二斤十四两，长三丈二尺，广二寸半，径八分分之少半，左回叠积十六曲，盛谷二斗四升，水六升三合合之大半。胃

胃下口小肠上口
大肠上口小肠下口

之下口，小肠上口也，在脐上二寸，水谷于是入焉。大肠上口，小肠下口也，至是而泌别清浊，水液入膀胱，滓秽入大肠。

小肠者，受盛之官，化物出焉。

小肠为赤肠。

食下则肠实而胃虚。（以此推之，则知糟粕下于大肠，小肠亦虚矣）

## 手太阳经脉穴

手太阳之脉，起于小指之端，循手外侧上腕，出踝中。

臂骨尽处为腕，腕下兑骨为踝。本经起小指端少泽穴，由是循手外侧之前谷、后溪，上腕出踝中，历腕骨、阳谷、养老穴也。

直上循臂骨下廉，出肘内侧两骨之间，上循臑外后廉，出肩解，绕肩胛，交肩上。

脊两旁为膂，膂上两角为肩解，肩解下成片骨为肩胛。自养老穴直上，循臂骨下廉支正穴，出肘内侧两骨之间，历少海穴，上循臑外廉，行手阳明、少阳之外，上肩循肩贞、臑俞、天宗、秉风、曲垣、肩外俞、肩中俞诸穴，乃上会大椎，因

左右相交于两肩之上。

手太阳小肠经

入缺盆络心，循咽下膈，抵胃属小肠。

自交肩上入缺盆，循肩向腋下行，当膻中之分络心，循胃系下膈，过上脘抵胃，下行任脉之外，当脐上二寸之分属小肠。

其支者，从缺盆贯颈上颊，至目锐眦，却入耳中。

目外角为锐眦。支者，别从缺盆循颈之天窗、天容，上颊抵颧髎，上至目锐眦，过瞳子髎，却入耳中，循听宫而终也。

其支别者，别循颊上䪼（䪼音拙），抵鼻，至目内眦。

目下为䪼，目大角为内眦。其支者，别循颊上䪼，抵鼻，至目内眦睛明穴，以交于足太阳也。

此经多血少气。未时气血注此。受手少阴之交。凡一十九穴，左右共三十八穴。

少泽（一名小吉），手小指端外侧，去爪甲角下一分陷中。手太阳小肠脉所出为井金。《素注》：灸三壮。《铜人》：灸一壮，针一分，留二呼。主疟寒热，汗不出，喉痹舌强，口干心烦，臂痛瘛疭，咳嗽，口中涎唾，颈项急不可顾，目生肤翳覆瞳子，头痛。

前谷，手小指外侧本节前陷中。手太阳小肠脉所溜为荥水。《铜人》：针一分，留三呼，灸一壮。《明堂》：灸三壮。主热病汗不出，痎疟，癫疾，耳鸣，颈项肿，喉痹，颊肿引耳后，鼻塞不利，咳嗽吐衄，臂痛不得举，妇人产后无乳。

后溪，手小指外侧本节后陷中，捏拳取之。手太阳小肠脉所注为俞木。小肠虚补之，《铜人》：针一分，留二呼，灸一壮。主疟寒热，目赤生翳，鼻衄耳聋，胸满，头项强，不得回顾，癫疾，臂肘挛急，痂疥。

腕骨，手外侧腕前，起骨下陷中。手太阳小肠脉所过为原。小肠虚实皆拔之。《铜人》：针二分，留三呼，灸三壮。主热病汗不出，胁下痛，不得息，颈颔肿，寒热耳鸣，目冷泪生翳，狂惕，偏枯，肘不得屈伸，痎疟头痛，烦闷惊风，瘛疭，五指掣，头痛。

阳谷，手外侧腕中，锐骨下陷中。手太阳小肠脉所行为经火。《素注》：灸三壮，针二分，留三呼。《甲乙》：留二呼。主癫疾狂走，热病汗不出，胁痛，颈颔肿，寒热，耳鸣，齿龋痛，臂外侧痛不举，吐舌，戾颈，妄言，左右顾，目眩，小儿瘛疭，舌强不嗍乳。

养老，手踝骨前上，一云：腕骨后一寸陷中。《铜人》：针三分，灸三壮。主肩臂酸疼，肩欲折，臂如拔，手不能自上下，目视不明。

支正，腕后五寸。手太阳络脉，别走少阴。《铜人》：针三分，灸三壮。《明堂》：灸五壮。主风虚，惊恐悲愁，癫狂，五劳，四肢虚弱，肘臂挛难屈伸，手不握，十指尽痛，热病先腰颈酸，喜渴，强项疣目。实则节弛肘废，泻之；虚则生疣小如指，痂疥，补之。

小海①，肘内大骨外，去肘端五分陷中，屈手向头取之。手太阳小肠脉所入为合土。小肠实泻之。《素注》：针二分，留七呼，灸三壮。主颈颔肩臑肘臂外后廉痛，寒热齿根肿，风眩，颈项痛，疡肿振寒，肘腋痛肿，小腹痛，痫发羊鸣，戾颈，瘛疭狂走，颔肿不可回顾，肩似拔，臑似折，耳聋目黄，颊肿。

---

① 小海：原作"少海"，据《资生经》卷一改。

肩贞,曲胛下两骨解间,肩髃后陷中。《铜人》:针五分。《素注》:针八分,灸三壮。主伤寒寒热,耳鸣耳聋,缺盆肩中热痛,风痹,手足麻木不举。

臑俞,夹肩髎(手少阳①穴)后大骨下,胛上廉陷中,举臂取之。手太阳、阳维、阳跷三经之会。《铜人》:针八分,灸三壮。主臂酸无力,肩痛引胛,寒热气肿,颈痛。

天宗,秉风后大骨下陷中。《铜人》:灸三壮,针五分,留六呼。主肩臂酸疼,肘外后廉痛,颊颔肿。

秉风,天髎外肩上、小髃后,举臂有空。手太阳、阳明、手少阳、足少阳四脉之会。《铜人》:灸五壮,针五分。主肩痛不能举。

曲垣,肩中央曲胛陷中,按之应手痛。《铜人》:灸三壮,针五分。《明堂》:针九分。主肩痹热痛,气注肩胛,拘急痛闷。

肩外俞,肩胛上廉,去脊三寸陷中。《铜人》:针六分,灸三壮。《明堂》:一壮。主肩胛痛,周痹寒至肘。

肩中俞,肩胛内廉,去脊二寸陷中。《素注》:针六分,灸三壮。《铜人》:针三分,留七呼,灸十壮。主咳嗽上气,唾血寒热,目视不明。

天窗(一名窗笼),颈大筋间前曲颊下,扶突后动脉应手陷中。《铜人》:灸三壮,针三分。《素注》:六分。主痔瘘,颈痛,肩胛引项不得回顾,耳聋肿,齿噤中风。

天容,耳下曲颊后。《素注》:灸三壮。主瘿颈项痛,不可回顾,不能言,胸痛,胸满不得息,呕逆吐沫,齿噤,耳聋耳鸣。

颧髎,面顑骨下廉锐骨端陷中。手少阳、太阳之会。《素注》:针三分。《铜人》:针二分。主口喎面赤,眼睑动不止,颇肿齿痛。

听宫②(一名多所闻),耳中珠子,大如赤小豆。手足少阳、手太阳三脉之会。《铜人》:针三分,灸三壮。《明堂》:针一分。《甲乙》:针三分。主失音癫疾,心腹满,聤耳,耳聋如物填塞无闻,耳中嘈嘈㟅㟅蝉鸣。

**膀胱脏** 膀胱重九两二铢,纵广九寸,居肾之下,大肠之侧。小肠下口,乃膀胱上口,水液由是渗入焉,盛溺九升九合。

膀胱者,州都之官,津液藏焉,气化则能出矣。

膀胱为黑肠(从脏,属北方色也)。

王安道曰:或曰《灵枢经》云:水谷者,常并居胃中,成糟粕而俱下大肠,而成下焦,渗而俱下,济泌别汁,渗入膀胱焉。王冰曰:水液自回肠泌别汁,渗入膀胱之中,胞气化之而为溺以泄出也。扬介云:水谷自小肠盛受于阑门以分别也,其水则渗入于膀胱上口为溲便。详已上三说,则小便即泌别之水液,渗入于膀胱以出者也。《素问》则曰:饮食入胃,游溢精气,上输于脾,脾气散精,上归于肺,通调水道,下输膀胱。则小便又似水饮精微之气上升,脾肺运化而后成者也。将何所同?将何所凭乎?余曰:凭夫理耳!且夫溲溺者,果何物耶?水而已矣。水之下流,其性则然也。故饮入于胃,其精气虽上升,其饮之本体,固不能上升也;惟其不能上升者,必有待于上升者为之先道。故《素问》又曰:膀胱者,津液藏焉,气化则能出矣。且水者气之子,气者水之母。气行则水行,气滞则水滞。或者又谓小便纯由泌别,不由运化,盖不明此理故也。虽然,膀胱固曰津液之腑,至于受盛津液,则又有胞而居膀胱之中焉,故《素问》曰:胞移热于膀胱;《灵枢》曰:膀胱之胞薄以濡;《类纂》曰:膀胱者,胞之室。且夫胞之居于膀胱也,有上口而无下口,津液既盛于胞,无由自出,必因乎气化而后能渐浸润于膀胱,外积于胞下之空处。遂为溺,以出于前阴也。《素问》所谓膀胱津液藏焉者,盖举膀胱以该胞也。若曰胞下无空处,则人溺急时至厕,焉能即出乎?夫惟积满胞下空处而不可再容,故急,急则至厕即出矣。或言胞有上口而无下口,或言胞上下皆

---

① 手少阳:原作"手阳明",据《十四经发挥》改。
② 听宫:原作"听会",据《资生经》改。

有口，或言胞有小窍而为注泄之路，不亦妄欤！

## 足太阳经脉穴

足太阳膀胱之脉，起于目内眦，上额交巅上。

目大角为内眦，发际前为额，脑上为巅，巅，顶也。足太阳之脉，起目内眦睛明穴，上额，循攒竹，过神庭，历曲差、五处、承光、通天，自通天斜行，左右相交于顶上百会也。

其支别者，从巅至耳上角。

支别者，从巅至百会，抵耳上角，过率谷、浮白、窍阴穴，所以散养于经脉也。

其直行者，从巅入络脑，还出别下项。

脑，头髓也。颈上为脑，脑后为项。此直行者，由通天穴循络却、玉枕，入络脑，复出下项，抵天柱也。

循肩膊内，夹脊抵腰中，入循膂，络肾属膀胱。

肩后之下为肩膊，椎骨为脊，尻上横骨为腰，夹脊为膂。自天柱而下，过大椎、陶道，却循肩膊内，夹脊两旁下行，历大杼、风门、肺俞、厥阴俞、心俞、膈俞、肝俞、胆俞、脾俞、胃俞、三焦俞、肾俞、大肠俞、小肠俞、膀胱俞、中膂内俞、白环俞，由是抵腰中，入循膂，络肾，下属膀胱也。

其支别者，从腰中下贯臀，入腘中。

臀，尻也。挟腰髋骨两旁为机，机后为臀，腓肠上、膝后曲处为腘。其支别者，从腰中，循腰髁下夹脊，历上髎、次髎、中髎、下髎（按①：腰髁即腰监骨。人脊椎骨有二十一节，自十六椎节而下，为腰监骨夹脊附着之处；其十七至二十，凡四椎，为腰监骨所掩附；而八髎穴则夹脊第一、二空云云也；会阳在尾骶骨两旁，则二十一椎乃复见而终焉。又按：督脉，当脊中，起于长强，在二十一椎下；推而上之第十六椎下，为阳关穴；其二十椎至十七椎皆无穴，乃知为腰监骨所掩明矣）、会阳，下贯臀，至承扶、殷门、浮郄、委阳，入腘中之委中穴也。

其支别者，从膊内左右别，下贯胂，夹脊内，过髀枢。

脊肉曰胂，夹脊肉也。其支别者，为夹脊两旁第三行相去各三寸之诸穴，自天柱而下，从膊内左右别行，下贯胂脊，历附分、魄户、膏肓、神堂、譩譆、膈关、魂门、阳纲、意舍、胃仓、肓门、志室、胞肓、秩边，下历尻臀，过髀枢也。股外为髀，楗骨之下为髀枢。

循髀外后廉，下合腘中，以下贯腨内，出外踝之后，循京骨，至小指外侧端。

腨，腓肠也。循髀外后廉，髀枢之里，承扶之外一寸五分之间而下，与前之入腘中者相合，下行循合阳穴，下贯腨内，历承筋、承山、飞扬、附阳，出外踝后之昆仑、仆参、申脉、金门，循京骨、束骨、通谷，至小指外侧端之至阴穴，以交于足少阴也。

此经多血少气。申时气血注此。受手太阳之交。凡六十三穴，左右共一百二十六穴。刺深五分，留六呼。

---

① 此为滑寿原按，非高氏按语。

足太阳膀胱经

睛明(一名泪空)，目内眦。《明堂》云：内眦头外一分宛宛中。手足太阳、足阳明、阴跷、阳跷五脉之会。《铜人》：针一寸半，留三呼。雀目者，可久留针，然后速出针。禁灸。《明堂》：针一分半。《资生》云：面部所针，浅者一分，深者四分，《素注》亦云一分，是《铜人》误以一分为一寸也。《素注》：针一分，留六呼，灸三壮。主目远视不明，恶风泪出，憎寒头痛，目眩，内眦赤痛，眦眦无见，眦痒，淫肤白翳，大眦攀睛胬肉侵睛，雀目，瞳子生障，小儿疳眼。

按东垣曰：刺太阳、阳明出血，则目愈明。盖此经多血少气，故目翳与赤痛从内眦起者，刺睛明、攒竹，以宣泄太阳之热。然睛明刺一分半，攒竹刺一分三分，为适浅深之宜。今医家刺攒竹，卧针直抵睛明，不补不泻，而又久留针，非古人意也。

攒竹(一名始光，一名员柱，一名光明)，两眉头少陷宛宛中。《素注》：针三分，留六呼，灸三壮。《铜人》：禁灸针一分，留三呼，泻三吸，徐徐出针，宜以细三棱针刺之，宣泄热气，三度刺，目大明。《明堂》：宜细三棱针三分出血，灸一壮。主目眦眦，视物不明，泪出目眩，瞳子痒，目𥄚，眼中赤痛，及睑瞤动不得卧，颊痛面痛，尸厥癫邪，神狂鬼魅，风眩，嚏。

曲差，神庭旁一寸五分，入发际。《铜人》：针三分，灸三壮。主目不明，鼽衄鼻塞，鼻疮，心烦满，汗不出，头顶痛，项肿，身体烦热。

五处，夹上星旁一寸五分。《铜人》：针三分，留七呼，灸三壮。《明堂》：灸五壮。主脊强反折，瘈疭癫疾，头风热，目眩，目不明，目上戴不识人。

承光，五处后一寸五分，又云一寸。《铜人》：针三分，禁灸。主风眩头风，呕吐心烦，鼻塞不利，目生白翳。

通天，承光后一寸半。《铜人》：针三分，留七呼，灸三壮。主瘿气，鼻衄，鼻疮，鼻窒，鼻多清涕，头旋，尸厥，口喎，喘息，项痛重，暂起僵仆，瘿瘤。

络却(一名强阳，一名脑盖)，通天后一寸五分。《素注》：刺三分，留五呼。《铜人》：灸三壮。主头旋耳鸣，狂走瘈疭，恍惚不乐，腹胀，青盲内障，目无所见。

玉枕，络却后一寸五分，又云七分，夹脑户旁一寸三分起肉枕骨上，入发际二寸。《铜人》：灸三壮，针三分，留三呼。主目痛如脱，不能远视，内连系急，失枕，头项痛，风眩，头寒多汗，鼻窒不闻。

天柱，夹项后发际，大筋外廉陷中。《铜人》：针五分，得气即泻。《明堂》：针二分，留三呼，泻五吸，灸不及针，日七壮，至百壮。《下经》：三壮。《素注》：针二分，留六呼。主头旋脑痛，头风，鼻不知香臭，脑重如脱，项如拔，项强不可回顾。

大杼，项后第一椎下，两旁相去脊中各一寸五分陷中，正坐取之。督脉别络，手足太阳、少阳之会。《难经》曰：骨会大杼。疏曰：骨病治此。袁氏曰：肩能负重量，以骨会大杼也。《铜人》：针五分，灸七壮。《明堂》：禁灸。《下经》、《素注》：针三分，留七呼，灸三壮。《资生》云：非大急不灸。主膝痛不可屈伸，伤寒汗不出，腰脊痛，胸中郁郁，热甚不已，头风振寒，项强不可俯仰，瘈疟头旋，劳气咳嗽，身热目眩，腹痛，僵仆不能久立，烦满里急，身不安，筋挛癫疾，身踡急。

东垣曰：五脏气乱，在于头，取之天柱、大杼，不补不泻，以导气而已。

风门(一名热府)，二椎下，两旁相去脊中各一寸五分，正坐取之。《铜人》：针五分(《素注》：三分)，留七呼。《明堂》：灸五壮。若频刺，泄诸阳热气，背永不发痈疽，灸五壮。主发背痈疽，身热，上气短气，咳逆胸背痛，风劳呕吐，伤寒头项强，目瞑，胸中热。

肺俞，第三椎下，两旁相去脊中各一寸五分。《千金》：对乳引绳度之。甄权：以搭手左取右，右取左，当中指末是，正坐取之。《难经》曰：阴病行阳，故五脏俞皆在阳。滑氏曰：背为阳俞。《史记·扁鹊传》作"输"，犹委输以气，由此而输彼也。《甲乙》：针三分，留七呼，得气即泻。甄权：针五分，留七呼，灸百壮。《明下》：三壮。《素问》：刺中肺，三日死，其动为咳；又曰：五日死。主瘿气，黄疸，劳瘵，口舌干，劳热上气，腰脊强痛，寒喘满，虚烦，传尸骨蒸，肺痿咳嗽，肉痛皮痒，呕吐，支满，不嗜食，狂走欲自杀，背偻，肺中风，偃卧，胸满短气，瞀闷汗出，百毒病，食后吐水，小儿龟背。

仲景曰：太阳与少阳并病，头项强痛，或眩冒，时如结胸，心下痞硬者，当刺太阳肺俞、肝俞。

按《素问》云：刺胸腹者，必避五脏，中肺者，三日死云云，《铜人》乃于背部各俞穴言之，则固矣。

厥阴俞（一名厥俞），四椎下，两旁相去脊中各一寸五分，正坐取之。《铜人》：针三分，灸七壮。主咳逆，牙痛，心痛，胸满呕吐，留结烦闷。

或曰：脏腑皆有俞在背，独心包络无俞何也？曰：厥阴俞即心包络俞也。

心俞，五椎下，两旁相去脊中各一寸五分，正坐取之。《铜人》：针三分，留七呼，得气即泻，不可灸。《明堂》：灸三壮。《资生》云：刺中心，一日死，其动为噫。又曰：还死，岂可妄针。《千金》言：中风心急，灸心俞百壮，当权其缓急可也。主偏风半身不遂，心气乱恍惚，心中风，偃卧不得倾侧，闷乱冒绝，汗出唇赤，狂走发痫，语悲泣，胸闷乱，咳吐血，黄疸，鼻衄，目瞤目昏，呕吐不下食，丹毒，遗精白浊，健忘，小儿心气不足，数岁不语。

膈俞，七椎下，两旁相去脊中各一寸五分，正坐取之。《难经》曰：血会膈俞。疏曰：血病治此。盖上则心俞，心主血；下则肝俞，肝藏血，故膈俞为血会。又足太阳多血，血乃水之象也。《铜人》：针三分，留七呼，灸三壮。《素问》：刺中膈，皆为伤中，其病难愈，不过一岁必死。主心痛周痹，吐食翻胃，骨蒸，四支怠惰，嗜卧，痃癖，咳逆，呕吐，膈胃寒痰，食饮不下，热病汗不出，身重常温，不能食，食则心痛，身痛肤胀，胁腹满，自汗盗汗。

肝俞，九椎下，两旁相去脊中各一寸五分，正坐取之。经曰：东风伤于春，病在肝俞。《铜人》：针三分，留六呼，灸三壮。《明堂》：灸七壮。《素问》：刺中肝，五日死，其动为欠。主多怒，黄疸，鼻酸，热病后目暗泪出，目眩，气短咳血，目上视，咳逆，口干，寒疝，筋寒，热痉，筋急相引，转筋入腹将死。《千金》云：咳引两胁急痛不得息，转侧难，攀胁下与脊相引而反折，目上视，目眩循眉头，惊狂，衄蚵，起则目𥊬𥊬，生白翳，咳引胸中痛，寒疝小腹痛，唾血短气，热病瘥后食五辛目暗，肝中风，踞坐不得低头，绕两目连额上色微青，积聚痞痛。

胆俞，十椎下，两旁相去脊中各一寸五分，正坐取之。《铜人》：针五分，留七呼，灸三壮。《明堂》：针三分。《下经》：灸五壮。《素问》：刺中胆，一日半死。主头痛，振寒汗不出，腋下肿，心腹胀，口苦，舌干咽痛，干呕吐，骨蒸劳热，食不下，目黄。

按《资生经》所载，崔知悌平取四花穴，上二穴是膈俞，下二穴是胆俞，四穴主血，故取此以治劳瘵。后世误以四花为斜取，非也。

脾俞，十一椎下，两旁相去脊中各一寸五分，正坐取之。《铜人》：针三分，留七呼，灸三壮。《明堂》：灸五壮。《素问》：刺中脾，十日死，其动为吞；又曰：五日死。主多食身疲瘦，吐咸汁，痃癖积聚，胁下满，泄利，痰疟寒热，水肿气胀引脊痛，黄疸，善欠，不嗜食。

胃俞，十二椎下，两旁相去脊中各一寸五分，正坐取之。《铜人》：针三分，留七呼，灸随年为壮。《明堂》：灸三壮。《下经》：七壮。主霍乱，胃寒，腹胀而鸣，翻胃呕吐，不嗜食，多食羸瘦，目不明，腹痛，胸胁支满，脊痛筋挛，小儿羸瘦，不生肌肤。

东垣曰：中湿者，治在胃俞。

三焦俞，十三椎下，两旁相去脊中各一寸五，正坐取之。《铜人》：针五分，留七呼，灸三壮。《明堂》：针三分。灸五壮。主脏腑积聚，胀满，羸瘦，不能饮食，伤寒头痛，饮食吐逆，肩背急，腰脊强，不得俯仰，水谷不化，泄注下利，腹胀肠鸣，目眩头痛。

肾俞，十四椎下，两旁相去脊中各一寸五分，与脐平，正坐取之。欲知背俞，先度其两乳间，中折之，更以他草度去半已，即以两隅相拄也，乃举以度其背，令其一隅居上，齐脊大椎，两隅在下，当其下隅者，肺之俞也；复下一度，心之俞也；复下一度，左角肝之俞也；右角脾之俞也；复下一度，肾之俞也。《铜人》：针三分，留七呼，灸以年为壮，《明堂》：灸三壮。《素问》：刺中肾，六日死，其动为嚏。又曰：五日死。主虚劳羸瘦，耳聋肾虚，水脏久冷，心腹膜满胀急，两胁满引小腹急痛，胀热，小便淋，目视䀮䀮，少气，溺血，小便浊，出精梦泄，肾中风，踞坐而腰痛，消渴，五劳七伤，虚惫，脚膝拘急，腰寒如水，头重身热，振栗，食多，羸瘦，面黄黑，肠鸣，膝中四肢淫泺，洞泄食不化，身肿如水，女人积冷气成劳，乘经交接羸瘦，寒热往来。

大肠俞，十六椎下，两旁相去脊中各一寸五分，伏取之。《铜人》：针三分，留六呼，灸三壮。主脊强不得俯仰，腰痛，腹中气胀，绕脐切痛，肠鸣引脊痛，多食身瘦，腹中雷鸣，大肠中风而鸣，大肠灌沸，肠癖泄利，白痢，食不化，小腹绞痛，大小便难。

东垣云：中燥治在大肠俞。

小肠俞，十八椎下，两旁相去脊中各一寸五分，伏而取之。《铜人》：针三分，留六呼，灸三壮。主膀胱、三焦津液少，大小肠寒热，小便赤不利，淋沥，遗溺，小腹胀满，疝痛，泄痢脓血，五色赤痢，下重肿痛，脚肿，五痔，头痛，虚乏消渴，口干不可忍，妇人带下。

东垣云：中暑治在小肠俞。

膀胱俞，十九椎下，两旁相去脊中各一寸五分，伏取之。《铜人》：针三分，留六呼，灸三壮。《明堂》：灸七壮。主风劳脊急强，小便赤黄，遗溺，阴生疮，少气，胫寒拘急，不得屈伸，腹满，大便难，泄利腹痛，脚膝无力，女子瘕聚。

中膂内俞，二十椎下，两旁相去脊中各一寸五分，夹脊胛起肉，伏取之。《铜人》：针三分，留十呼，灸三壮。《明堂》云：腰痛夹脊里痛，上下按之应者，从项至此穴痛，皆宜灸。主肾虚消渴，腰脊强不得俯仰，肠冷赤白痢，疝痛，汗不出，腹胀胁痛。

白环俞，二十一椎下，两旁相去脊中各一寸五分，伏取之。一云：挺伏地，端身两手相重支额，纵息令皮肤俱缓，乃取其穴。《素注》：针五分，得气则先泻，泻讫多补之，不宜灸。《明堂》云：灸三壮。主手足不仁，腰脊，痛疝痛，大小便不利，腰髋疼，脚膝不遂，温疟，腰脊冷疼，不得久卧，劳损虚风，腰背不便，筋挛痹缩，虚热闭塞。

上髎，第一空腰踝下一寸，夹脊陷中。足太阳、少阳之络。《铜人》：针三分，灸七壮。主大小便不利，呕逆，膝冷痛，鼻衄，寒热疟，阴挺出，妇人白沥绝嗣。

大理赵乡患偏风，不能起跪，甄权针上髎、环跳、阳陵泉、巨虚下廉，即能起跪。

八髎总治腰痛。

次髎，第二空夹脊陷中。《铜人》：针三分，灸七壮。主大小便不利，腰痛不得转摇，背腠寒，小便赤，心下坚胀，疝气下坠，足清不仁，阴气痛，肠鸣注泄，偏风，妇人赤白淋。

中髎，三空夹脊陷中。足厥阴、少阳所结之会。《铜人》：针二分，留十呼，灸三壮。主大小便不利，腹胀下利，五劳七伤六极，大便难，小便淋沥，飧泄，妇人带下，月事不调。

下髎，四空夹脊陷中。《铜人》：针二分，留十呼，灸三壮。主大小便不利，肠鸣注泻，寒湿内伤，大便下血，腰不得转，痛引卵，女子下苍汁不禁，中痛引小肠急痛。

会阳（一名利机），阴尾尻骨两旁。《铜人》：针八分，灸五壮。主腹寒，热气冷气，泄泻，久痔肠癖下血，阳气虚乏，阴汗湿。

承扶（一名肉郄，一名阴关，一名皮部），尻臀下，股阴上纹中；又云：尻臀下陷纹中。《铜人》：针七分，灸三壮。主腰脊相引如解，久痔，尻雁肿，大便难，阴胞有寒，小便不利。

殷门，肉郄下六寸。《铜人》：针七分。主腰脊不可俯仰，举重恶血泄注，外股肿。

浮郄，委阳上一寸，展膝得之。《铜人》：针五分，灸三壮。主霍乱转筋，小肠热，大肠结，胫外经筋急，髀枢不仁，小便热，大便坚。

委阳，承扶下一寸六分[①]，屈身取之，足太阳之前，少阳之后，出于腘中外廉两筋间。三焦

―――――――

① 一寸六分：当据《资生经》、《十四经发挥》作"六寸"。

下辅俞，足太阳之别络。《素注》：针七分，留五呼，灸三壮。主腰脊痛不可俯仰，引阴中不得小便，癃疝癫疾，小腹坚，伤寒热甚。

委中（一名血郄），䐃中央约纹动脉陷中，令人面挺伏地，卧取之。足太阳膀胱脉所入为合土。《素注》：针五针，留七呼。《铜人》：针八分，留三呼，泻七呼。《甲乙》：针五分，灸三壮。《素问》：刺郄中大脉，令人仆脱色。主膝痛及拇指，腰夹脊沉沉然，遗溺，腰重不能举体，小腹坚满，风痹，髀枢痛，可出血，痼疹皆愈。伤寒四肢热，热病汗不出，取其经血立愈。委中者，血郄也。大风发眉堕落，刺之出血。

附分，二椎下，附项内廉，两旁相去脊中各三寸，正坐取之。手足太阳之会。《铜人》：针三分。《素注》：刺八分，灸五壮。主肘不仁，肩背拘急，风冷客于腠理，颈痛不得回顾。

魄户，直附分下，三椎下，两旁相去脊中行各三寸，正坐取之。《铜人》：针五分，得气即泻，又宜久留针，日灸七壮，至百壮。《素注》：灸五壮。主背膊痛，虚劳肺痿，五①尸走疰，项强急，不得回顾，喘息咳逆，呕吐烦满。

膏肓俞，四椎下，近五椎上，两旁相去脊中各三寸，正坐曲脊，伸两手，以臂著膝前，令端直，手大指与膝头齐，以物支肘，毋令摇动取之。《铜人》：灸百壮，多至五百壮。当觉窣窣然似水流之状，亦当有所下，若无停痰宿饮，则无所下也。如病人已困，不能正坐，当令侧卧，挽上臂，令取穴灸之。又当灸脐下气海、丹田、关元、中极，四穴中取一穴。又灸足三里，以引火气实下。主无所不疗，羸瘦虚损，传尸骨蒸，梦中失精，上气咳逆，发狂健忘，痰病。

《左传》：成公十年，晋侯有疾，求医于秦，秦使医缓（秦医，名缓）为之，未至。公梦疾为二竖子曰：彼良医也，惧伤我，焉逃之？其一曰：居肓之上，膏之下，若我何？医至曰：疾不可为也，在肓之上，膏之下，攻之不可，达之不及，药不至焉，不可为也。公曰：良医也。厚为之礼而归之。孙思邈曰：特②人拙，不能得此穴，所以宿疴难遣，若能用心方便，求得灸之，无疾不愈矣。

按：先儒谓左氏失之诬，其所载固未足信，而思邈所讥，恐未中理。何者？如使天下无不可医之疾，则思邈所著《千金》、《翼方》二书具存，其方其法，岂能百发百中哉？以是知镜川上工十全之论有为而发也。又按：肓，膈也，心下为膏。又曰：凝者为脂，释者为膏。又曰：膏，连心脂膏也。

《杨文懿文集》云：周官论医事，以十全为上，失一二三为次之，十失四为下，吾尝疑之。夫疾有浅深，则医有难易。浅者，虽庸医可十全也，使越人逢若齐侯者三四，使和、缓逢若晋侯者三四，则皆失之矣，果孰为上下乎？

神堂，五椎下，两旁相去脊中各三寸陷中，正坐取之。《铜人》：针三分，灸五壮。《明堂》：灸三壮。《素注》：针五分。主腰背脊强急，不可俯仰，洒淅寒热，胸腹满，气逆上攻，时噎。

譩譆，肩膊内廉，夹六椎下，两旁相去脊中各三寸，正坐取之，以手重按病人，言譩譆应手。《素注》：留七呼。《铜人》：针六分，留三呼，泻五吸，灸二七壮止百壮。《明堂》：灸五壮。主大风汗不出，劳损不得卧，温疟寒疟，背闷气满，腹胀气眩，胸中痛引腰背，腋拘胁痛，目眩，目痛，鼻衄，喘逆，臂膊内廉痛，不得俯仰，小儿食时头痛，五心热。

膈关，七椎下，两旁相去脊中行各三寸陷中，正坐开肩取之。《铜人》：针五分，灸三壮。主背痛恶寒，脊强俯仰难，食饮不下，呕哕多涎唾，胸中噎闷，大便不节，小便黄。

魂门，九椎下，两旁相去脊中各三寸陷中，正坐取之。《外台》云：十椎下。《铜人》：针五分，灸三壮。主尸厥走疰，胸背连心痛③，食饮不下，腹中雷鸣，大便不节，小便赤黄。

阳纲，十椎下，两旁相去脊中行各三寸，正坐开肩取之。《外台》云：十一椎下。《铜人》：针五分，灸三壮。《下经》：灸七壮。主肠鸣腹痛，饮食不下，小便赤涩，腹胀身热，大便不节，

---

① 五：原作"三"，据《资生经·劳瘵》卷三改。
② 特：《资生经》卷一作"时"。
③ 尸厥走疰，胸背连心痛：此症录自《资生经·尸厥》卷五，王执中将"魄户"穴误作"魂门"，高氏承其误。

泄痢赤黄，不嗜食，怠惰。

意舍，十一椎下，两旁相去脊中各三寸，正坐取之。《外台》云：九椎下。《铜人》：针五分，灸五十壮至百壮。《明堂》：五十壮。《下经》：灸七壮。《素注》：二壮。《甲乙》：三壮，针五分。主腹满虚胀，大便滑泄，小便赤黄，背痛，恶风寒，食饮不下，呕吐，消渴，身热目黄。

胃仓，十二椎下，两旁相去脊中各三寸，正坐取之。《铜人》：针五分，灸五十壮。《甲乙》：三壮。主腹满虚胀，水肿，食饮不下，恶寒，背脊痛，不得俯仰。

肓门，十三椎下，两旁相去脊中行各三寸陷中，又肋间，与鸠尾相直，正坐取之。《铜人》：灸三壮，针五分。又云：灸二壮。主心下痛，大便坚，妇人乳疾。

志室，十四椎下，两旁相去脊中行各三寸陷中，正坐取之。《铜人》：针五分，灸三壮。《明堂》：灸七壮。主阴肿阴痛，背痛，腰脊强直，俯仰不得，饮食不消，腹强直，梦遗失精，淋沥，吐逆，两胁急痛，霍乱。

胞肓，十九椎下，两旁相去脊中行各三寸陷中，伏而取之。《铜人》：针五分，灸五七壮。《明堂》：五十壮。《甲乙》：三壮。主腰脊急痛，食不消，腹坚急，肠鸣淋沥，不得大小便，癃闭下肿。

秩边，二十椎下，两旁相去脊中行各三寸陷中，伏取之。《铜人》：针五分。《明堂》：灸三壮，针三分。主五痔发肿，小便赤，腰痛。

或曰：太阳膀胱行背第二行，自大杼至白环俞十七穴，云第几椎下，两旁相去各一寸半；第三行自附分至秩边十四穴，云某椎下，两旁相去各三寸，当除去脊骨一寸外量取之。不然，不应太近椎也。曰旁者，指第二、第三行髎穴，皆在脊之旁也。按滑氏云：自大杼至白环诸穴，并第二行相去脊中各一寸五分，《歌》云：自从大杼至白环，相去脊中三寸间，夫既曰"脊中"，则自脊骨中间量取，而非骨外量取明矣。又按：背部穴共五行，督脉在中，太阳经四行在两旁，其穴又皆揣摩脊骨，各开取之。如瘦人骨露易取，肥人脊隐难摸，取穴多不得其真，须先将瘦人量

定，将瘦人同身尺寸，自某处起至本处是穴，然后将肥人同身尺寸若干，亦自某处起量至某处是穴，假如取膏肓穴，先将瘦人揣摸，得四椎下、五椎上，用墨点记，却将稻秆心一条，自结喉下围转到墨点处，截断稻秆两头，用瘦人中指两文角寸法，量得此稻秆二十一寸强；又别将稻秆一条，量取肥人中指节两文头寸法，二十一寸强截断，自肥人结喉下围量至稻秆并头尽处，用墨点记，即是膏肓矣，余仿此。

或曰：《素问》论五脏俞，灸之则可，刺之不可。故王焘亦以针能杀生人，不能起死人，取灸而不以针，盖亦有所据也。而《铜人》、《明堂》、《千金》诸书，于五脏俞穴，针灸并载何如？曰：按《素问·血气形志论》及遗篇俱论脏俞刺法，以是知《素问》非成于一人之手也。如背俞止针三四分，《汉书》所载魏·樊阿得针法于华佗，其刺胸背，深入二三寸，巨阙、脏俞乃五寸，而病皆瘳，是又不以绳墨拘也。

合阳，膝约纹中央下三寸。《铜人》：针六分，灸五壮。主腰脊强引腹痛，阴股热，胻酸肿，步履难，寒疝阴偏痛，女子崩中带下。

承筋（一名腨肠，一名直肠），腨肠中央陷中，胫后从脚跟上七寸。《铜人》：灸三壮，禁针。《明堂》：针三分。《千金》：禁针。《资生》云：三说不同，不刺可也。主腰背拘急，大便秘，腋肿，痔疮，胫痹不仁，腨脚急跟痛，腰痛，鼻衄衄，霍乱转筋。

承山（一名鱼腹，一名肉柱，一名伤山），兑腨肠下分肉间陷中，一云腿肚下分肉间。《针经》云：取穴须用两手高托按壁上，两足指离地，用足大指尖竖起，上看足兑腨肠下分肉间。《铜人》：灸一壮，针七分。《明堂》：针八分，得气即泻，速出针；灸不及针，止七七壮。《下经》：灸五壮。主大便不通，转筋，痔肿，战栗不能立，脚气膝肿，胫酸脚跟痛，筋急痛，脚气膝下肿①，霍乱，急食不通，伤寒水结。

飞扬（一名厥阳），外踝骨上七寸。足太阳络脉，别走少阴。《铜人》：针三分，灸三壮。《明

---

① 脚气膝下肿：与上文重，当删之。

堂》：灸五壮。主痔肿痛，体重，起坐不能，步履不收，脚腨酸肿，战栗，不能久立久坐，足指不能屈伸，目眩目痛，历节风，逆气，癫疾，寒疟。实则鼽窒，头背痛，泻之；虚则鼽衄，补之。

附阳，外踝上三寸，太阳前、少阳后，筋骨之间，阳蹻脉郄。《素注》：针六分，留七呼，灸三壮。《明堂》：灸五壮。主霍乱转筋，腰痛不能久立，坐不能起，髀枢股胻痛，痿厥，风痹不仁，头重颔痛，时有寒热，四肢不举。

昆仑，足外踝后、跟骨上陷中，细脉动应手。足太阳膀胱脉所行为经火。《素注》：针五分，留十呼。《铜人》：针三分，灸三壮，妊妇刺之落胎。主腰尻脚气，足腨肿不得履地，鼽衄，胭如结，踝如裂，头痛，肩背拘急，咳喘满，腰脊内引痛，伛偻，阴肿痛，目眩，目痛如脱，疟多汗，心痛与背相接，妇人字难，包衣不出，小儿发痫瘈疭。

东垣曰：《针经》云上气不足，脑为之不满，耳为之苦鸣，头为之倾，目为之瞑；中气不足，溲便为之变，肠为之苦鸣；下气不足，则为痿厥心悗，补足外踝，留之。

仆参（一名安邪），足跟骨下陷中，拱足得之。阳蹻之本。《铜人》：针三分，灸七壮。《明堂》：三壮。主足痿，失履不收，足跟痛，不得履地，霍乱转筋，吐逆，尸厥，癫痫，狂言见鬼，脚气膝肿。

申脉（即阳蹻），外踝下五分陷中，容爪甲白肉际。阳蹻脉所出。《铜人》：针三分。《素注》：留七呼，灸三壮。《甲乙》：七呼。《刺腰痛篇》注：留七呼。主风眩，腰脚痛，胻酸不能久立，如在舟中，劳极，冷气逆气，腰髋冷痹，脚膝屈伸难，妇人血气痛。

洁古曰：痫病昼发，灸阳蹻。

金门（一名梁关），外踝下，申脉下一寸。足太阳郄，阳维别属。《铜人》：针一分，灸三壮。主霍乱转筋，尸厥癫痫，暴疝，膝胻酸，身战不能久立，小儿张口摇头，身反折。

京骨，足外侧大骨下，赤白肉际陷中，按而得之，小指本节后大骨名京骨，其穴在骨下。足太阳脉所过为原。膀胱虚实皆拔之。《铜人》：针三分，留七呼，灸七壮。《明堂》：五壮。《素注》：三壮。主头痛如破，腰痛不可屈伸，身后痛，身侧痛，目内眦赤烂，白翳夹内眦起，目反白，目眩，发疟寒热，喜惊，不欲食，筋挛，足胻痛，髀枢痛，颈项强，腰背不可俯仰，伛偻，鼻衄不止，心痛。

束骨，足小指外侧本节后，赤白肉际陷中。足太阳脉所注为俞木。膀胱实，泻之。《铜人》：灸三壮，针三分，留三呼。主腰脊痛如折，髀不可曲，腘如结，腨如裂，耳聋，恶风寒，头囟项痛，目眩身热，目黄泪出，肌肉动，项强不可回顾，目内眦赤烂，肠澼，泄，痔，疟，癫狂，发背痈疽，背生疔疮。

通谷，足小指外侧本节前陷中。足太阳脉所溜为荥水。《铜人》：针二分，留五呼，灸三壮。主头重目眩，善惊，引鼽衄，项痛，目眊眊，留饮胸满，食不化，失欠。

东垣曰：胃气下溜，五脏气乱，在于头，取天柱、大杼；不知，深取通谷、束骨。

至阴，足小指外侧，去爪甲角如韭叶。足太阳脉所出为井金。膀胱虚，补之。《铜人》：针二分，灸三壮。《素注》：针一分，留五呼。主目生翳，鼻塞头重，风寒从足小指起，脉痹上下带胸胁痛无常处，转筋，寒疟，汗不出，烦心，足下热，小便不利，失精，目痛，大眦痛。太阳，《根结篇》云：太阳根于至阴，结于命门；命门者，目也。

**肾脏** 肾有两枚，重一斤一两，状如石，而附著于脊之十四椎，当胃下两旁。

北方黑色，入通于肾，开窍于二阴，藏精于肾，故病在溪。其味咸，其类水，其畜彘，其应四时，上为辰星，是以知病之在骨也。其音羽，其数六，其臭腐，其液唾，其色黑。

北方生寒，寒生水，水生咸，咸生肾，肾生骨髓，骨髓生肝，肾生耳。其在天为寒，在地为水，在体为骨，在脏为肾，在色为黑，在音为羽，在声为呻，在变动为栗，在窍为耳，在味为咸，在志为恐。恐伤肾，思胜恐,寒伤血,湿胜寒。

足少阴肾经

肾者,作强之官,伎巧出焉。

肾者,主蛰,封藏之本,精之处也。其华在发,其充在骨,为阴中之少阴,通于冬气。

肾之合骨也,其荣发也,其主脾也。(《内经》)

脏各有一,肾独有两者何也? 然,两者非皆肾也,其左者为肾,右者为命门;命门者,谓精神之所舍,原气之所系也,男子以藏精,女子以系胞,故知肾有二也。

程可久曰:北方常配二物,故《易》惟坎加习,于物为龟为蛇,于方为朔为北,于太玄为玄为冥。滑氏曰:肾虽有左右命门之分,其气相通,实皆肾也。合而观之,谓之五脏五腑可也,六脏六腑亦可也。

七节之旁,中有小心。

心为火,肾为相火,故曰小心,七节自尾骶数上。又:心胞络为肾之配。

肾气通于耳,耳和则知五音矣。

肾气虚,则梦见舟船溺人;得其时,则梦伏水中,若有所畏恐。

肾色黑,欲如重漆色,不欲如炭色。

肾气绝,即骨枯。少阴者,冬脉也,伏行而温于骨髓。骨髓不温则肉不著骨,骨肉不相亲即肉濡而却。故齿长而枯,发无润泽,骨先死,戊日笃,己日死。《原病式》曰:《仙经》云先生左肾则为男,先生右肾则为女。丹溪曰:钱仲阳云肾有补无泻;又曰:主诸脏者肾也,施疏泄者肝也,二脏皆有火,而其系上属于心,心者君火也,为物所感,则易动,心动则相火翕然而随,虽不交会,亦暗流而疏泄矣。又曰:火有二,曰君火,曰相火。以名而言,形质相生,配于五脏,故谓之君;以位而言,守位禀命,故谓之相。人有此生而恒于动者,以相火助之也。见于天者,出于龙雷,则木之气,出于海;则水之气,具于人者,寄于肝肾。肝属木而肾属水,人非此火不能以有生。天之火出于木而本于地,故雷非蛰,海非附于地,则不能鸣,不能飞,不能波也。鸣也、飞也、波也,动而主火者也。肝肾之阴,悉具相火,人而同乎天也。

王节斋曰:古方滋补药,皆兼补右尺命门相火(如八味丸之类)。不知左肾原虚,右肾原旺,若两肾平补,依旧火胜于水,只补其左制其右(钱氏六味地黄丸,丹溪虎潜、补阴之类),庶得水火相平也。

## 足少阴经脉穴

足少阴之脉,起于小指之下,斜趋足心。

趋,向也。足少阴起小指之下,斜趋足心之涌泉。

出然谷之下,循内踝之后,别入跟中,上腨内,出腘内廉。

跟,足根也。由涌泉转出足内踝然谷穴下,循内踝太溪穴,别入跟中之大钟、照海、水泉,乃折自大钟之外,上循内踝,行厥阴、太阴之后,经复溜、交信,过三阴交,上腨内,循筑宾出腘内廉,抵阴谷也。

上股内后廉,贯脊,属肾,络膀胱。

由阴谷上股内后廉,贯脊,会于脊之长强

穴，还出于前，循横骨、大赫、气穴、四满、中注、肓俞；当肓俞之所，脐之左右，属肾，下脐过关元、中极而络膀胱也。

其直行者，从肾上贯肝膈，入肺中，循喉咙，夹舌本。

直行者，从肓俞属肾处上行，循商曲、石关、阴都、通谷诸穴，贯肝，上循幽门，上膈，历步廊入肺中，循神封、灵墟、神藏、彧中、俞府而上循喉咙，并人迎，夹舌本而终也。

其支者，从肺出络心，注胸中。

两乳间为胸。支者，自神藏别出，绕心，注胸之膻中，以交于手厥阴也。

此经多血少气。酉时气血注此。受足太阳之交。凡二十七穴，左右共五十四穴。刺深二分，留二呼。

涌泉（一名地冲），足心陷中，屈足卷指宛宛中，跪取之。足少阴脉所出为井木。实则泻之。《铜人》：针五分，无令出血，灸三壮。《明堂》：灸不及针。《素注》：刺三分，留三呼。主尸厥，面黑如炭色，咳吐有血，喝而喘，坐欲起，目䀮䀮无所见，善恐，惕惕如人将捕之，舌干咽肿，上气嗌干，烦心心痛，黄疸肠澼，股内后廉痛，痿厥，嗜卧，善悲欠，小腹急痛，泄而下重，足胫寒而逆，腰痛，大便难，心中结热，风疹，风痫，心病饥不嗜食，咳嗽身热，喉闭，舌急失音，卒心痛，喉痹，胸胁满闷，头痛目眩，五指端尽痛，足不践地，足下热，男子如蛊，女子如娠，妇人无子，转胞不得尿。《千金翼》云：主喜喘，脊胁相引，忽忽喜忘，阴痹，腹胀，腰痛不欲食，喘逆，足下清至膝，咽中痛不可纳食，喑不能言，小便不利，小腹痛，风入肠中，癫病，夹脐痛急，衄不止，五疝，热病先腰酸，喜渴数引饮，身项而寒且酸，足热不欲言，头痛癫癫然，少气，寒厥，霍乱转筋，肾积贲豚。

汉·济北王阿母，病患热厥，足热，淳于意刺足心立愈。

然谷（一名龙渊），足内踝前起大骨下陷中；一云：内踝前直下一寸。足少阴脉所溜为荥火。《铜人》：灸三壮，针三分，留三呼，不宜见血，令人立饥欲食。刺足下布络，中脉，血不出为肿。

主咽内肿，不能内唾，时不能出唾，心恐惧，如人将捕，涎出，喘呼少气，足跗肿，不得履地，寒疝，小腹胀，上抢胸胁，咳唾血，喉痹，淋沥白浊，脐酸不能久立，足一寒一热，舌纵，烦满消渴，自汗，盗汗出，痿厥，洞泄，心痛如锥刺，坠堕恶血留内腹中，男子精泄，妇人无子，阴挺出，月事不调，阴痒，初生小儿，脐风口噤。

太溪（一名吕细），足内踝后，跟骨上动脉陷中。男子、妇人病，有此脉则生，无则死。足少阴肾脉所注为俞土。《素注》：针三分，留七呼，灸三壮。主久疟咳逆，心痛如锥刺，心脉沉，手足寒至节，喘息，呕吐，痰实，口中如胶，善噫，寒疝，热病汗不出，默默嗜卧，溺黄，消瘅，大便难，咽肿唾血，痃癖寒热，咳嗽不嗜食，腹胁痛，瘦瘠，伤寒手足厥冷。

东垣曰：成痿者，以导湿热，引胃气出行阳道，不令湿土克肾水，其穴在太溪。

大钟，足跟后踵中，大骨上两筋间。足少阴络，别走太阳。《铜人》：灸三壮，针二分，留七呼。《素注》：留三呼。主呕吐，胸胀喘息，腹满便难，腰脊痛，少气，淋沥，洒淅，腹脊强，嗜卧，口中热，多寒，欲闭户而处，少气不足，舌干，咽中食噎不得下，善惊恐不乐，喉中鸣，咳唾气逆，烦闷。实则闭癃，泻之；虚则腰痛，补之。

照海，足内踝下。阴跷脉所生。《素注》：针四分，留六呼，灸三壮。《铜人》：针三分，灸七壮。《明堂》：灸三壮。主咽干，心悲不乐，四肢懈惰，久疟，卒疝，呕吐，嗜卧，大风默默不知所痛，视如见星，小腹痛，妇女经逆，四肢淫泺，阴暴跳起或痒，漉清汁，小腹偏痛，淋，阴茎挺出，月水不调。

洁古曰：痫病夜发，灸阴跷，照海穴也。

水泉，太溪下一寸，内踝下。少阴郄。《铜人》：灸五壮，针四分。主目䀮䀮不能远视，女子月事不来，来即心下多闷痛，阴挺出，小便淋沥，腹中痛。

复溜（一名昌阳，一名伏白），足内踝上二筋骨陷中，前旁骨是复溜，后旁筋是交信，二穴止隔一条筋。足少阴脉所行为经金。肾虚补之。《素注》：针三分，留七呼，灸五壮。《明堂》：七壮。

主肠澼,腰脊骨引痛,不得俯仰起坐,目视䀮䀮,善怒,多言,舌干胃热,虫动涎出,足痿不收履,脐寒不自温,腹中雷鸣,腹胀如鼓,四肢肿,五种水病青赤黄白黑,青取井、赤取荥、黄取俞、白取经、黑取合,血痔,泄后重,五淋,血淋,小便如散火,骨寒热,盗汗,汗注不止,龋齿,脉微细不见,或时无脉。

交信,足内踝骨上二寸,少阴前,太阴后廉筋骨间。阴跷之郄。《铜人》:针四分,留十呼,灸三壮。《素注》:留五呼。主气淋㿉疝,阴急,阴汗,泻痢赤白,气热㿉,股枢髀内痛,大小便难,淋,女子漏血不止,阴挺出,月水不来,小腹偏痛,四肢淫泺,盗汗出。

筑宾,内踝上五寸腨分中。阴维之郄。《铜人》:针四分,留五呼,灸三壮。《素注》:刺三分,灸五壮。主㿉疝,胎疝,癫疾狂易,妄言怒骂,吐舌,呕吐涎沫,足腨痛。

阴谷,膝下内辅骨后,大筋下,小筋上,按之应手,屈膝乃得之。足少阴脉所入为合水。《铜人》:针四分,灸三壮。主膝痛如锥,不得屈伸,舌纵涎下,烦逆,溺难,小便急引阴痛,阴痿,股内廉痛,妇人漏下不止,腹胀满不得息,小便黄,男子如蛊,女子如娠。

横骨,大赫下一寸,肓俞下五寸,阴上横骨中,宛曲如仰月中央,去腹中行各一寸半,《素注》:去中行一寸。足少阴、冲脉之会。《铜人》:灸三壮。《素注》:针一寸,灸五壮。主淋,小便不通,阴器下纵引痛,小腹满,目赤痛从内眦始,五脏虚竭失精。

大赫(一名阴维,一名阴关),气穴下一寸,去腹中行各一寸半,《素注》:一寸。足少阴、冲脉之会。《铜人》:灸五壮,针三分。《素注》:针一寸,灸三壮。主虚劳失精,阴痿精溢,阴上缩,茎中痛,目赤痛从内眦始,妇人赤沃。

气穴,四满下一寸,去腹中行两旁各一寸半。足少阴、冲脉之会。《铜人》:灸五壮,针三分。《素注》:针一寸,灸五壮。主贲豚,气上下引脊痛,泄利不止,目赤痛从内眦始,妇人月事不调。

四满(一名髓中),中注下一寸,气穴上一寸,去腹中行各一寸半。足少阴脉、冲脉之会。《铜人》:针三分,灸三壮。主积聚疝瘕,肠澼,大肠有水,脐下切痛,振寒,目内眦赤痛,妇人月水不调,恶血疝痛,奔豚上下,无子。

中注,肓俞下一寸,去腹中行各一寸半。足少阴、冲脉之会。《铜人》:针一分①,灸五壮。主小腹有热,大便坚燥不利,泄气上下引腰脊痛,目内眦赤痛,女子月事不调。

肓俞,商曲下一寸,去脐中五分,《素注》:一寸。足少阴、冲脉之会。《铜人》:针一寸,灸五壮。主腹切痛,寒疝,大便燥,腹满响响然不便,心下有寒,目赤痛从内眦始。

按:诸家俱以疝主于肾,故足少阴经髎穴多兼治疝,丹溪以疝本肝经,与肾绝无相干,足以正千古之讹。

商曲,石关下一寸,去腹中行各五分,《素注》:一寸。足少阴、冲脉之会。《铜人》:针一寸,灸五壮。主腹痛,腹中积聚,时切痛,肠中痛,不嗜食,目赤痛从内眦始。

石关,阴都下一寸,去腹中行各五分,《素注》:一寸。足少阴、冲脉之会。《铜人》:针一寸,灸三壮。主哕噫呕逆,腹痛,气淋,小便黄,大便不通,心下坚满,脊强不利,多唾,目赤痛从内眦始,妇人子脏有恶血,血上冲腹,痛不可忍。

阴都(一名食官),通谷下一寸,夹胃脘两边相去五分,《素注》:一寸。足少阴、冲脉之会。《铜人》:针三分,灸三壮。主心满逆气,肠鸣,肺胀气抢,胁下热痛,目赤痛从内眦始。

通谷,幽门下一寸,夹上脘两旁相去五分,《素注》:一寸。足少阴、冲脉之会。《铜人》:针五分,灸五壮。《明堂》:灸三壮。主失欠口㖞,食饮善呕,暴暗不能言,结积留饮,痃癖胸满,食不化,心恍惚,喜呕,目赤痛从内眦始。

幽门,夹巨阙两旁各五分陷中。《明堂》云:巨阙旁一寸五分。《千金》云:夹巨阙一寸(按:幽门,当在足阳明胃经、任脉二脉之中)。冲脉所会。《铜人》:针一寸,灸五壮。主小腹胀满,呕吐涎沫,喜唾,烦闷胸痛,胸中满,不嗜食,逆气咳,健

---

① 一分:当据《资生经》卷一作"一寸"。

忘,泄利脓血,目赤痛从内眦始,女子心腹逆气。

步廊,神封下一寸六分陷中,去胸中行二寸,仰而取之。《素注》:针四分。《铜人》:针三分,灸五壮。主胸胁支满痛引胸,鼻塞不通不得息,呼吸少气,咳逆,呕吐,不嗜食,不得举臂。

神封,灵墟下一寸六分陷中,胸中行各开二寸。《素注》:针四分。《铜人》:针三分,灸五壮。主胸满不得息,咳逆,呕吐,乳痈寒热。

灵墟,神藏下一寸六分陷中,去中行各开二寸。《素注》:针四分。《铜人》:针三分,灸五壮。主胸胁支满痛引胸,不得息,咳逆,呕吐,胸满不嗜食。

神藏,彧中下一寸六分陷中,去胸中行二寸。《铜人》:灸五壮,针三分。《素注》:四分。主呕吐,咳逆,喘不得息,胸满不嗜食。

彧中,俞府下一寸六分,去胸中行二寸,仰而取之。《铜人》:针四分,灸五壮。《明堂》:灸三壮。主咳逆喘息不能食,胸胁支满,涎出多唾。

俞府,巨骨下璇玑旁二寸陷中,仰而取之。《素注》:针四分。《铜人》:针三分,灸五壮。《下经》:灸三壮。主咳逆上气,呕吐,喘嗽,腹胀不下食饮,胸中痛。

按:钱氏于肾有补无泻,故于药亦止制补肾地黄丸,而无泻肾药也。

**心包络**(右肾之配) 心包络,在心下,横膜之上,竖膜之下,与横膜相粘,而黄脂裹者心也,其脂膜之外,有细筋膜如丝,与心肺相连者,心包也。

滑氏云:手厥阴心主又曰心包何也?曰:君火以名,相火以位,手厥阴代君火行事,以用而言,故曰手厥阴心主;以经而言,曰心包络,一经而二名,实相火也。

## 手厥阴经脉穴

手厥阴之脉,起于胸中,出属心包,下膈,历络三焦。

手厥阴受足少阴之交,起于胸中,出属心包,由是下膈,历络于三焦之上脘、中脘,及脐下一寸下焦之分也。

其支者,循胸出胁,下腋三寸,上抵腋下,下循臑内,行太阴、少阴之间,入肘中。

胁上际为腋。自属心包上循胸出胁,下腋三寸天池穴,上行抵腋下,下循臑内之天泉穴,以介手太阴、少阴两经之中间,入肘中之曲泽也。

手厥阴心包络经

下臂行两筋之间,入掌中,循中指出其端。

由肘中下臂,行臂两筋之间,循郄门、间使、内关、大陵入掌中劳宫穴,循中指出其端之中冲云。

其支别者,从掌中循小指次指出其端。

小指次指,无名指也。自小指而逆数之,则为次指。云其支别者,自掌中劳宫穴别行,循小指次指出其端,而交于手少阳也。

此经多血少气。戌时气血注此。受足少阴之交。凡九穴，左右共一十八穴。

天池（一名天会），腋下三寸，乳后一寸，著胁直腋撅肋间。手足厥阴、少阳之会。《铜人》：灸三壮，针二分。《甲乙》：针七分。主胸中有声，胸膈烦满，热病汗不出，头痛，四肢不举，腋下肿，上气，寒热痎疟。

天泉（一名天湿），曲腋下二寸，举臂取之。《铜人》：针六分，灸三壮。主目䀮䀮不明，恶风寒，心病，胸胁支满，咳逆，膺背胛臂内廉痛。

曲泽，肘内廉下陷中，屈肘得之。心包络脉所入为合水。《铜人》：灸三壮，针三分，留七呼。主心痛善惊，身热烦渴，口干，逆气呕涎血，心下澹澹，身热风胗，臂肘手腕善摇动，头清汗出不过肩，伤寒，逆气呕吐。

郄门，掌后去腕五寸。手厥阴心包络脉郄。《铜人》：针三分，灸五壮。主呕血衄血，心痛呕哕，惊恐畏人，神气不足。

间使，掌后三寸，两筋间陷中。心包络脉所行为经金。《素注》：针六分，留七呼。《铜人》：针三分，灸五壮。《明堂》：七壮。《甲乙》：三壮。主伤寒结胸，心悬如饥，卒狂，胸中澹澹，恶风寒，呕沫怵惕，寒中少气，掌中热，腋肿肘挛，卒心痛，多惊，中风气塞，涎上昏危，喑不得语，咽中如梗，鬼邪，霍乱干呕，妇人月水不调，血结成块，小儿客忤。

内关，掌后去腕二寸两筋间，与外关相对。手心主之络，别走少阳。《铜人》：针五分，灸三壮。主手中风热，失志，心痛，目赤，支满肘挛。实则心暴痛，泻之；虚则头强，补之。

大陵，掌后骨下，两筋间陷中。手厥阴心包络脉所注为俞土。心包络实，泻之。《铜人》：针五分。《素注》：针六分，留七呼，灸三壮。主热病汗不出，手心热，肘臂挛痛，腋肿，善笑不休，烦心，心悬若饥，心痛掌热。喜悲泣惊恐，目赤目黄，小便如血，呕哕无度，狂言不乐，喉痹口干，身热头痛，短气，胸胁痛，疮疥疥癣。

东垣曰：胃气下溜，五脏气乱，在于心者，取之心主之俞大陵，同精导气，以复其本位。

劳宫（一名五里，一名掌中），掌中央动脉。《铜人》：屈无名指取之。《资生》：屈中指取之。滑氏云：以今观之，屈中指、无名指两者之间取之为允。心包络脉所溜为荥火。《素注》：针三分，留六呼。《铜人》：灸三壮。《明堂》：针二分，得气即泻，只一度，针过两度，令人虚；禁灸，灸令人息肉日加。主中风，善悲笑不休，手痹，热病数日汗不出，怵惕，胁痛不可转侧，大小便血，衄血不止，气逆呕哕，烦渴，食饮不下，大小人口中腥臭，口疮，胸胁支满，黄疸目黄，小儿龈烂。

中冲，手中指端，去爪甲角如韭叶陷中。心包络脉所出为井木，心包络虚，补之。《铜人》：针一分，留三呼。《明堂》：灸一壮。主热病烦闷，汗不出，掌中热，身如火，心痛烦满，舌强。

### 三焦（右尺命门之腑）

三焦者，水谷之道路，气之所终始也。上焦者，在心下下膈，在胃上口，主内而不出，其治在膻中，玉堂下一寸六分，两乳间陷者中是也；中焦者，在胃中脘，不上不下，主腐熟水谷，其治在脐旁；下焦者，当膀胱上口，主分别清浊，主内而出以传道，其治在脐下一寸，故名三焦。

三焦者，决渎之官，水道出焉。

滑氏曰：三焦，相火也，火能腐熟水谷，万物焦从火，火亦腐物之气，命名取义，或有在于此欤！三焦有名无形。又曰：三焦者，于膈腹脂膏之内，五脏六腑之隙，水谷流化之关，其气融会于其间，薰蒸膈膜，发达皮肤分肉，运行四旁。曰：上、中、下，各随其所属部分而名之，实元气之别使也。是故虽无其形，倚内外之形而得名；虽无其实，合内外之实而为位者也。

《三因方》云：古人谓左为肾脏，其腑膀胱；右为命门，其腑三焦。三焦者，有脂膜如手大，正与膀胱相对，有二白脉自中出，夹脊而上贯于脑。所以经云男子藏精，女子系胞。以此推之，三焦当如此说，有形可见为是，扁鹊乃云：三焦有位无形，而叔和辈失其旨意，遽云无状有名，俾后学承谬不已，且名以召实，无实奚名？果无其形，尚何藏精系胞为哉？其所谓三焦者，何也？上焦在膻中，内应心；中焦在中脘，内应脾；

下焦在脐下，即肾间动气，分布人身，有上中下之异，方人湛寂，欲想不兴，则精气散在三焦，荣华百脉，及其想念一起，欲火炽然，翕撮三焦精气流溢，并于命门输泻而去，故号此府为三焦耳。世承叔和之弊而不悟，可为长太息也！初甚异其说，及为齐从事（以下医说，载之《龙川志》），有一举子徐遁者，石守道之婿也，少尝医疗病，有精思，曰：齐尝大饥，群丐相脔而食。有一人皮肉尽而骨脉全者，视其五脏，见右肾之下，有脂膜如手大者，正与膀胱相对，有二白脉，自其中出，夹脊而上贯脑，意此则导引家所谓夹脊双关者，而不悟脂膜如手大者之为三焦也。所见默合，可以证古人之谬。

丹溪、朱氏曰：三焦以焦，而下焦司肝、肾之分，皆阴而主乎下者也。天非此火不能以生物，人非此火不能以有生。

## 手少阳经脉穴

手少阳之脉，起于小指次指之端，上出次指之间，循手表腕，出臂外两骨之间，上贯肘。

臂骨尽处为腕，臑尽处为肘。手少阳起小指次指之端关冲穴，上出次指之间，历液门、中渚，循手表腕之阳池，出臂外两骨之间，循外关、支沟、会宗、三阳络、四渎，乃上贯肘，抵天井穴也。

循臑外上肩，交出足少阳之后，入缺盆，交膻中，散络心包，下膈，循属三焦。

肩肘之间，髀下对腋处为臑。从天井上行，循臂臑之外，历清冷渊、消泺，行太阳之里、阳明之外，上肩，循臂臑会、肩髎、天髎，交出足少阳之后，过秉风、肩井，下入缺盆，复由足阳明之外，而交会于膻中，散布络绕于心包，乃下膈，当胃上口以属上焦，于中脘以属中焦，于阴交以属下焦也。

其支者，从膻中上出缺盆，上项系耳后直上，出耳上角，以屈下颊至𬱟。

脑户后为项，目下为𬱟。其支者，从膻中而上出缺盆之外，上项过大椎，循天牖，上耳后，经翳风、瘛脉、颅息，直上出耳上角，至角孙，过悬

厘、颔厌，及过阳白、睛明，屈曲下耳颊，至𬱟，会颧髎之分也。

手少阳三焦经

其支者，从耳后入耳中，却出，至目锐眦。

此支从耳后翳风穴入耳中，过听宫，历耳门、和髎，却出至目锐眦，会瞳子髎，循丝竹空而交于足少阳也。

此经多血少气。亥时气血注此。受手厥阴之交。凡二十三穴，左右共四十六穴。

关冲，手小指次指之端，去爪甲角如韭叶。手少阳三焦脉所出为井金。《铜人》：针一分，留三呼，灸一壮。《素注》：三壮。主喉痹喉闭，舌卷口干，头痛，霍乱，胸中气噎，不嗜食，臂肘痛不可举，目生翳膜，视物不明。

液门，手小指次指间陷中，握拳取之。手少阳三焦脉所溜为荥水。《素问》、《铜人》：针二分，留二呼，灸三壮。主惊悸妄言，咽外肿，寒厥，手臂痛不能自上下，痎疟寒热，目赤涩，头

痛,暴得耳聋,齿龈痛。

中渚,手小指次指本节后间陷中,在腋门下一寸。手少阳三焦脉所注为俞木。三焦虚,补之。《素注》:针二分,留三呼。《铜人》:灸三壮,针三分。《明堂》:灸二壮。主热病汗不出,目眩头痛,耳聋,目生翳膜,久疟,咽肿,肘臂痛,手五指不得屈伸。

阳池(一名别阳),手表腕上陷中,从指本节直摸下至腕中心。手少阳三焦脉所过为原。三焦虚实皆拔之。《素注》:针二分,留六呼,灸三壮。《铜人》:禁灸。《指微》云:针透抵大陵穴,不可破皮,不可摇手,恐伤针转曲。主消渴,口干烦闷,寒热疟,或因折伤手腕,捉物不得,肩臂痛不得举。

外关,腕后二寸两筋间,阳池上一寸。手少阳络,别走心主。《铜人》:针三分,留七呼,灸二壮。《明堂》:三壮。主耳聋浑浑焞焞无闻,五指尽痛,不能握物。实则肘挛,泻之;虚则不收,补之。

支沟(一名飞虎),腕后臂外三寸两骨间陷中。手少阳脉所行为经火。《铜人》:针三分,灸二七壮。《明堂》:五壮。《素注》:针二分,留七呼。灸三壮。主热病汗不出,肩臂酸重,胁腋痛,四肢不举,霍乱呕吐,口噤不开,暴喑不能言,心闷不已,卒心痛,鬼击,伤寒结胸,痃疟疥癣,妇人妊脉不通,产后血晕,不省人事。

会宗,腕后三寸,空中一寸。《铜人》:灸七壮。《明堂》:五壮,禁针[1]。主五痫,肌肤痛,耳聋。

三阳络(一名通门),臂上大交脉,支沟上一寸。《铜人》:灸七壮。《明堂》:五壮,禁针。主暴喑哑,耳聋,嗜卧,四肢不欲动摇。

四渎,在肘前五寸,外廉陷中。《铜人》:针六分,留七呼,灸三壮。主暴气耳聋,下齿龋痛。

天井,肘外大骨后,肘上一寸,辅骨上两筋叉骨罅中,屈肘拱胸取之。甄权云:曲肘后一寸,叉手按膝头,取之两筋骨罅中。手少阳三焦脉所入为合土。三焦实,泻之。《素注》:针一寸,留七呼。《铜人》:灸三壮(《明堂》:五壮),针三分。主心胸痛,咳嗽上气,短气不得语,唾

脓,不嗜食,寒热凄凄不得卧,惊悸,瘈疭癫疾,羊痫,风痹,耳聋嗌肿,喉痹汗出,目锐眦痛,颊肿痛,耳后臑臂肘痛,捉物不得,嗜卧,扑伤腰髋疼,振寒,颈项痛,大风默默不知所痛,悲伤不乐,脚气上攻。

清冷渊,肘上二寸,伸肘举臂取之。《铜人》:针三分,灸三壮。主肩痹痛,臂臑不能举,不能带衣。

消泺,肩下臂外间,腋斜肘分下。《铜人》:针一分,灸三壮。《明堂》:针六分。《素注》:针五分。主风痹颈项强急,肿痛寒热,头痛,癫疾。

臑会(一名臑交),肩前廉,去肩头三寸宛宛中。手少阳、阳维之会。《素注》:针五分,灸五壮。《铜人》:针七分,留三呼,得气即泻,灸七壮。臂痛酸无力,痛不能举,寒热,肩肿引胛中痛,项瘿气瘤。

肩髎,肩端臑上陷中,斜举臂取之。《铜人》:针七分,灸三壮。《明堂》:五壮。主臂痛肩重不能举。

天髎,肩缺盆中,上毖骨际陷中央,须缺盆陷处,上有空,起肉上是穴。手足少阳、阳维之会。《铜人》:针八分,灸三壮,当缺盆陷上,突起肉上针之。若误针陷处,伤人五脏气。令人卒死。主胸中烦闷,肩臂酸疼,缺盆中痛,汗不出,胸中烦满,颈项急,寒热。

天牖,颈大筋外,缺盆上,天容后,天柱前,完骨下,发际上。《铜人》:针一寸,留七呼,不宜补,不宜灸。灸即令人面肿眼合,先取譩譆,后取天容、天池即瘥,若不针譩譆即难疗。《明堂》:针五分,得气即泻,泻尽更留三呼,泻三吸,不宜补。《素注》、《下经》:灸三壮。《资生》云:宜灸一壮、三壮。主暴聋气,目不明,耳不聪,夜梦颠倒,面青黄无颜色,头风面肿,项强不得回顾,目中痛。

翳风,耳后尖角陷中,按之引耳中痛。《针经》:先以铜钱二十文,令患人咬之,寻取

---

[1] 《铜人》灸七壮,《明堂》五壮,禁针:此乃误抄"三阳络"刺灸法,当删,并据《资生经》卷一补"《铜人》针三分,灸三壮"句。

穴中。手足少阳之会。《素注》：针三分。《铜人》：针七分，灸七壮。《明堂》：三壮。刺灸俱令人咬钱，令口开。主耳鸣耳聋，口眼㖞斜，脱颔颊肿，口噤不开，不能言，口吃，牙车急，小儿喜欠。

瘛脉（一名资脉），耳本后鸡足青络脉。《铜人》：刺出血，如豆汁，不宜多出。针一分，灸三壮。主头风耳鸣，小儿惊痫瘛疭，呕吐，泄利无时，惊恐，眵𥉂目不明。

颅息，耳后间青络脉中。《铜人》：灸七壮，禁针。《明堂》：灸三壮，针一分，不得多出血，多出血杀人。主耳鸣痛，喘息，小儿呕吐涎沫，瘛疭发痫，胸胁相引，身热头痛，不得卧。

角孙，耳廓中间上，发际下，开口有空。手太阳、手足少阳之会。《铜人》：灸三壮。《明堂》：针八分。主目生翳肤，齿龈肿，唇吻强，齿牙不能嚼物，龋齿，头项强。

耳门，耳前起肉，当耳缺者陷中。《铜人》：针三分，留三呼，灸三壮。《下经》：禁灸，有病，灸不过三壮。主耳鸣如蝉声，聤耳脓汁出，耳生疮，齿龋，唇吻强。

和髎，耳前锐发下横动脉。手足少阳、手太阳三脉之会。《铜人》：针七分，灸三壮。主头重痛，牙车引急，颈颔肿，耳中嘈嘈，鼻涕，面风寒，鼻准上肿，痈痛，招摇视瞻，瘛疭，口㖞。

丝竹空（一名目髎），眉后陷中。手足少阳脉气所发。《素注》：针三分，留六呼。《铜人》：禁灸，灸之不幸使人目小及盲。针三分，留三呼，宜泻不宜补。主目眩头痛，目赤，视物昩昩不明，恶风寒，风痫，目戴上，不识人，眼睫倒毛，发狂，吐涎沫，发即无时，偏正头痛。

**胆脏** 胆重三两三铢，长三寸，在肝之短叶间，盛精汁三合。

胆者，中正之官，喜乐出焉。

胆为清净之府。

诸府皆传秽浊，独胆无所传道，故曰清净。胆汁减，则目昏。又吐伤胆倒，则视物倒置。

胆为青肠。

足少阳胆经

## 足少阳经脉穴

足少阳之脉，起于目锐眦，上抵角，下耳后。

足少阳经，起目锐眦之瞳子髎，于是循听会、客主人，上抵头角，循颔厌，下悬颅、悬厘；由悬厘外循耳，上发际，至曲鬓、率谷；由率谷外折，下耳后，循天冲、浮白、窍阴、完骨；又自完骨外折，循本神，过曲差，下至阳白，会睛明；复从睛明上行，循临泣、目窗、正营、承灵、脑空、风池穴。

此经头部自瞳子髎至风池，凡二十穴，作三折，向外而行，始瞳子髎至完骨是一折；又自完骨外折上至阳白，会睛明是一折；又自睛明上行，循临泣、风池是一折；缘其穴曲折外多，难为科牵，故此作一至二十次第该之，一瞳子髎，二听会，三客主人，四颔厌，五悬颅，六悬厘，七曲鬓，八率谷，九天冲，十浮白，十一窍阴，十二完骨，十三本神，十四阳白，十五临泣，十六目窗，十七正营，十八承灵，十九脑空，二十风池。

循颈行手少阳之前，至肩上，却交出手少阳之后，入缺盆。

自风池循颈，过天牖穴，行手少阳脉之前，下至肩，上循肩井，却左右交出手少阳之后，过大椎、大杼、秉风，当秉风前，入缺盆之外。

其支者，从耳后入耳中，走耳前，至目锐眦后（此一节即手三焦，交经同）。

其支者，从耳后颞颥间过翳风之分，入耳中，过听宫，出走耳前；复自听宫至目锐眦瞳子髎之分也。

窌，《广韵》作力嘲切，深空之貌，即穴隙之谓也，江西席横家针灸书中，诸髎字作窌，岂窌髎声相近而然，今悉改定，虽然所改有不尽者，亦不必苦求之也（此本注）。

其支者，别目锐眦下大迎，合于手少阳，抵于䪼，下加颊车，下颈，合缺盆，以下胸中，贯膈，络肝，属胆。

其支者，别自目外瞳子髎而下大迎，合手少阳于䪼，当颧髎之分，下临颊车，下颈，循本经之前，与前之入缺盆者相合，下胸中天池之外，贯膈，即期门之所络肝，下至日月之分，属于胆也。

循胁里，出气冲，绕毛际，横入髀厌中。

胁，肤也，腋下为胁。曲骨之分为毛际。毛际两旁动脉中为气冲。楗骨之下为髀厌，即髀枢也。自属胆处，循胁内章门之里，出气冲，绕毛际，遂横入髀厌中之环跳也。

其直者，从缺盆下腋，循胸过季胁，下合髀厌中，以下循髀阳，出膝外廉。

胁骨之下为季胁。此直者，从缺盆直下腋，循胸，历渊液、辄筋、日月穴，过季胁，循京门、带脉、五枢、维道、居髎，入上髎、中髎、长强而下，与前之入髀厌者相合，乃下循髀外，行太阳、阳明之间，历中渎、阳关，出膝外廉，抵阳陵泉也。

下外辅骨之前，直下抵绝骨之端，下出外踝之前，循足跗上，入小指次指之间。

胻外为辅骨，外踝以上为绝骨，足面为跗。自阳陵泉下外辅骨前，历阳交、外丘、光明，直下抵绝骨之端，循阳辅、悬钟而下，出外踝之前，至丘墟，循足面之临泣、五会、侠溪，乃上入小指次指之间，至窍阴而终也。

其支者，别跗上，入大指之间，循大指歧骨内，出其端，还贯入爪甲，出三毛。

足大指本节后为歧骨，大指爪甲后为三毛。其支者，自足跗上临泣穴，别行入大指，循歧骨内，出大指端，还贯入爪甲，出三毛，交于足厥阴也。

是经多气少血。子时气血注此。受手少阳之交。四十三穴，左右共八十六穴。刺深四分，留五呼。

瞳子髎（一名太阳，一名前关），目外去眦五分。手太阳、手足少阳三脉之会。《素注》：灸三壮，针三分。主目痒，翳膜白，青盲无见，远视䀮䀮，赤痛泪出多眵䁾，内眦痒，头痛喉闭。

听会，耳微前陷中，上关下一寸，动脉宛宛中，张口得之。《铜人》：针七分，留三呼，得气即泻，不须补，日灸五壮，止三七壮，十日后，依前报灸。《明堂》：针三分，灸三壮。主耳鸣耳聋，牙车脱臼，相离三寸，牙车急不得嚼物，齿痛恶寒，狂走瘈疭，恍惚不乐，中风口㖞斜，手足不随。

客主人（一名上关），耳前起骨上廉，开口有空，张口取之乃得。手足少阳、阳明之会。《铜人》：灸七壮，禁针。《明堂》：针一分，留之，得气即泻，日灸七壮至二百。《下经》：灸十壮。《素注》：刺三分，留七呼，灸三壮。《素问》：禁深刺，深则交脉破，为内漏耳聋，又欠而不得欶。主唇吻强，口眼偏邪，青盲，瞇目䀮䀮，恶风寒，牙齿龋，口噤，嚼物鸣痛，耳鸣耳聋，瘈疭沫出，寒热，痓引骨痛。

颔厌，曲周下，颞颥上廉。手足少阳、阳明之交会。《铜人》：灸三壮，针七分，留七呼，深刺令人耳聋。主偏头痛，头风目眩，惊痫，手拳，手腕痛，耳鸣，目无见，目外眦急，好嚏，颈痛，历节风汗出。

悬颅，曲周上，颞颥上廉。手足少阳、阳明

三脉之会。《铜人》：灸三壮，针三分，留三呼。《明堂》：针二分。《素注》：针七分，留七呼，刺深，令人耳无所闻。主头痛，牙齿痛，面肤赤肿，热病烦满，汗不出，头偏痛引目外眦赤，身热，鼻洞浊下不止，传为鼽，瞢瞑目。

悬厘，曲周上，颔颥下廉。手足少阳、阳明四脉之会。《铜人》：针三分，灸三壮。《素注》：针三分，留七呼。主面皮赤肿，头偏痛，烦心不欲食，中焦客热，热病汗不出，目锐眦赤痛。

曲鬓，在耳上发际曲隅陷中，鼓颔有空。足太阳、少阳之会。《铜人》：针三分，灸七壮。《明下》：灸三壮。主颔颊肿引牙车不得开，急痛，口噤不能言，颈项不得顾，脑两角痛为巅风，引目眇。

率谷，耳上，入发际寸半，陷者宛宛中，嚼而取之。足太阳、少阳之会。《铜人》：灸三壮，针三分。主痰气膈痛，脑两角强痛，头重，醉后酒风，皮肤肿，胃寒，烦闷呕吐。

天冲，耳后发际二寸，耳上如前三分。足少阳、太阳二脉之会。《铜人》：灸七壮。《素注》：三壮，针三分。主癫疾风痉，牙龈肿，善惊恐，头痛。

浮白，耳后入发际一寸。足太阳、少阳之会。《铜人》：针三分，灸七壮。《明堂》：灸三壮，针三分。主足不能行，耳聋耳鸣，齿痛，胸满不得息，胸痛，颈项瘿，痈肿不能言，肩臂不举，发寒热，喉痹，咳逆痰沫，耳鸣嘈嘈无所闻。

窍阴（一名枕骨），完骨上，枕骨下，动摇有空。足太阳、手足少阳之会。陈氏云：髓会绝骨，髓属肾主骨，于足少阳无所关，脑为髓海，脑有枕骨穴，则当会枕骨，绝骨误也。髓病治此。按：窍阴正足少阳经，不知陈氏何以云此？岂《素问》云枕骨二穴者，指督脉后顶、脑户，而王注误之欤？《铜人》：灸七壮。《甲乙》：灸五壮，针四分。《素注》：针三分，灸三壮。主四肢转筋，目痛，头项颔痛引耳嘈嘈，耳鸣无所闻，舌本出血，骨劳，痈疽发厉，手足烦热，汗不出，舌强胁痛，咳逆喉痹，口中恶苦。

完骨，耳后入发际四分。足太阳、少阳之会。《铜人》：针三分，灸七壮。《素注》：留七呼，灸三壮。《明堂》：针二分，灸依年为壮。主足痿失履不收，牙车急，颊肿，头面肿，颈项痛，头风，耳后痛，烦心，小便赤黄，喉痹齿龋，口眼㖞斜，癫疾。

本神，曲差旁一寸五分，直耳上，入发际四分。阳维脉所止。《铜人》：针三分，灸七壮。主惊痫吐涎沫，颈项强急痛，目眩，胸相引不得转侧，癫疾，呕吐涎沫，偏风。

阳白，眉上一寸，直瞳子。手足阳明、少阳、阳维五脉之会。《素注》：针三分。《铜人》：针二分，灸三壮。主瞳子痒痛，目上视，远视䀮䀮，昏夜无视，目痛目眵，背膂寒栗，重衣不得温。

临泣，目上，直入发际五分陷中，令患人正睛取穴。足太阳、少阳、阳维之会。主目眩，目生白翳，目泪，枕骨合颅痛，恶寒鼻塞，惊痫，反视，大风，目外眦痛，卒中风不识人。

目窗，临泣后一寸。足少阳、阳维之会。《铜人》：针三分，灸五壮。三度刺，令人目大明。主目赤痛，忽头旋，目䀮䀮远视不明，头面浮肿，头痛，寒热汗不出，恶寒。

正营，目窗后一寸。足少阳、阳维之会。《铜人》：灸五壮，针三分。主目眩瞑，头项偏痛，牙齿痛，唇吻急强，齿龋痛。

承灵，正营后一寸五分。足少阳、阳维之会。主脑风头痛，恶风寒，鼽衄鼻窒，喘息不利。

脑空（一名颞颥），承灵后一寸五分，侠玉枕骨下陷中。足少阳、阳维之会。《素注》：针四分。《铜人》：针五分，得气即泻，灸三壮。主劳疾羸瘦，体热，颈项强不得回顾，头重痛不可忍，目瞑心悸，发即为癫风，引目眇，鼻痛。

曹操患头风，发即心乱目眩，华佗针脑空立愈。

按《三国志》：曹操患头风，久不愈，后陈琳草檄，操见之喜，顿愈。盖喜则气舒，故头风解也。今医家所载不同，岂佗愈后复发而然欤？

风池，耳后颞颥后，脑空下，发际陷中，按之引于耳中。手足少阳、阳维之会。《素注》：针四分。《甲乙》：针三分。《铜人》：针七分，留三呼，灸三壮。《甲乙》：针一寸二分，患大风者，先补后泻，少可患者，以经取之，留五呼，泻七吸，灸不及针，日七壮，至百壮。主洒淅寒热，伤寒温病汗不出,目眩苦,偏正头痛,疟疾,颈项如拔,痛不得回顾,目泪出,欠气多,鼻衄衊,目内眦赤痛,气发耳塞,目不明,腰背俱疼,腰伛偻引颈筋无力不收,大风中风,气塞涎上不语,昏危,瘿气。

东垣曰:少阳头痛,风寒伤上,邪从外入,令人振寒,头痛,身痛,恶寒,治在风池、风府。

平安公患偏风,甄权针风池、肩髃、曲池、支沟、五枢、阳陵泉、巨虚下廉即差。

仲景曰:太阳病初服桂枝汤,反烦不解者,先刺风池、风府,却与桂枝汤则愈。

肩井(一名膊井),肩上陷中,缺盆上,大骨前一寸半,以三指按取,当中指下陷中。手足少阳、足阳明、阳维之会,连入五脏。《甲乙》:灸五壮。《素注》:针五分,若刺深,令人闷倒。如闷倒,速于三里下气补之,须臾苏。凡针肩井须补三里,否则防后卒中之患。《明堂》:针四分,先补后泻,不宜灸。妇人堕胎微损,手足弱者,针肩井立差,日灸七壮,止二百壮;《素注》:三壮。主中风气塞,涎上不语,肾虚腰痛,九漏,上气,短气,逆气,风劳百病,扑伤腰髋疼,头项痛,五劳七伤,颈项不得回顾,臂痛,两手不得向头,妇人产难,堕胎后,手足厥逆。

渊液(一名泉液),腋下三寸宛宛中,举臂得之。《铜人》:禁灸,灸之令人生肿蚀马疡,内溃者死。《明堂》:针三分。主寒热马疡。

辄筋①

日月②(一名神光,一名胆募),期门下五分陷中,第三肋端,横直蔽骨傍二寸五分,上直两乳,侧卧屈上足取之。胆之募,足太阳、少阳之会。《铜人》:灸五壮,针五分。《素注》:七分。主太息善悲,小腹热,欲走,多唾,言语不正,四肢不收,呕吐宿汁,吞酸。

京门(一名气俞,一名气府),监骨下,腰中季肋本夹脊。肾之募。《铜人》:灸三壮,针三分,留七呼。主肠鸣,小腹痛,肩背寒,痉,肩胛内廉痛,腰痛不得俯仰久立。

带脉,季肋下一寸八分陷中。足少阳、带脉二脉之会。《铜人》:针六分,灸五壮。《明堂》:灸七壮。主腰腹纵,溶溶如囊水之状,妇人小腹痛,里急后重,瘕疝,月事不调,赤白带下。

五枢,带脉下三寸,水道旁一寸半陷中。足少阳、带脉二经之会。《铜人》:针一寸,灸五壮。《明下》:三壮。主痃癖,小肠膀胱肾余,小腹痛,阴疝,两睾丸上入腹,妇人赤白带下,里急瘛疭。

维道,章门下五寸三分。足少阳、带脉二经之会。《铜人》:针八分,留六呼,灸三壮。主呕吐不止,水肿,三焦不调不嗜食。

居髎,章门下八寸三分,监骨上陷中。《素注》:章门下四寸三分。足少阳、阳维之会。《铜人》:针八分,留六呼,灸三壮。主腰引小腹痛,肩引胸臂挛急,手臂不得举以至肩。

环跳,髀枢中,侧卧,伸下足,屈上足,以右手摸穴,左摇撼取之。足少阳、太阳之会。《铜人》:灸五十壮。《素注》:针一寸,留二呼,灸三壮。《指微》云:已刺不可摇,恐伤针。主冷风湿痹不仁,风疹遍身,半身不遂,腰胯痛蹇,膝不得转侧伸缩。

仁寿宫患脚气偏风,甄权奉敕针环跳、阳陵泉、阳辅、巨虚下廉而能起行。

环跳穴痛,恐生附骨疽。

中渎,髀外膝上五寸分肉间陷中。足少阳络,别走厥阴。《铜人》:灸五壮,针五分,留七呼。主寒气客于分肉间,攻痛上下,筋痹不仁。

阳关(一名阳陵),阳陵泉上三寸,犊鼻外陷中。《铜人》:针五分,禁灸。主风痹不仁,膝痛不可屈伸。

阳陵泉,膝下一寸,胻外廉陷中,蹲坐取之。胆脉所入为合土。《难经》曰:筋会阳陵泉。疏曰:筋病治此。《铜人》:针六分,留十呼,得气即泻,又宜久留针。灸七壮,至七七壮。《素注》:三壮。《明下》:一壮。主膝伸不得屈,髀枢膝骨冷痹,脚气,膝股内外廉不仁,偏风半身不遂,脚冷无血色,口苦嗌中介然,头面肿,足筋挛。

阳交(一名别阳,一名足髎),足外踝上七寸,斜

---

① 辄筋:此穴内容全脱,而误入"日月"穴的文字,今改正,缺文不补。
② 日月:原无,据《资生经》卷一补。

属三阳分肉之间。阳维之郄。《铜人》：针六分，留七呼，灸三壮。主胸满肿，膝痛足不收，寒厥，惊狂，喉痹面肿。

外丘，外踝上七寸。《铜人》：针三分，灸三壮。主胸胀满，肤痛痿痹，颈项痛，恶风寒，猘犬伤，毒不出，发寒热，癫疾，小儿龟胸。

光明，外踝上五寸。足少阳之络，别走厥阴。《铜人》：针六分，留七呼，灸五壮。《明下》：七壮。主淫泺，胫酸胻疼，不能久立，热病汗不出，卒狂。虚则痿痹，坐不能起，补之；实则足胻热膝痛，身体不仁，善啮颊，泻之。

阳辅（一名分肉），足外踝上四寸，辅骨前，绝骨端三分，去丘墟七寸。足少阳胆脉所行为经火。胆实泻之。《难经》曰：髓会绝骨。疏云：髓病治此。《难经本义》曰：绝骨，一名阳辅。袁氏曰：足能健步，以髓会绝骨也，诸髓皆属于肾，故为髓会。《素注》：针三分；又曰：针七分，留十呼。《铜人》：灸三壮，针五分，留七呼。主腰溶溶如坐水中，膝下肤肿，筋挛，百节酸疼，实无所知，诸节尽痛，痛无常处，腋下肿痿，喉痹，马刀挟瘿，膝胻酸，风痹不仁，厥逆，口苦太息，心胁痛，面尘，头角颔痛，目锐眦痛，缺盆中肿痛，汗出振寒，疟，胸中胁肋髀膝外至绝骨外踝前节痛，善洁面青。

悬钟（一名绝骨），足外踝上三寸动脉中。《针灸经》：寻摸尖骨者，乃是绝骨两分开，足三阳之大络，按之阳明脉绝，乃取之。前寻摸绝骨间尖如前离三分，高一寸许是阳辅穴；后寻摸绝骨间尖筋骨缝中是悬钟穴。《铜人》：针六分，留七呼，灸三壮。《指微》云：斜入针二寸许，灸七壮或三壮。主心腹胀满，胃中热，不嗜食，脚气，膝胻痛，筋骨挛痛，足不收，逆气，虚劳寒损，忧恚，心中咳逆，泄注，喉痹，颈项强，肠痔瘀血，阴急，鼻衄，脑疽，大小便涩，鼻中干，烦满狂易，中风手足不遂。

丘墟，足外踝下如前陷中骨缝中，去临泣三寸；又夹溪穴中量上，外踝骨前五寸。足少阳脉所过为原。胆虚实皆拔之。《铜人》：灸三壮。《素注》：针五分，留七呼。主胸胁满痛不得息，久疟振寒，腋下肿，痿厥，坐不能起，髀枢中痛，

目生翳膜，腿胻酸，转筋，卒疝，小腹坚，寒热颈肿，腰胯疼，善太息。

临泣，足小指次指本节后间陷中，去侠溪一寸五分。足少阳胆脉所注为俞木。《甲乙》：针二分，留五呼，灸三壮。主胸中满，缺盆中及腋下马刀疡瘘，善啮颊，天牖中肿，淫泺，胻酸，目眩，枕骨合颅痛，洒淅振寒，心痛，周痹痛无常处，厥逆气喘，不能行，痎疟日发，妇人月事不利，季胁支满，乳痈。

地五会，足小指次指本节后陷中，去侠溪一寸。《铜人》：针一分，禁灸，灸之令人羸瘦，不出三年卒。主腋痛，内损唾血，足外无膏泽，乳痈。

侠溪，足小指次指歧骨间，本节前陷中。足少阳胆脉所溜为荥水。胆实则泻之。《素注》：针三分，留三呼，灸三壮。主胸胁支满，寒热伤寒，热病汗不出，目外眦赤，目眩，颊颔肿，耳聋，胸中痛不可转侧，痛无常处。

东垣曰：先师洁古病苦头痛，发时两颊青黄，眩晕，目不欲开，懒言，身体沉重，兀兀欲吐，此厥阴、太阴合病，名曰风痰，灸侠溪，服《局方》玉壶丸愈。

窍阴，足小指次指之端，去爪甲角如韭叶。足少阳胆所出为井金。《素注》：针一分，留一呼。《甲乙》：留三呼，灸三壮。《铜人》：灸三壮，针二分。主胁痛，咳逆不得息，手足烦热，汗不出，转筋，痈疽，头痛心烦，舌强口干，肘不可举，卒聋不闻人语，魇梦，目痛，小眦痛。

少阳根于窍阴，结于窗笼，窗笼者，耳中也。又曰：少阳为枢，枢折即骨繇而不安于地，故骨繇者，取之少阳，视有余不足，骨繇者，节缓而不取也，所谓繇者，摇故也，当穷其本也。

今按：病筋痿而颤掉者，当取窍阴、窗笼，但窗笼未有所考，恐是太阳小肠听宫是。盖手足太阳、少阳三脉之会，否则听会未可知，俟当别考。

**肝脏** 肝重四斤四两，左三叶，右四叶，其七叶，附著于脊之第九椎。其治在左，其藏在右，在肾之前，并胃。东方青色，入通于肝，开窍于目，藏精于肝。其病发惊骇，其味酸，其类草木，其畜鸡，其谷麦，其应四时，上为岁星，是以

知春气在头也,其音角,其数八。是以知病之在筋也,其臭臊,其声呼,其液泣,其色青。

东方生风,风生木,木生酸,酸生肝,肝主筋,筋生心,肝主目。其在天为玄,在人为道,在地为化,化生五味,道生知,玄生神,在天为风,在地为木,在体为筋,在脏为肝,在色为苍,在音为角,在声为呼,在变动为握,在窍为目,在味为酸,在志为怒。怒伤肝,悲胜怒;风伤筋,燥胜风;酸伤筋,辛胜酸。

右四叶　左三叶

足厥阴肝经

肝者,将军之官,决断行焉。

肝者,罢极之本,魂之居也,其华在爪,其充在筋,以生血气,此为阳中之少阳,通于春气。

肝之合筋也,其荣在爪,其主肺也。

肝气通于目,目和则知黑白矣(知当作见)。

肝气虚,则梦见菌香生草;得其时,则梦伏树下不敢起(春三月)。

人卧则血归于肝,目受血而能视,足受血而能步,掌受血而能握,指受血而能摄。肝色青,欲如苍璧之泽,不欲如蓝(以上俱《素问》)。

肝青象木,木得水而浮,肝得水而沉,何也?然,肝者,非为纯木也;乙,角也。大言阴与阳,小言夫与妇,释其微阳,而吸其微阴之气,其意乐金,又行阴道多,故令肝得水而沉。妻从夫也,肝熟而反浮者,乙当归甲,极而反也。(《难经》)

肝有两叶,何也?然,肝者,东方木也,春也,万物始生,其尚幼小,意无所亲,去太阴尚近(冬)。离太阳不远(夏),犹有两叶,亦应木也。(《难经》)

肝气绝,则筋缩引卵与舌卷。肝者,筋之合也;筋者,聚于阴器而络于舌本,故脉不荣则筋缩急,筋缩急则引卵与舌。故舌卷卵缩,此筋先死,庚日笃,辛日死。

## 足厥阴经脉穴

足厥阴之脉,起于大指聚毛之际,上循足跗上廉,去内踝一寸。

足大指爪甲后为三毛,三毛后横纹为聚毛。去、相去也。足厥阴起于大指聚毛之大敦穴,循足跗上廉,历行间、太冲,抵内踝一寸之中封也。

上踝八寸,交出太阴之后,上腘内廉。

自中封上踝,过三阴交,历蠡沟、中都,复上一寸,交出太阴之后,上腘内廉,至膝关、曲泉。

循股入阴中,环阴器,抵小腹,夹胃属肝络胆。

髀内为股,脐下为小腹。由曲泉上行,循股内之阴包、五里、阴廉,遂当冲门、府舍之分,入阴毛中,左右相交,环绕阴器,抵小腹,而上会曲骨、中极,复循章门至期门之所,夹胃属肝,下日月之分络于胆也。

上贯膈，布胁肋，循喉咙之后，上入颃颡，连目系，上出额，与督脉会于巅。

目内廉深处为目系，颃颡，咽颡也。自期门上贯膈，行食窦之外，大包之里，散布胁肋，上云门、渊液之间，人迎之外，循喉咙之后，上入颃颡，行大迎、地仓、四白、阳白之外，连目系，上出额，行临泣之里，与督脉相会于巅顶之百会也。

其支者，从目系下颊里，环唇内。

前此连目系上出额；此支从目系下行任脉之外，本经之里，下颊里，交环于唇口之内。

其支者，复从肝，别贯膈，上注肺。

此交经之支，从期门属肝处别贯膈，行食窦之外，本经之里，上注肺，下行至中焦，夹中脘之分，以交于手太阴也。

是经多血少气。丑时气血注此。受足少阳之交。凡一十三穴，左右其二十六穴。刺深一分，留二呼。

大敦，足大指端去爪甲如韭叶，及三毛中。一云：内侧为隐白，外侧为大敦，足厥阴肝脉所出为井木。《铜人》：针三分，留十呼，灸三壮。主五淋，卒疝七疝，小便数遗不禁，阴头中痛，汗出，阴上入小腹，阴偏大，腹脐中痛，悒悒不乐，病左取右，病右取左。腹胀肿病，小腹痛，中热喜寐，尸厥状如死人，妇人血崩不止，阴挺出，阴中痛。

行间，足大指缝间，动脉应手陷中。足厥阴肝脉所溜为荥火。肝实则泻之。《素注》：针三分。《铜人》：灸三壮，针六分，留十呼。主呕逆洞泄，遗溺癃闭，消渴嗜饮，善怒，四肢满，转筋，胸胁痛，小腹肿，咳逆呕血，茎中痛，腰疼不可俯仰，腹中胀，小肠气，肝心痛，色苍苍如死状，终日不得息，癫疾短气，便溺难，七疝寒疝，中风，肝积肥气，发痎疟，妇人小腹肿，面尘脱色，经血过多不止，崩中，小儿急惊风。

东垣曰：前阴臊臭①，前阴者，足厥阴脉络循阴器，出挺末。凡臭，心之所主，入肝为臊，于肝经泻行间，是治本；后于心经泻少冲，是治标。

按：《难经》谓肝臭臊，心臭焦，脾臭香，肺臭腥，肾臭腐，五脏各有臭，而皆心主之故也。泻行间，为治本。次泻少冲，是治标。《试效方》序中治腋臭，亦同此法。盖腋下是极泉穴，心脉所发，

腋臭亦属臊，故治法与前阴臊臭不殊。药用柴胡、草龙胆、车前子、黄连，以泻心肝二经也。

太冲，足大指节后二寸；或云一寸半内间，动脉应手陷中。足厥阴肝脉所注为俞土。《素问》：女子二七，太冲脉盛，月事以时下，故能有子；又诊病人太冲脉有无，可以诀死生。《铜人》：针三分，留十呼，灸三壮。主心痛脉弦，马黄，瘟疫，肩肿吻伤，虚劳浮肿，腰引小腹痛，两丸骞缩，溏泄遗溺，阴痛，面目苍色，胸胁支满，足寒，肝心痛，苍然如死状，终日不得息，大便难，便血，小便淋，小肠疝气痛，㿗疝，小便利，呕血呕逆，发寒，嗌干善渴，肘肿，内踝前痛，淫泺，胻酸，腋下马刀，疡瘘唇肿，女子漏下不止，小儿卒疝。

中封(一名悬泉)，足内踝骨前一寸，筋里宛宛中。《素注》：一寸半，仰足取陷中，伸足乃得之。足厥阴肝脉所行为经金。《铜人》：针四分，留七呼，灸三壮。主痎疟，色苍苍，发振寒，小腹肿痛，食怏怏绕脐痛，五淋，不得小便，足厥冷，身黄有微热，不嗜食，身体不仁，寒疝，腰中痛，或身微热，痿厥失精，筋挛，阴缩入腹相引痛。

蠡沟(一名交仪)，内踝上五寸。足厥阴络，别走少阳。《铜人》：针二分，留三呼，灸三壮。《下经》：灸七壮。主疝痛，小腹胀满暴痛如癃闭，数噫，恐悸，少气不足，悒悒不乐，咽中闷如有息肉，背拘急不可俯仰，小便不利，脐下积气如石，足胫寒酸，屈伸难，女子赤白淫下，月水不调。气逆则睾丸卒痛，实则挺长，泻之；虚则暴痒，补之。

中都(一名中郄)，内踝上七寸胻骨中，与少阴相直。《铜人》：针三分，灸五壮。主肠澼，㿗疝，小腹痛，不能行立，胫寒，妇人崩中，产后恶露不绝。

膝关，犊鼻下二寸傍陷中。《铜人》：针四分，灸五壮。主风痹，膝内廉痛引髌，不可屈伸，咽喉中痛。

曲泉，膝股上内侧，辅骨下，大筋上，小筋下陷中，屈膝横纹取之。足厥阴肝脉所入为合水。肝虚则补之。《铜人》：针六分，留十呼，灸三壮。

---

① 前阴臊臭：此前卷二"东垣针法"篇有"一富者"三字。

主㿉疝，阴股痛，小便难，腹胁支满，癃闭，少气，泄利，四肢不举，实则身热目眩痛，汗不出，目瞑瞑，膝关痛，筋挛不可屈伸，发狂，衄血，下血，喘呼，小腹痛引咽喉，房劳失精，身体极痛，泄水，下痢脓血，阴肿，阴茎痛，脐肿，膝胫冷疼，女子血瘕，按之如汤浸股内，小腹肿，阴挺出，阴痒。

阴包，膝上四寸，股内廉两筋间，蹻足取之，看膝内侧必有槽中。《铜人》：针六分，灸三壮。《下经》：七壮，主腰尻引小腹痛，小便难，遗溺，妇人月水不调。

五里，气冲下三寸，阴股中动脉应手。《铜人》：针六分，灸五壮。主腹中满，热闭不得溺，风劳嗜卧。

阴廉，羊矢下，去气冲二寸动脉中。《铜人》：针八分，留七呼，灸三壮。主妇人绝产。若未经生产者，灸三壮，即有子。

章门（一名长平，一名胁髎），大横外，直季胁肋端，在脐上二寸，两旁九寸，侧卧，屈上足，伸下足，举臂取之，又云：肘尖尽处是穴。脾之募，足少阳、厥阴之会。《难经》：脏会章门。疏曰：脏病治此。《铜人》：针六分，灸百壮。《明堂》：日七壮，止五百壮。《素注》：针八分，留六呼，灸三壮。主肠鸣盈盈然，食不化，胁痛，不得卧，烦热口干，不嗜食，胸胁痛支满，喘息，心痛而呕，吐逆，饮食却出，腰痛不得转侧，腰脊冷疼，溺多白浊，伤饱身黄瘦，贲豚积聚，腹肿如鼓，脊强，四支懈惰，善恐，少气厥逆，肩臂不举。

东垣曰：气在于肠胃者，取之太阴、阳明；不下，取三里、章门、中脘。

魏士珪妻徐病疝，自脐下上至于心皆胀满，呕吐烦闷，不进饮食，滑伯仁曰：此寒在下焦，为灸章门、气海。

期门，直乳二肋端，不容旁一寸五分；又曰：乳直下一寸半。肝之募，足厥阴、太阴之会。《铜人》：针四分，灸五壮。主胸中烦热，贲豚上下，目青而呕，霍乱泄利，腹坚硬，大喘不得安卧，胁下积气，伤寒心切痛，喜呕酸，食饮不下，食后吐水，胸胁痛支满，男子妇人血结胸满，面赤火燥，口干消渴，胸中痛不可忍，伤寒过经不解，热入血室；男子则由阳明而伤，下血谵语。妇人月水适来，邪乘虚而入，及产后余疾。

仲景曰：伤寒腹满谵语，寸脉微而紧，此肝乘脾也，名曰纵，刺期门；伤寒发热，啬啬恶寒，大渴欲水，其腹必满，自汗出，小便利，其病欲解，肝乘肺也，名曰横，刺期门。又曰：太阳与少阳并病，头项强痛，或眩冒，时如结胸，心下否硬者，当刺大椎第一间肺俞、肝俞，慎不可发汗，发汗则谵语；五六日谵语不止，当刺期门。又曰：妇人中风，发热恶寒，经水适来，得之七八日，热除而脉迟身凉，胸胁下满，如结胸状，谵语者，此为热入血室，当刺期门。又曰：阳明病，下血谵语者，为热入血室，但头汗出者，刺期门。

王叔和曰：少阴脉不至，肾气微，少精血，奔气促迫，上入胸膈，宗气反聚，血结心下，阳气退下，热归阴股，与阴相动，令身不仁，此为尸厥，当刺期门、巨阙。

一妇人患热入血室，医者不识，许学士曰：小柴胡已迟，当刺期门。予不能针，请善针者针之。如言而愈。

按：伤寒发热，啬啬恶寒，大渴，饮水腹满，至于自汗出，则表已解，小便利，则里自和。故仲景曰：其病欲解，当俟其自愈。且肝乘肺，为侮所不胜，故曰横。今详文义，刺期门三字疑衍。故丹溪谓罗成之曰：仲景书非全书，其间或文有不备，或意有未尽，吾每思之，不能以无疑，此之谓欤。

**按**：高武在介绍了肺、大肠、胃、脾、心、小肠、膀胱、肾、心包、三焦、胆、肝各十二经所属脏腑的形态、重量，以及五色、五窍、五味、五音、五时等五行属性的生理病理基础上，进一步介绍了各经的循行、络属关系、交接规律，以及各经所属腧穴的定位、针灸法，以及主治病证，并多引诸家之说附其后。尤其是高武摆脱了以往经脉腧穴以头面腹背分部、手足分经的排列形式，根据脏腑经络相互表里，气血相互流注，病情相互传变，病候相互影响的规律及腧穴与经脉的关系，按经脉气血流注顺序把腧穴循经排列，加强了经络学说对针灸临床的重要指导作用，给后人学习针灸带来了极大的方便，也使穴位的共性、特性得到充分显示，便以指导临床治疗。他指出："《明堂针灸》、《铜人》、《千金翼》诸书，拘头面腹、手足分列腧穴。殊无经络起止次序。今以滑氏《十四经发挥》、《金兰循经》经络绘图，每经自始至终，某穴主某病，以便考究。"此外，本书还改变了以往针灸著作随病附穴，杂乱无章的体例，

在撰写腧穴部分时，按照穴名、定位、刺法及主治证候的格式进行了较系统的整理归纳，有的还配以历代名医对该穴的应用经验。如侠溪穴："足小指次指歧骨间，本节前陷中。足少阳胆经所溜为荥。胆实则泻之。《素》注：针三分，灸三壮。主胸胁支满、寒热伤寒、热病汗不出、目外眦赤、目眩、颊颔肿、耳聋、胸中痛不可转侧、痛无常处。东垣曰：先师洁古病苦头痛，发时两颊青黄，眩晕，目不欲开，懒言，身体沉重，兀兀欲吐，此厥阴、太阴合病，名曰风痰，灸侠溪服《局方》玉壶丸愈。"这是继汉代医家编《明堂经》，首次全面总结腧穴主治症之后，又一次系统的针灸腧穴文献整理工作，对于腧穴理论的发展做出了重大贡献。

据黄龙祥教授整理发现：本书腧穴主治症中的十二经五腧穴部分主要录自杜思敬《针灸节要》（该书全文节抄自五卷本《铜人腧穴针灸图经》），其余诸穴主治症，主要从《资生经》一书中辑录，另据《针经摘英集》、《洁古云岐针法》（又名"云岐子论经络迎随补泻法"）等书补辑。需要注意的是，每一经五输穴中各有二穴主治症中录有相应的经脉病候文字，这是高氏根据滑寿《难经本义》有关子母迎随补泻的论述，对十二经病候治则一种新的理解。例如，将肺经病候"肺胀满膨膨，臂内廉痛，缺盆中引痛，掌中热，数欠，肩背痛寒，溺色变，卒遗矢无度"等症归入手太阴俞穴"太渊"中；而将"肩背痛，汗出中风，小便数而欠，溺色变，卒遗矢无度"等症归入手太阴合穴"尺泽"中。其他各经病候，也均按五行相生的母子关系，分别归入各经的母、子穴中。

## 奇经督脉穴

督脉者，起于下极之腧。

下极之腧，两阴之间，屏翳处也；屏翳两筋间为纂，纂内深处为下极，督脉之所始也。

并于脊里，上至风府，入脑上巅，循额至鼻柱。属阳脉之海也。

督脉经穴图

脊之为骨，凡二十一椎，通项骨三椎，共二十四椎。自屏翳而起，历长强穴，并脊里而上行，循腰俞、阳关、命门、悬枢、脊中、筋缩、至阳、灵台、神道、身柱，过风门，循陶道、大椎、哑门，至风府入脑，循脑户、强间、后顶上巅，至百会、前顶、囟会、上星、神庭，循额至鼻柱，经素髎、水沟、兑端，至龈交而终焉。云阳脉之海者，以人之脉络，周流于诸阳之分，譬犹水也，而督脉则为之都纲，故曰阳脉之海。

行背中一行，凡二十七穴。

长强（一名气之阴郄，一名橛骨），脊骶骨端下三分，伏地取之乃得。足少阴、少阳结会，督脉别走任脉。《铜人》：针三分，转针以大痛为度，灸不及针，日灸三十壮，止二百壮。《甲乙》：针二分，留七呼。《明堂》：灸五壮。主肠风下血，久痔瘘，腰脊痛，狂病，大小便难，头重，洞泄，五淋，疳蚀下部䘌，小儿囟陷，惊痫瘛疭，呕血，惊恐失精，瞻视不正。实则脊强，泻之；虚则头重，补之。

腰俞（一名背解，一名髓孔，一名腰柱，一名腰户），二十一椎节下间宛宛中，以挺身伏地舒身，两手相重支额，纵四体，后乃取其穴。《铜人》：针八分，留三呼，泻五吸，灸七壮至七七壮。《甲乙》：针二分①，留七呼，灸七壮。忌房劳，举重强力。《明堂》：灸三壮。《下经》：灸五壮。《素注》：针一分；又云二寸。主腰髋腰脊痛，不得俯仰，温疟汗不出，足清不仁，伤寒四肢热不已，妇人月水闭，溺赤。

宋·徐秋夫闻鬼斛斯泣腰痛，缚草作人，令依之针腰俞、肩井，明日一人谢云：蒙君救济，忽不见。

按：秋夫疗鬼，事涉怪诞，然左氏记彭生、子产立伯有，理或有，姑录以博闻见。

阳关，十六椎节下间，坐取之。《铜人》：针五分，灸三壮。主膝外不可屈伸，风痹不仁，筋挛不行②。

命门（一名属累），十四椎节下间，伏取之。《铜人》：针五分，灸三壮。主头痛如破，身热如火，汗不出，寒热痎疟，腰腹相引痛，骨蒸，五脏热，小儿发痫，张口摇头，身反折角弓。

悬枢，十三椎下，伏取之。《铜人》：针三分，灸三壮。主腰脊强不得屈伸，积气上下行，水谷不化，下痢，腹中留积。

脊中（一名神宗，一名脊俞），十一椎节下间，俯取之。《铜人》：针五分，得气即泻。禁灸，灸之令人腰伛偻。主风痫癫邪，黄疸腹满，不嗜食，五痔便血，温病，积聚，下利，小儿脱肛。《素问》：刺中髓，为伛。行针宜慎之。

筋缩，九椎节下间，俯取之。《铜人》：针五分，灸三壮。《明下》：灸七壮。主癫疾狂走，脊急强，目转反戴，上视目瞪，痫病多言，心痛。

至阳，七椎节下间，俯取之。《铜人》：针五分，灸三壮。《明下》：灸七壮。主腰脊痛，胃中寒气，不能食，胸胁支满，身羸瘦，背中气上下行，腹中鸣，寒热解㑊，淫泺，胫酸四肢重痛，少气难言，卒疰忤，攻心胸。

灵台，六椎节下间，俯取之。《铜人》缺治病。见《素问》。

按：灵台一穴，诸书缺主治，《资生经》集《铜人》、《千金》、《外台》、《明堂》亦无考，惟曰见《素问》。考之《素问》，经文无所载，王冰注中惟言髎穴所在而已，主治亦未之见。窃意诸书，岂因灵道、灵墟名治相混，而泯没欤？先儒谓心曰灵台；《经》谓：心者君主之官，神明出焉。岂主病同手少阴神门，而针刺浅深，艾壮多寡，同至阳、神道欤？或曰：手少阴神门主心矣，于督脉何与？而六椎节下，又属之心，心之所出何多邪？曰：督为阳脉之都纲，犹五脏既有俞在背，而督又处太阳之中，故太阳有肾俞，而督有命门，灵台为心无疑。如紫微垣有天皇大帝矣，心中星又为帝星。大微垣又有帝座，天市垣又有帝星，盖心为一身之主，如帝王警跸所至，曰行在所也。曰：《论语》示阙义，《春秋》存夏，五子何僭妄若此？曰：安国以郭公为虢公，晦庵补格致于《大学》，将以明经也。

神道，五椎节下间俯取之。《铜人》：灸七

---

① 二分：《资生经》卷一引作"二寸"。
② 此处所录主治症均系膝"阳关"主症，高武误抄于此，明以后针灸书多承其误。

七壮，止百壮。《明下》：灸三壮，针五分。《千金》：灸五壮。主伤寒发热，头痛，进退往来，痎疟，恍惚，悲愁健忘，惊悸，失欠，牙车蹉，张口不合，小儿风痫。

身柱，三椎节骨下间，俯取之。《铜人》：针五分，灸七七壮止百壮。《明堂》：灸五壮。《下经》：灸三壮。主腰脊痛，癫病狂走，瘛疭，怒欲杀人，身热，妄言见鬼，小儿惊痫。《难知》云：治洪长伏三脉，风痫，惊痫，发狂，恶人与火，灸三椎、九椎。

陶道，大椎下间，俯取之。足太阳、督脉之会。《铜人》：灸五壮，针五分。主痎疟寒热，洒淅脊强，烦满，汗不出，头重目瞑，瘈疭，恍惚不乐。

大椎，一椎上，陷者宛宛中。手足三阳、督脉之会。《铜人》：针五分，留三呼，泻五吸，灸以年为壮。主肺胀胁满，呕吐上气，五劳七伤，乏力，温疟痎疟，气注背膊拘急，颈项强不得回顾，风劳食气，骨热，前板齿燥。

仲景曰：太阳与少阳并病，颈项强痛，或眩冒，时如结胸，心下否硬者，当刺大椎第一间。

哑门（一名舌厌，一名舌横，一名喑门），在项风府后一寸，入发际五分，项中央宛宛中，仰头取之。督脉、阳维之会，入系舌本。《素注》：针四分。《铜人》：针三分，可绕针八分，留三呼，泻五吸，泻尽更留针取之。禁灸，灸之令人哑。主舌急不语，重舌，诸阳热气盛，衄血不止，寒热风哑，脊强反折，瘛疭癫疾，头痛风汗不出。

风府（一名舌本），项后入发际一寸，大筋内宛宛中，疾言其肉立起，言休立下。足太阳、督脉、阳维之会。《铜人》：针三分，禁灸，灸之使人失音。《明堂》：针四分，留三呼。《素注》：针四分。主中风，舌缓不语，振寒汗出，身重，恶寒头痛，项急不得回顾，偏风半身不遂，鼻衄，咽喉肿痛，伤寒，狂走欲自杀，目妄视，头中百病，马黄黄疸。

仲景曰：太阳病，初服桂枝汤，反烦不解，先刺风池、风府。

岐伯曰：巨阳者，诸阳之属也，其脉连府，故为诸阳主气。《资生》云：风府者，伤寒所自起，北人以毛裹之（今之护风领）。南人怯弱者亦以帛护其项，今护项乃云蔽垢腻，实存名亡矣。《疟论》曰：邪客于风府，循膂而下，卫气一日夜大会于风府，明日日下一节，故其作晏，每至于风府则腠理开，腠理开则邪气入，邪气入则病作，以此日作稍益晏也；其出于风府，日下一节，二十五日下至骶，二十六日入于脊内，故日作益晏也。

东垣曰：少阳头痛，治在风池、风府。

按：风府禁灸矣，项疽发于脑之下，项之上，此正风府穴分也，东垣先用火攻之策，以大炷艾如两核许者，攻之至百壮，岂疮家与诸病异治欤？

脑户（一名合颅），枕骨上，强间后一寸半。足太阳、督脉之会。《铜人》：禁灸，灸之令人哑，或灸七壮，妄灸令人喑。《明堂》：针三分。《素注》：针四分。《素问》：刺脑户，入脑立死。主面赤目黄，面痛，头重肿痛，瘿瘤。

按：脑户一穴。《资生》、《明堂》、《素问》所论深针，妄灸，医家当知所戒矣。

强间（一名大羽），后顶后一寸半。《铜人》：针二分，灸七壮。《明堂》：灸五壮。主头痛目眩脑旋，烦心，呕吐涎沫，项强，狂走不卧。

后顶（一名交冲），百会后一寸半，枕骨上。《铜人》：灸五壮，针二分。《明堂》：针四分。《素注》：三分。主头项强急，恶风寒，风眩，目眊眊，额颅上痛，历节汗出，狂走癫疾，不卧，痫发瘛疭，头偏痛。

百会（一名三阳五会，一名巅上，一名天满），前顶后一寸五分，顶中央旋毛中，可容豆，直两耳尖，性理北溪陈氏曰：略退些，子犹天之极星居北。手足三阳、督脉之会。《素注》：针二分。《铜人》：灸七壮，止七七壮。凡灸头顶，不得过七壮，缘头顶皮薄，灸不宜多。针二分，得气即泻。又：《素注》刺四分。主头风中风，言语謇涩，口噤不开，偏风半身不遂，心烦闷，惊悸健忘，忘前失后，心神恍惚，无心力，痎疟，脱肛，风痫，青风，心风，角弓反张，羊鸣，多哭，语言不择，发时即死，吐沫，汗出而呕，饮酒面赤，脑重鼻寒，头痛目眩，食无味，百病皆治。

虢太子、尸厥，扁鹊取三阳五会，有间太子苏。

唐高宗头痛，秦鸣鹤曰：宜刺百会出血。武后曰：岂有至尊头上出血之理？已而刺之，微出血，立愈。

前顶，囟会后一寸半，骨间陷中。《铜人》：针一分，灸三壮止七七壮。《素注》：刺四分。主头风目眩，面赤肿，水肿，小儿惊痫，瘛疭，肿痛。

囟会，上星后一寸陷中。《铜人》：灸二七壮至七七壮，初灸不痛，病去即痛，痛止灸。针二分留三呼，得气即泻。八岁已下不得针，缘囟门未合，刺之恐伤其骨，令人夭。《素注》：针四分。主脑虚冷，或饮酒过多，脑疼如破，衄血，面赤暴肿，头皮肿，生白屑，风头眩，颜青目眩，鼻塞不闻香臭，惊悸，目戴上不识人。

上星(一名神堂)，神庭后，入发际一寸陷中，容豆。《素问》：针三分，留六呼，灸五壮。《铜人》：针四分，以细三棱针，宜泄诸阳热气，无令上冲头目。主面赤肿，头风，头皮肿，面虚，鼻中息肉，鼻塞头痛，痎疟振寒，热病汗不出，目眩，目睛痛，不能远视，口鼻出血不止。

神庭，直鼻上入发际五分。足太阳、督脉之会。《素注》：灸三壮。《铜人》：灸二七壮止七七壮，禁针，针则发狂，目失精。主登高而歌，弃衣而走，角弓反张，吐舌，癫疾风痫，戴目上视不识人，头风目眩，鼻出清涕不止，目泪出，惊悸不得安寝，呕吐烦满，寒热头痛，喘渴。

张子和曰：目痛目肿目翳，针神庭、上星、囟会、前顶，翳者可使立退，肿者可使立消。

素髎(一名面正)，鼻柱上端准头。《外台》：不宜灸，针一分。《素注》：三分。主鼻中息肉不消，多涕生疮，鼻窒，喘息不利，鼻㖞僻，鼽衄。

水沟(一名人中)，鼻柱下，人中近鼻孔陷中。督脉、手足阳明之会。《素注》：针三分，留六呼，灸三壮。《铜人》：针四分，留五呼，得气即泻，灸不及针，日灸三壮。《明堂》：日灸三壮，至二百壮。《下经》：灸五壮。主消渴，饮水无度，水气遍身肿，失笑无时，癫痫，语不识尊卑，乍哭乍喜，中风口噤，牙关不开，面肿唇动，状如虫行，卒中恶，鬼击，喘渴，目不可视，黄疸马黄，瘟疫，通身黄，口㖞僻。

兑端，唇上端。《铜人》：针二分，灸三壮。主癫疾吐沫，小便黄，舌干消渴，衄血不止，唇吻强，齿龈痛，鼻塞痰涎，口噤鼓颔。

龈交，唇内齿上龈缝中。任、督、足阳明之会。《铜人》：针三分，灸三壮。主鼻中息肉，蚀疮，鼻塞不利，额颊中痛，颈项强，目泪眵汁，内眦赤痒痛，生白翳，面赤心烦，马黄黄疸，寒暑温疫。

《二十九难》曰：督之为病，脊强而厥。又曰：其受邪气，畜则肿热，砭射之也。

## 任脉穴

任脉者，起于中极之下，以上毛际，循腹里，上关元，至喉咙，属阴脉之海也。

任之为言妊也，行腹部中行，为妇人生养之本，奇经之一脉也。任与督，一源而二歧，督则由会阴而行背，任则由会阴而行腹。夫人身之有任督，犹天地之有子午也。人身之任督，以腹背言；天地之子午，以南北言，可以分，可以合者也。分之，以见阴阳之不杂；合之，以见浑沦之无间，一而二，二而一者也。任脉，起于中极之下，会阴之分也；由是循曲骨，上毛际，至中极，行腹里，上循关元、石门、气海、阴交、神阙、水分、下脘、建里、中脘、上脘、巨阙、鸠尾、中庭、膻中、玉堂、紫宫、华盖、璇玑、天突、廉泉，上颐，循承浆，环唇上，至龈交分行，系两目之中央，会承泣而终也。云阴脉之海者，亦以人之脉络，周流于诸阴之分，譬犹水也，而任脉则为之总会焉，故曰阴脉之海。

行腹中一行，凡二十四穴。

会阴(一名屏翳)，两阴间。任督冲三脉所起，督由会阴而行背，任由会阴而行腹，冲由气冲行足少阴。《铜人》：灸三壮。《指微》：禁针。主阴汗，阴头疼，阴中诸病，前后相引痛，不得大小便，阴端寒，冲心，窍中热，皮疼痛，谷道搔痒，久痔相通，女子经水不通，阴门肿痛。卒死者，针一寸，补之；溺死者，令人倒驮出水，针补，尿屎出则活，余不可针。

曲骨，横骨上，中极下一寸，毛际陷中，动脉应手。足厥阴、任脉之会。《铜人》：灸七壮，至七七壮，针二寸。《素注》：针六分，留七呼；又云：针一寸。主失精，五脏虚弱，虚乏冷极，小腹胀满，小便淋沥不通，癥疝，小腹痛，妇人赤白带下。

奇经任脉穴图

中极（一名玉泉，一名气原），关元下一寸，脐下四寸。膀胱之募，足三阴、任脉之会。《铜人》：针八分，留十呼，得气即泻，灸百壮。《明堂》：灸不及针，日三七壮。《下经》：灸五壮。主冷气积聚，时上冲心，腹中热，脐下结块，贲豚抢心，阴汗水肿，阳气虚惫，小便频数，失精绝子，疝瘕，妇人产后恶露不行，胎衣不下，月事不调，血结成块，子门肿痛不端，小腹苦寒，阴痒而热，阴痛，恍惚尸厥，饥不能食，临经行房，羸瘦寒热，转脬不得尿，妇人断绪，四度针，即有子。

关元，脐下三寸。小肠之募，足三阴、任脉之会。下纪者，关元也。《素注》：刺一寸二分，留七呼，灸七壮。又云：针二寸。《铜人》：针八分，留三呼，泻五吸，灸百壮，止三百壮。《明堂》：妊妇禁针。若针而落胎，胎多不出，针外昆仑立出。主积冷虚乏，脐下绞痛，渐入阴中，发作无时，冷气结块痛，寒气入腹痛，失精白浊，溺血暴疝，风眩头痛，转胞闭塞，小便不通黄赤，劳热，石淋五淋，泄利，奔豚抢心，妇人带下，月经不通，绝嗣不生，胞门闭塞，胎漏下血，产后恶露不止。

石门（一名利机，一名丹田），脐下二寸。三焦募也。《铜人》：灸二七壮，止二百壮。《甲乙》：针八分，留三呼，得气即泻。《千金》：针五分。《下经》：灸七壮。《素注》：刺六分，留七呼，妇人禁针禁灸，犯之终身绝子。主伤寒小便不利，泄利不禁，小腹绞痛，阴囊入小腹，贲豚抢心，腹痛坚硬，卒疝绕脐，气淋血淋，小便黄，呕吐血，不食谷，谷不化，水肿，水气行皮肤，小腹皮敦敦然，气满，妇人因产恶露不止，结成块，崩中漏下。

气海（一名脖胦，一名下肓），脐下一寸半宛宛中，男子生气之海。《铜人》：针八分，得气即泻，泻后宜补之。《明下》：灸七壮。主伤寒饮水过多，腹肿胀，气喘，心下痛，冷病面黑，脏虚气惫，真气不足，一切气疾久不差，肌体羸瘦，四肢力弱，贲豚七疝，小肠膀胱肾余癥瘕结块，状如覆杯，腹暴胀，按之不下，脐下冷气痛，中恶，脱阳欲死，大便不通，小便赤，卒心痛，妇人临经行房，羸瘦，崩中，赤白带下，月事不调，产后恶露不止，绕脐疝痛，闪着腰疼，小儿遗尿。

浦江郑义宗患滞下昏仆，目上视，溲注汗泄，脉大，此阴虚阳暴绝，得之病后酒色，丹溪为灸气海渐苏，服人参膏数斤愈。

阴交（一名横户），脐下一寸，当膀胱上口。三焦之募，任脉、少阴、冲脉之会。《铜人》：针八分，得气即泻，泻后宜补，灸百壮。《明堂》：灸不及针，日三七壮止百壮。主气痛如刀搅，腹膜坚痛，下引阴中，不得小便，两丸骞，疝痛，阴汗湿痒，腰膝拘挛，脐下热，鬼击，鼻出血，妇人血崩，月事不绝，带下，产后恶露不止，绕脐冷痛，绝子，阴痒，贲豚上腹，小儿陷囟。

神阙（一名气舍），当脐中。《素注》：禁针，针之使人脐中恶疡,矢出者死不治。灸三壮。《铜人》:灸百壮。主中风不苏,久冷,伤败脏腑,泄利不止,水肿鼓胀,肠鸣,腹痛绕脐,小儿奶利不绝,脱肛,风痫,角弓反张。

徐平仲中风不苏,桃源簿为灸脐中百壮,始苏;不起,再灸百壮。

水分,下脘一寸,脐上一寸。穴当小肠下口,至是而泌别清浊,水液入膀胱,渣滓入大肠,故曰水分。《素注》:针一寸。《铜人》:针八分,留三呼,泻五吸;水病灸大良。又云:禁针,针之水尽即死。《明堂》:水病,灸七七壮止四百壮,针五分,留三呼。《资生》云:不针为是。主水病,腹坚肿如鼓,转筋,不嗜食,肠胃虚胀,绕脐痛冲心,腰脊急强,肠鸣状如雷声,上冲心,鬼击,鼻出血,小儿陷囟。

下脘,建里下一寸,脐上二寸。穴当胃下口,小肠上口,水谷于是入焉。足太阴、任脉之会。《铜人》:针八分,留三呼,泻五吸,灸二七壮,止二百壮。主脐下厥气动,腹坚硬,胃胀,羸瘦,腹痛,六腑气寒,谷不转化,不嗜食,小便赤,癖块连脐上,厥气动,日渐瘦,脉厥动,翻胃。

建里,中脘下一寸,脐上三寸。《铜人》:针五分,留十呼,灸五壮。《明堂》:针一寸二分。主腹胀,身肿,心痛,上气,肠中疼,呕逆,不嗜食。

中脘(一名太仓),上脘下一寸,脐上四寸,居心蔽骨与脐之中。胃之募,手太阳、少阳、足阳明、任脉之会。上纪者,中脘也,胃之募也。《难经》曰:腑会中脘,腑病治此。《铜人》:针八分,留七呼,泻五吸,疾出针,灸二七壮止二百壮。《明堂》:日灸二七壮,止四百壮。《素注》:针一寸二分,灸七壮。主五膈,喘息不止,腹暴胀,中恶,脾疼,饮食不进,翻胃,赤白痢,寒癖,气心疼,伏梁,心下如覆杯,心膨胀,面色萎黄,天行伤寒,热不已,温疟,先腹痛先泻,霍乱,泄出不知,食饮不化,心痛,身寒,不可俯仰,气发噎。

东垣曰:气在于肠胃者,取之足太阴、阳明;不下,取三里、章门、中脘。又曰:胃虚而致太阴无所禀者,于足阳明募穴中导引之。

上脘(一名胃脘),巨阙下一寸,当一寸五分,去蔽骨三寸,脐上五寸。上脘、中脘属胃络脾,足阳明、手太阳、任脉之会。《素注》、《铜人》:针八分。先补后泻;风痫热病,先泻后补,立愈。日灸二七壮至百壮,未愈倍之。《明下》:三壮。主腹中雷鸣相逐,食不化,腹疠刺痛,霍乱,吐利,腹痛身热,汗不出翻胃呕吐,食不下,腹胀气满,心松惊悸,时呕血,痰多吐涎,奔豚,伏梁,三虫,卒心痛,风痫,热病,马黄黄疸,积聚坚大如盘,虚劳吐血,五毒疰,不能食。

巨阙,鸠尾下一寸。心之募。《铜人》:针六分,留七呼,得气即泻,灸七壮,止七七壮。主上气咳逆,胸满短气,背痛胸痛,痞塞,数种心痛,冷痛,蛔虫痛,虫毒猫鬼,胸中痰饮,先心痛,先吐,霍乱不识人,惊悸,腹胀暴痛,恍惚不止,吐逆不食,伤寒烦心,喜呕发狂,少气腹痛,黄疸,急疸,急疫,咳嗽,狐疝,小腹胀满,烦热,膈中不利,五脏气相干,卒心痛,尸厥。妊娠子上冲心,昏闷,刺巨阙,下针令人立苏不闷;次补合谷,泻三阴交,胎应针而落。如子手掬心,生下手有针痕;顶母心向前,人中有针痕;向后,枕骨有针痕是验。

按:《十四经发挥》云:凡人心下有膈膜,前齐鸠尾,后齐十一椎,周围著脊,所以遮隔浊气,不使上熏心肺,是心在膈上也。难产之妇,若子上冲,至肺则止,儿之在腹,指未能执物,尚坚握而不伸者,又有胞衣裹之,岂能破膈掬心哉?心为一身之主,神明出焉,不容小有所犯,岂有被冲掬而不死哉?盖以其上冲近心,故云尔,如胃脘痛,曰心痛之类是也,学者不可以辞害意。

鸠尾(一名尾翳,一名𩩲骭),蔽骨之端,在臆前蔽骨下五分;人无蔽骨者,从歧骨际下行一寸。曰鸠尾者,言其骨垂下如鸠尾形。任脉之别。《铜人》禁灸,灸之令人永世少心力,大妙手方可针;不然,针取气多,令人夭。针三分,留三呼,泻五吸,肥人倍之。《明堂》:灸三壮。《素注》:不可刺灸。主息贲,热病,偏头痛引目外眦,噫喘,喉鸣,胸满咳呕,喉痹咽肿,水浆不下,癫痫狂走,不择言语,心中气闷,不喜闻人语,咳唾血,心惊悸,精神耗散,少年房多,短气少气。

又《灵枢经》云：膏之原，出于鸠尾。

中庭，膻中下一寸六分陷中。《铜人》：灸五壮，针三分。《明堂》：灸三壮。主胸胁支满，噎塞，食饮不下，呕吐食出，小儿吐奶。

膻中（一名元儿），玉堂下一寸六分，横量两乳间陷中，仰卧取之。主气，以分布阴阳，故为臣使之官。《难经》曰：气会三焦（陈氏曰：三焦当作上焦）。一筋直两乳间。疏曰：气病治此。《铜人》：禁针，针之令人夭。《明堂》：灸七壮止七七壮。《气府论》注：针三分，灸五壮。主上气短气，咳逆，噎气膈气，喉鸣喘嗽，不下食，胸中如塞，心胸痛，风痛，咳嗽，肺痈唾脓，呕吐涎沫，妇人乳汁少。

玉堂（一名玉英），紫宫下一寸六分陷中。《铜人》：灸五壮，针三分。主胸膺疼痛，心烦咳逆，上气，胸满不得息，喘息，呕吐寒痰。

紫宫，华盖下一寸六分陷中，仰而取之。《铜人》：灸五壮，针三分。《明下》：灸七壮。主胸胁支满，胸膺骨痛，饮食不下，呕逆上气，烦心咳逆，吐血，唾如白胶。

华盖，璇玑下一寸陷中，仰而取之。《铜人》：针三分，灸五壮。《明下》：灸三壮。主喘急上气，咳逆哮嗽，喉痹咽肿，水浆不下，胸胁痛。

璇玑，天突下一寸陷中，仰头取之。《铜人》：灸五壮，针三分。主胸胁支满痛，咳逆上气，喉鸣，喘不能言，喉痹咽痛，水浆不下，胃中有积。

天突（一名天瞿），在颈结喉下四寸宛宛中。阴维、任脉之会。《铜人》：针五分，留三呼，得气即泻，灸亦得，不及针。若下针当直下，不得低手即五脏之气，伤人短寿。《明堂》：灸五壮，针一分。《素注》：针一寸，留七呼，灸三壮。主面皮热，上气咳逆，气暴喘，咽肿咽冷，声破，喉中生疮，喉猜猜咯脓血，暗不能言，身寒热，颈肿，哮喘，喉中鸣，翕翕如水鸡声，胸中气梗梗，夹舌缝青脉，舌下急，心与背相控而痛，五噎，黄疸，醋心，多唾，呕吐，瘿瘤。

许氏曰：此穴一针四效，凡下针后良久，先脾磨食，觉针动为一效；次针破病根，腹中作声为二效；次觉流入膀胱为三效；然后觉气流行入腰后肾堂间为四效矣。

廉泉（一名舌本），颈下，结喉上四寸中央，仰面取之阴维、任脉之会。《素注》：低针取之，针一寸，留七呼。《铜人》：灸三壮，针三分，得气即泻。《明堂》：针二分。主咳嗽上气，喘息，呕沫，舌下肿难言，舌根缩急不食，舌纵涎出口疮。

承浆（一名悬浆），唇棱下陷中，开口取之。大肠脉、胃脉、督脉、任脉之会。《素注》：针二分，留五呼，灸三壮。《铜人》：灸七壮，止七七壮。《明堂》：针三分，得气即泻，留三呼，徐徐引气而出。日灸七壮，过七七停四五日后，灸七七壮。若一向灸，恐足阳明脉断，其病不愈；停息复灸，令血脉通宣，其病立愈。主偏风，半身不遂，口眼㖞斜，面肿消渴，口齿疳蚀生疮，暴喑不能言。

《难经》曰：任之为病，其内苦结，男子为七疝，女子为瘕聚。

## 阳跷脉穴[①]

阳跷脉者，起于跟中，循外踝上行，入风池。其为病也，令人阴缓而阳急。两足跷脉，本太阳之别，合于太阳。其气上行，气并相远则为濡目，气不营则目不合。男子数其阳，女子数其阴，当数者为经，不当数者为络也。跷脉长八尺，所发之穴，生于申脉，以附阳为郄，本于仆参，与足少阳会于居髎，又与手阳明会于肩髃及巨骨，又与手足太阳、阳维会于臑俞，与手阳明会于地仓，又与手足阳明会于巨髎，又与任脉、足阳明会于承泣。凡二十穴。

申脉（外踝下，属足太阳经）附阳（外踝上）仆参（跟骨上）居髎（章门下）肩髃（肩端）巨骨（肩端）臑俞（肩髎后，甲骨上廉）地仓（口吻旁）巨髎（鼻两旁）承泣（目下七分）

以上诸穴，阳跷脉病者，宜刺之。

---

[①] 阳跷脉穴：此下六篇奇经内容均集录自滑寿《十四经发挥》。

## 阴跷脉穴

阴跷脉者,亦起于跟中,循内踝上行至咽喉,交贯冲脉。此为病者,令人阳缓而阴急。故曰跷脉者,少阴之别,别于然谷之后,上内踝之上,直上阴,循阴股入阴,上循胸里,入缺盆,上出人迎之前,入鼻,属目内眦,合于太阳。女子以之为经,男子以之为络。两足跷脉,长八尺,而阴跷之郄在交信,阴跷病者取此。

照海(足内踝下)　交信(内踝上)

阴跷脉病,取之二穴刺之。

## 冲脉穴

冲脉者,与任脉皆起于胞中,上循脊里,为经络之海,其浮于外者,循腹上行,会于咽喉,别而络唇口。故曰冲脉者,起于气冲,并足少阴之经,夹脐上行,至胸中而散。此为病,令人逆气而里急。《难经》则曰:并足阳明之经,以穴考之,足阳明夹脐左右各二寸而上行,足少阴夹脐左右各五分而上行。《针经》所载,冲、任与督脉,同起于会阴,其在腹也,行乎幽门、通谷、阴都、石关、商曲、肓俞、中注、四满、气穴、大赫、横骨,凡二十二穴,皆足少阴之分也。然则冲脉,并足少阴之经明矣。

幽门(巨阙旁)通谷(上脘两旁)阴都(通谷下)石关(阴都下)商曲(石关下)肓俞(商曲下)中注(肓俞下)四满(中注下)气穴(四满下)大赫(气穴下)横骨(大赫下)

逆气里急者,取诸此。

## 阳维脉穴

阳维,维于阳,其脉起于诸阳之会,与阴维皆维络于身。若阳不能维于阳,则溶溶不能自收持。其脉气所发:别于金门,以阳交为郄,与手足太阳及跷脉会于臑俞,与手足少阳会于天髎,又会于肩井。其在头也,与足少阳会于阳白,上于本神及临泣,上至正营,循于脑空,下至风池;其与督脉会,则在风府及哑门。《难经》云:阳维为病,苦寒热。此阳维脉气所发,凡二十四穴。

金门(足外踝下)阳交(外踝上)臑俞(肩后胛上)天髎(缺盆上)肩井(肩头上)阳白(眉上)本神(眉上)临泣(眉上)正营(目窗上)脑空(缺盆上)风池(颞颥后)风府(发际)哑门(风府后)

以上穴,苦寒热者刺之。

## 阴维脉穴

阴维,维于阴,其脉起于诸阴之交。若阴不能维于阴,则怅然失志。其脉气所发者:阴维之郄,名曰筑宾,与足太阴会于腹哀、大横,又与足太阴、厥阴会于府舍、期门,与任脉会于天突、廉泉。《难经》云:阴维为病,苦心痛。此阴维脉气所发,凡十二穴。

筑宾(内踝上)腹哀(日月下)大横(腹哀下)府舍(腹结下)期门(乳上)天突(结喉下)廉泉(结喉上)

以上穴,苦心痛者刺之。

## 带脉穴

带脉者,起于季胁,回身一周。其为病也,腰腹纵容如囊水之状。其脉气所发:在季胁下一寸八分,正名带脉,以其回身一周如带也,又与足少阳会于维道。此带脉所发,凡四穴。

带脉(在季胁下一寸八分)　维道

以上穴,病如上证者刺之。

## 十五络脉

手太阴之别,名曰列缺。

实则手锐掌热,泻之;虚则欠䶊,小便遗数,补之。

手少阴之别,名曰通里。

实则支满,泻之;虚则不能言,补之。

手心主之别,名曰内关。

实则心痛,泻之;虚则头强,补之。

手太阳之别,名曰支正。

实则节驰肘废，泻之；虚则生疣，小如指痂疥，补之。

手阳明之别，名曰偏历。

实则龋聋，泻之；虚则齿寒痹隔，补之。

手少阳之别，名曰外关。

实则肘挛，泻之；虚则不收，补之。

足太阳之别，名曰飞扬。

实则鼽窒，头背痛，泻之；虚则鼽衄，补之。

足少阳之别，名曰光明。

实则厥，泻之；虚则痿躄，坐不能起，补之。

足阳明之别，名曰丰隆。

气逆则喉痹卒喑，实则狂癫，泻之；虚则足不收，胫枯，补之。

足太阴之别，名曰公孙。

厥气上逆则霍乱，实则肠中切痛，泻之；虚则鼓胀，补之。

足少阴之别，名曰大钟。

其病气逆则烦闷，实则闭癃，泻之；虚则腰痛，补之。

足厥阴之别，名曰蠡沟。

其病气逆则睾丸卒痛，实则挺长，泻之；虚则暴痒，补之。

任脉之别，名曰屏翳。

实则腹皮痛，泻之；虚则痒搔，补之。

督脉之别，名曰长强。

实则脊强，泻之；虚则头重，补之。

脾之大络，名曰大包。

实则身尽痛，泻之；虚则百节尽皆纵，补之。

凡此十五络者，实则必见，虚则必下，视之不见，求之上下，人经不同，络脉异所别也。

又按：胃之大络，名曰虚里，其动应衣，脉宗气也，而不系于补泻之列。盖中焦之气盛衰，而宗气为之盈缩，取之三里以下其气；而宗气之盈者消，调之三里以补其气；而宗气之耗者滋，则其气未尝不补泻也。特以非别走他经，故不在诸络之例。此所以举丰隆而不属虚里也欤。

## 十二原穴

三焦行于诸阳，故置一俞曰原。又曰：三焦者，水谷之道路，原气之别使也，主通行三气，经历五脏六腑。原者，三焦之尊号，故所至辄为原也。

太渊（肺）大陵（心包）太冲（肝）太白（脾）太溪（肾）神门（心）阳池（三焦）京骨（膀胱）丘墟（胆）冲阳（胃）合谷（大肠）腕骨（小肠）

按《难经》云：五脏六腑之有病者，皆取其原。王海藏曰：假令补肝经，于本经原穴补一针（太冲穴是）；如泻肝经，于本经原穴亦泻一针。余仿此。

自太渊至神门皆为俞，自阳池至腕骨为原，海藏皆为十二原者，岂五脏无原，以俞为原，六腑有原，取原而不取俞耶？

## 五脏募穴

中府（肺之募）巨阙（心之募）章门（脾之募）期门（肝之募）中脘（胃之募）

按《难经》云：阳病行阴，故令募在阴。东垣曰：凡治腹之募，皆为原气不足，从阴引阳，勿误也。又曰：六淫客邪，及上热下寒，筋骨皮肉血脉之病，错取于胃之合，及诸脉之募者，必危。

## 五脏俞穴

（俞，犹委输之输，言经气由此而输于彼也）

肺俞（三椎下）心俞（五椎下）肝俞（九椎下各开寸半）脾俞（十一椎下各开寸半）肾俞（十四椎下各开寸半）

按《难经》云：阴病行阳（背为阳），故令俞在阳（人之俞皆在背）。东垣曰：天外风寒之邪，乘中而入，在人之背上腑俞、脏俞，是人之受天外风邪，亦有二说，中于阳则流于经。此病始于外寒，终归外热，以故治风寒之邪，治其各脏之俞。

## 八会穴

腑会中脘　脏会章门　筋会阳陵泉　髓会绝骨　血会肺俞　骨会大杼　脉会太渊　气会膻中

《难经》云：热病在内者，取会之气穴也。

## 五脏六腑井荥俞原经合

|  | 肺 | 心 | 肝 | 脾 | 肾 | 心包络 |
|---|---|---|---|---|---|---|
| 井(木) | 少商 | 少冲 | 大敦 | 隐白 | 涌泉 | 中冲(春刺) |
| 荥(火) | 鱼际 | 少府 | 行间 | 大都 | 然谷 | 劳宫(夏刺) |
| 俞(土) | 太渊 | 神门 | 太冲 | 太白 | 太溪 | 大陵(季夏刺) |
| 经(金) | 经渠 | 灵道 | 中封 | 商丘 | 复溜 | 间使(秋刺) |
| 合(水) | 尺泽 | 少海 | 曲泉 | 阴陵泉 | 阴谷 | 曲泽(冬刺) |

|  | 大肠 | 小肠 | 胆 | 胃 | 膀胱 | 三焦 |
|---|---|---|---|---|---|---|
| 井(金) | 商阳 | 少泽 | 窍阴 | 厉兑 | 至阴 | 关冲(所出) |
| 荥(水) | 二间 | 前谷 | 侠溪 | 内庭 | 通谷 | 液门(所溜) |
| 俞(木) | 三间 | 后溪 | 临泣 | 陷谷 | 束骨 | 中渚(所注) |
| 原 | 合谷 | 腕骨 | 丘墟 | 冲阳 | 京骨 | 阳池(所过) |
| 经(火) | 阳溪 | 阳谷 | 阳辅 | 解溪 | 昆仑 | 支沟(所行) |
| 合(土) | 曲池 | 少海 | 阳陵泉 | 三里 | 委中 | 天井(所入) |

针灸聚英一卷终

> **按**："奇经八脉"即"别道奇行"的经脉，有别于"十二正经"（十二经脉），八脉包括督脉、任脉、冲脉、带脉、阴维脉、阳维脉、阴跷脉、阳跷脉。奇经八脉对十二经脉气血有着蓄积、渗灌的调节作用。奇经八脉犹如湖泊大泽，而十二经脉之气则犹如江河之水。《难经》就形容："比于圣人图设沟渠，沟渠满溢，流于深湖，故圣人不能拘通也。而人脉隆盛，入于八脉，而不环周，故十二经亦不能拘之。"奇经八脉中惟任、督二脉各有其所属腧穴，故与十二经合称为"十四经"。其他六脉本经无腧穴，但高武一一介绍了一些相关的交会穴。
>
> 至于"十二络脉、八会脉、原募穴，虽备于本经络，复表章于后，以便分别"。这里需要指出的是：高武介绍的十二原穴概念有别于《灵枢·九针十二原》的十二原概念。
>
> 关于"五输穴"，高武所列是一张五输穴表。"输"有"转输"的意思，五输穴即经气由四之末端往身体运行所经过的穴道，包括井、荥、俞、经、合五穴。如果将经气寓之为水流，具体说，经气所出，象水的源头，称为"井"；经气所溜，象刚出的泉水微流，称为"荥"；经气所注，象水流由浅入深，称为"输"；经气所行，象水在通畅的河中流过，称为"经"；最后经气充盛，由此深入，进而汇合于脏腑，恰象百川汇合入海，称为"合"。阳经因为较长，故有一原气留止的原穴；而阴经则以俞穴作为原穴。表中五输穴配属五行，临床根据五行相生相克关系，按虚者补其母，实者泻其子原理进行远穴。具体五输穴的临床运用高武后面有述。
>
> 上述特定的穴位群组除了具有经穴的共同主治特点外，还有其特殊的治疗规律作用，而且特定穴也是临床上最常用的经穴，对临床针灸选取穴具有重要的指导意义。

# 针灸聚英卷之二

四明高武纂集

## 骑竹马法

治痈疽恶疮发背,男左女右,臂腕中横纹起,用薄篾一条,量至中①指齐肉尽处,不量爪甲,截断;次用薄篾,取前同身一寸,则子令病人脱去上下衣服,以大竹杠一条跨定,两人随徐扛起,足要离地五寸许,两旁更以两人扶定,毋令动摇不稳,却以前长篾贴定,竹扛竖起,从尾骶骨,贴脊量至篾尽处,以笔点记,此不是穴;却用后取同身寸篾,取两寸平折,自中横量两头各一寸,方是灸穴。可灸三壮。

依法量穴,在督脉脊中至阳、筋束②二穴中外,太阳行背二行膈俞、肝俞之内,非正当穴也,疑必后人传讹,以三寸为二寸耳。岂有不得正穴,徒破好肉而能愈病哉?此不能无疑也。

## 四花穴

崔如悌云:灸骨蒸劳热;灸四花穴,以稻秆心量口缝如何阔,断其多少,以如此长,裁纸四方,当中剪小孔;别用长稻秆踏脚下,前取脚大指为止,后取脚曲䏶横纹中为止,断了,却环在结喉下垂向背后,看稻秆止处,即以前小孔纸当中安,分为四花,灸纸角也,可灸七壮。

初疑四花穴,古人恐人不识点穴,故立此捷法,当必有合于五脏者也。今依此法点穴,果合太阳行背二行膈俞、胆俞四穴。《难经》曰:血会膈俞。疏曰:血病治此。盖骨蒸劳热,血虚火旺,故取此以补之。胆者,肝之腑,藏血,故亦取是俞也。崔氏止言四花,而不言膈俞、胆俞四穴者,为粗工告也。今只依揣摸脊骨膈俞、胆俞为正,然人口有大小,阔狭不同,故四花亦不准。

## 灸劳穴

《资生经》云:久劳,其状手足心热,多盗汗,精神困顿,骨节疼寒,初发咳嗽,渐吐脓血,肌瘦面黄,减食少力。令身正直,用草子,男左女右,自脚中指尖③量过脚心下,向上至曲䏶大纹处截断;却将此草自鼻尖量,从头正中(分开头心发,贴肉量)至脊,以草尽处用墨点记;别用草一条,令病人自然合口量阔狭截断;却将此草于墨点上平折两头尽处量穴。灸时随年多灸一壮,如年三十,灸三十一,累效。

依此量之,其穴合五椎两旁三寸,心俞二穴也。岂心主血,故灸之欤?

## 取肾俞法

《千金》注云:凡取肾俞者,在平处立,以杖子约量至脐;又以此杖子,当背脊骨上量之,知是与脐平处也;然后相去各寸半取其穴,则肾俞也。

按:此法以脐准肾俞虽似,然肥人腹垂则脐低,瘦人腹平则脐平,今不论肥瘦,均以杖量之,未有准也。

## 窦氏八穴

(戒云:少室隐者之所传。刘氏曰:八穴,用为辅治,非拘于法取者也)

**公孙二穴**(足太阴脾,通冲脉,合于心胸。主治二十七证)

九种心痛　　　　　　　　　心胃

---

① 中:原作"大",据《针灸大全》改。
② 筋束:当作"筋缩"。
③ 尖:原作"小",据《资生经》卷三改。

| | | | |
|---|---|---|---|
| 痰膈涎闷 | 心胸 | 胁肋痛 | 肝胆 |
| 脐腹痛胀 | 三焦胃 | 妇人血刺痛 | 心肝 |
| 胁肋疼痛 | 心脾 | 肠鸣 | 大肠 |
| 产后血迷 | 心主 | 积块痛 | 肝 |
| 气隔食不下 | 小肠胃 | 男子酒癖 | 脾肺 |
| 泄泻不止 | 大肠胃 | 水膈并心下痞痛 | 心脾胃 |
| 痃气疼痛 | 心胃 | 气膈食不下 | 胃心肺 |
| 里急后重 | 大肠 | 腹肋胀痛 | 脾胃心主 |
| 伤寒结胸 | 小肠心 | 肠风下血 | 大肠 |
| 水隔酒痰 | 肝胃 | 伤寒结胸 | 胃 |
| 中满不快反胃呕吐 | 胃 | 里急后重 | 小肠 |
| 腹胁胀满痛 | 脾胃 | 食膈不下食 | 心主胃 |
| 肠风下血 | 大肠包络 | 痎疟寒热（新添有验） | |
| 脱肛不收（大人、小儿） | 大肠肺 | 上病证，内关悉主之。 | |
| 气隔 | 心肺 | **临泣二穴**（此足临泣也，足少阳胆经。通带脉，合于目，土走耳后、颊颈、缺盆、胸膈。主治二十五证） | |
| 食隔不下 | 胃脾 | | |
| 食积疼痛 | 胃脾 | 足跗肿痛 | 胃 |
| 癖气、小儿食癖 | 小肠心主 | 手足麻 | 小肠三焦 |
| 儿枕痛（妇人血块） | 小肠三焦 | 手指颤掉 | 肝心主 |
| 酒癖 | 胃三焦 | 赤眼冷泪 | 膀胱 |
| 腹鸣 | 小肠胃 | 咽喉肿痛 | 三焦 |
| 血刺痛 | 肝脾 | 手足挛急 | 肝肾 |
| 小儿脾泻 | 脾肾 | 胁肋痛 | 胆 |
| 泻腹痛 | 大肠胃 | 牙齿痛 | 胃大肠 |
| 胸中刺痛 | 心 | 手足发热 | 胃心主 |
| 疟疾心痛 | 心包络 | 解利伤寒 | 膀胱 |
| 上病，公孙悉主之，先取公孙，后取内关。 | | 腿胯痛 | 胆 |
| **内关二穴**（手厥阴心包络，通阴维。主治二十五证） | | 脚膝肿痛 | 胃肝 |
| 中满不快 | 心胃 | 四肢不遂 | 胆 |
| 伤寒 | 心主 | 头风肿 | 膀胱 |
| 心胸痞满 | 肝胃 | 头项①肿 | 膀胱 |
| 吐逆不定 | 脾胃 | 浮风搔痒 | 肺 |
| 胸满痰隔 | 肺心 | 身体肿 | 肾胃 |
| 腹痛 | 胃 | 身体麻 | 肝脾 |
| 泄泻滑肠 | 大肠 | 头目眩 | 膀胱 |
| 酒痰隔痛 | 心主 | 筋挛骨痛 | 肝胃 |
| 米谷不化 | 胃 | 颊腮痛 | 大肠 |
| 横竖痃气 | 肝胃 | 雷头风 | 胆 |
| 小儿脱肛 | 大肠肺 | | |
| 九种心痛 | 心主胃 | | |

① 头项：原作"头顶"，据《针经指南》改。

| | | | |
|---|---|---|---|
| 眼目肿痛 | 肝心 | 盗汗不止 | 肺心 |
| 中风手足不举 | 肾 | 中风不语 | 经络肝 |
| 耳聋 | 肾胆 | 牙齿痛 | 胃大肠 |

上列病证，临泣悉主之。先取临泣，后取外关。

| | | | |
|---|---|---|---|
| | | 癫痫吐沫 | 胃 |
| | | 腰背强痛 | 肾 |

**外关**(手少阳三焦经，通阳维。主治二十七证)

| | | | |
|---|---|---|---|
| 肢节肿痛 | 肾 | 筋骨痛 | 肝胃 |
| 臂膊冷痛 | 三焦 | 咽喉闭塞 | 肾肺胃 |
| 鼻衄 | 肺 | 颊腮肿痛 | 胃小肠 |
| 手足发热 | 三焦 | 伤寒项强或痛 | 膀胱 |
| 手指节痛不能屈伸 | 三焦 | 膝胫肿痛 | 肾 |
| 眉棱中痛 | 膀胱 | 手足麻 | 胃 |
| 手足疼痛 | 胃 | 眼赤肿 | 肝心 |
| 产后恶风 | 肾胃 | 伤寒头痛 | 膀胱 |
| 伤寒自汗 | 胃肺 | 表汗不出 | 肺胃 |
| 头风 | 膀胱 | 冲风泪下 | 肝胆 |
| 四肢不遂 | 胆胃 | 破伤风搐 | 肝 |
| 筋骨疼痛 | 肝肾 | 产后汗出恶风 | 肺 |
| 迎风泪出 | 肝 | 喉痹 | 肺肝 |
| 赤目疼痛 | 肝心 | 脚膝腿疼 | 胃 |
| 腰背肿痛 | 肾 | 手麻痹 | 大肠 |

**申脉**(足太阳膀胱经，通阳蹻。主治二十五证)

| | | | |
|---|---|---|---|
| 手足麻痛并无力 | 胃 | 腰背强痛 | 膀胱 |
| 眼肿 | 心 | 肢节烦痛 | 肾肝 |
| 头风掉眩痛 | 膀胱 | 手足不遂 | 胃肺 |
| 伤寒表热 | 膀胱 | 伤寒头痛 | 膀胱 |
| 破伤风 | 肝胃 | 身体肿满 | 胃 |
| 手臂痛 | 大肠三焦 | 头面自汗 | 胃 |
| 头项痛 | 小肠 | 癫痫 | 肝 |
| 盗汗 | 心主 | 目赤肿痛 | 膀胱 |
| 目翳或隐涩 | 肝 | 伤风自汗 | 胃 |
| 产后身肿 | 胃肾 | 头风痒痛 | 胆 |
| 腰胯痛 | 肾 | 眉棱痛 | 膀胱 |
| 雷头风 | 胆 | 雷头风 | 胆 |

上病证，外关悉主之。

**后溪一穴**(手太阳小肠经，通督脉。合于内眦，走头项、耳肩膊①、小肠、膀胱。主治二十四证)

| | | | |
|---|---|---|---|
| | | 手臂痛 | 大肠 |
| | | 臂冷 | 三焦 |
| | | 产后自汗 | 肾 |
| 手足挛急 | 肝 | 鼻衄 | 肺 |
| 手足颤掉 | 肝三焦 | 破伤风 | 肝 |
| 头风痛 | 三焦膀胱 | | |
| 伤寒不解 | 膀胱 | | |

① 肩膊：原作"户膊"，今据手太阳经循行部位改。

| | | | |
|---|---|---|---|
| 肢节肿痛 | 肾肝 | 胃肠痛病 | 心胃 |
| 腿膝肿痛 | 胃 | 诸积 | 心胃 |
| 耳聋 | 肾 | 上病,列缺悉主之,先取列缺,后取照海。 | |
| 手足麻 | 胆 | **照海**(足少阴肾经,通阴跷。主治二十七证②) | |
| 吹奶 | 胃 | 喉咙闭塞 | 胃 |
| 洗头风 | 膀胱 | 小便冷痛 | 肾肝 |
| 手足挛 | 肝肾 | 小便淋涩不通 | 膀胱 |
| 产后恶风 | 肾 | 妇人血晕 | 肝肾 |

上病,申脉穴主之,先取申脉,后取后溪。

**列缺**(手太阴肺经,通任脉。合肺及肺系、喉咙、胸膈。主治三十一证)

| | | | |
|---|---|---|---|
| | | 膀胱气痛 | 膀胱 |
| 寒痛泄泻 | 脾 | 胎衣不下 | 肝 |
| 妇人血积痛或败血 | 肝 | 脐腹痛 | 脾 |
| 咽喉肿痛 | 胃 | 小腹胀满 | 小肠 |
| 死胎不出及胎衣不下 | 肝 | 肠澼下血 | 大肠 |
| 牙齿肿痛 | 胃大肠 | 饮食不纳反胃吐食 | 胃 |
| 小肠气撮痛 | 小肠 | 男子癖并酒积 | 肺肝 |
| 胁癖痛 | 肝肺 | 肠鸣下痢腹痛 | 大肠 |
| 吐唾脓血 | 肺 | 中满不快 | 胃 |
| 咳嗽寒痰 | 肺 | 食不化 | 胃 |
| 痃气 | 胃 | 妇人血积 | 肾心 |
| 食噎不下 | 胃 | 儿枕痛 | 胃肝 |
| 脐腹撮痛 | 脾 | 难产 | 肾肝 |
| 心腹痛 | 脾 | 泄泻 | 脾 |
| 肠鸣下痢 | 大肠 | 呕吐 | 胃 |
| 痔痒痛漏血 | 大肠 | 酒积 | 脾 |
| 心痛温痢① | 脾 | 痃气 | 胃 |
| 产后腰痛 | 肾肝 | 气块 | 脾肝肾 |
| 产后发狂 | 心 | 酒痹 | 胃肝 |
| 产后不语 | 心包络 | 气膈 | 心主 |
| 米谷不化 | 脾 | 大便不通 | 大肠 |
| 男子酒癖 | 胃肝 | 食劳黄 | 脾胃 |
| 乳痈肿痛 | 胃 | 足热厥 | 心主 |
| 妇人血块 | 肝肾 | | |
| 温病不差 | 胆 | | |
| 吐逆不止 | 脾胃 | | |
| 小便下血 | 小肠 | | |
| 小便不通 | 膀胱 | | |
| 大便闭塞 | 大肠 | | |
| 大便下血 | 大肠 | | |

上病,照海悉主之,先取照海,后取列缺。

上法,先刺主证之穴,随病左右上下所在取之,仍循扪道引,按法祛除。如病未已,必求合穴;未已则求之,须要停针待气,使上下相接,快然无其所苦,而后出针。

---

① 温痢:《针经指南》作"泻痢",义长。
② 二十七证:《针经指南》作"二十九证",较此篇多"肠风痒"、"癖痛"二证。

按：此八穴，治法溥博，亦许学士所谓广络原野，冀获一兔者也。

> 按："骑竹马法"是一种灸法。出宋·闻人耆年的《备急灸法》。灸穴在背部，取穴时以绳量取肘横纹至中指尖长度，令跨竹竿上，挺背正坐，并令两人抬扛，两人扶定，使足尖离地寸许。然后以绳之一端着尾骨尖，沿脊直上，尽处标点，以此点向两侧各开一同身寸处是穴。主治发背脑疽，肠痈，牙痛，风瘅肿瘤，恶核瘰疬，四肢下部痈疽疔疮等。高武认为此穴在督脉的至阳、筋束连线中点与膀胱经的膈俞、肝俞连线中点之间，即大约在第八胸椎脊突下旁开1寸处。
>
> "四花穴法"也是一种灸法。四花穴出于《骨蒸病灸方》，是崔知悌骨蒸痨瘵之法。崔知悌为唐代医家，许州鄢陵（今属河南）人，唐高宗时（650-683年）任中书侍郎、户部尚书，于骨蒸病颇有研究，著《骨蒸病灸方》。《外台秘要》卷十三、《苏沈良方》卷一、《针灸大全》卷所载本法基本一致，为《骨蒸病灸方》佚文。《资生经》卷三取穴法则与其不同，为《针灸聚英》、《针灸大成》所收载。高武认为：四花穴法不准，临床取穴大致应该就是膀胱经的膈俞与胆经穴。
>
> 至于《针灸资生经》所载的"灸痨穴法"，高武认为就是灸膀胱经的心俞也。《千金方》所载的取肾俞法，高武认为因人有胖瘦，所以不准。
>
> "窦氏八穴"是指十二经脉与奇经八脉相通的8个腧穴，组成"八脉交会穴"。由金元窦汉卿在其所著《针经指南》中提出而称为"窦氏八穴"，即：公孙通过足太阴脾经入腹会于关元，与冲脉相通；内关通过手厥阴心包经起胸中，与阴维脉相通；外关通过手少阳三焦经上肩循天髎，与阳维脉相通；临泣通过足少阳胆经过季胁，与带脉相通；申脉通过足太阳膀胱经，与阳跷脉相通；后溪通过手太阳小肠经交肩会于大椎，与督脉相通；照海通过足少阳肾经循阴股入腹达胸，与阴跷脉相通；列缺通过手太阴肺经循喉咙，与任脉相通。窦汉卿介绍了流注八穴所治的213证，以后明代的徐凤和杨继洲皆有所发挥。

## 子午流注髎穴开合

胆甲日（甲与己合，胆引气行，木，原在寅），甲戌时（井胆）窍阴，丙子时前谷（荥小肠），戊寅时陷谷（俞胃），并过本原丘墟，庚辰时阳溪（经大肠），壬午时委中（合膀胱），甲申时气纳三焦。

肝乙日（乙与庚合，肝与血行），乙酉时大敦（井肝），丁亥时少府（荥心），己丑时太白（俞胃），辛卯时经渠（经肺），癸巳时阴谷（合肾），乙未血纳包络。

小肠丙日（丙与辛合，小肠引气出行，火原在子，火入水乡），丙申时少泽（井小肠），戊戌时内庭（荥胃），庚子时三间（俞大肠），过本原腕骨（原火，原在子），壬寅时昆仑（经膀胱），甲辰时阳陵泉（合胆），丙午时气纳三焦。

心丁日（丁与壬合，心引血行），丁未时少冲（井心），己酉时大都（脾荥），辛亥时太渊（俞肺），癸丑时复溜（经肾），巳①卯时曲泉（合肝），丁巳时血纳三焦。

胃戊日（戊与癸合，胃引气出行，土，原在戌）戊午时厉兑（井胃），庚申时三间（荥大肠），壬戌时束骨（俞膀胱），过本原冲阳（土，原在戌），甲子时阳辅（经胆），丙寅时小海（合小肠），戊辰时气纳三焦。

脾己日（甲与己合，脾引血行），己巳时隐白（井脾），辛未时鱼际（荥肺），癸酉时太溪（俞肾），乙亥时中封（经肝），丁丑时少海（合心），己卯时血纳包络。

大肠庚日（庚与乙合，大肠引气出行，金，原在申）庚

---

① 巳：据文义当作"乙"。

辰时商阳（井大肠），壬午时通谷（荥膀胱），甲申时临泣（俞胆），过本原合谷（金，原在申），丙戌时阳谷（经小肠），戊子时三里（合胃），庚寅时气纳三焦（支沟）。

肺辛日（丙与辛合，肺引血出行），辛卯时少商（井肺），癸巳时然谷（荥肾），乙未时太冲（俞肝），丁酉时灵道（经心），己亥时阴陵泉（合脾），辛丑时血纳包络。

膀胱壬日（丁与壬合，膀胱引气出行，水，原在午，水入火乡），壬寅时至阴（井膀胱），甲辰时侠溪（荥胆），丙午时后溪（俞小肠），过本原京骨（水，原在午，火入水乡，故壬丙子午相交），戊申时解溪（经胃），庚戌时曲池（合大肠），壬子时气纳三焦（还原化本）。

肾癸日（戊与癸合，肾引血行），癸亥时涌泉（井肾），乙丑时行间（荥肝），丁卯时神门（俞心），己巳时商丘（经脾），辛未时尺泽（合肾），癸酉时血纳包络。

三焦（十二经之本，生气之原。主通行荣卫，经历五脏六腑），壬子时关冲（井三焦），甲寅时液门（荥），丙辰时中渚（俞），过本原阳池（原），戊午时支沟（经），庚申时天井（合），壬戌时气入行。

心包络（心与三焦为表里）癸丑时中冲（井），乙卯时劳宫（荥），丁巳时大陵（俞），己未时间使（经），辛酉时曲泽（合），癸亥血入行。

上子午流注开合时，原有方圆二图，今直录之，以便记诵。旧方图以甲己为九，乙庚为八，丙辛为七，丁壬为六，戊癸为五；子午为九，丑未为八，寅申为七，卯酉为六，辰戌为五，巳亥为四，圆图无此，而缺三焦包络。大抵书之有图，所以彰明其理耳，今反晦之，是以不录。窦氏①井荥俞经合应日开合，有图有说，今人泥其图而不详其说，妄言今日某日，某时其穴开，凡百病皆针灸此开穴；明日某日，某时其穴开，凡百病针灸明日开穴，误人多矣！今去其图，直录其说，使人知某病宜针灸某经某穴，当用某日某时开方针。如东垣治前阴臊臭，刺肝经行间，用乙丑时矣；又刺少冲，则宜丁未日矣。岂东垣治一病而有首尾越四十三日刺两穴哉？此又不通之论也。大抵医自《素》、《难》之下，皆为旁溪曲径，非周行也。

## 脏腑井荥俞经合主治

假令得弦脉，病人善洁（胆为清净之腑故耳），面青善怒，此胆病也。若心下满当刺窍阴（井），身热当刺侠溪（荥），体重节痛刺临泣（俞），喘咳寒热刺阳辅（经），逆气而泄刺阳陵泉（合），又总取丘墟（原）。

假令得弦脉，病人淋溲难，转筋，四肢满闭，脐右有动气，此肝病也。若心下满当刺大敦（井）身热刺行间（荥），体重节痛刺太冲（俞），喘嗽寒热刺中封（经），逆气而泄刺曲泉（合）。

假令得浮洪脉，病人面赤口干喜笑，此小肠病也。若心下满刺少泽（井），身热刺前谷（荥），体重节痛刺后溪（俞），喘嗽寒热刺阳谷（经），逆气而泄刺小海（合），又总刺腕骨（原）。

假令得浮洪脉，病人烦心，心痛，掌中热而哕，脐上有动气，此心病也。若心下满刺少冲（井），身热刺少府（荥），体重节痛刺神门（俞），喘嗽寒热刺灵道（经），逆气而泄刺少海（合）。

假令得浮缓脉，病人面黄，善噫善思善沫，此胃病也。若心下满刺厉兑（井），身热刺内庭（荥），体重节痛刺陷谷（俞），喘嗽寒热刺解溪（经），逆气而泄刺三里（合），又总刺冲阳（原）。

假令得浮缓脉，病人腹胀满，食不消，体重节痛，怠惰嗜卧，四肢不收，当脐有动气，按之牢若痛，此脾病也。若心下满刺隐白（井），身热刺大都（荥），体重节痛刺太白（俞），喘嗽寒热刺商（经），逆气而泄刺阴陵泉（合）。

假令得浮脉，病人面白，善嚏，悲愁不乐欲哭，此大肠病也。若心下满刺商阳（井），身热刺二间（荥），体重节痛刺三间（俞），喘嗽寒热刺阳溪（经），逆气而泄刺曲池（合），又总刺合谷（原）。

假令得浮脉，病人喘嗽，洒淅寒热，脐右有动气，按之牢若痛，此肺病也。若心下满刺少商（井），身热刺鱼际（荥），体重节痛刺太渊（俞），喘嗽寒热刺经渠（经），逆气而泄刺尺泽（合）。

---

① 窦氏：此指窦桂芳所汇刻之《针灸四书》所载《子午流注针经》一书。

假令得沉迟脉，病人面黑，善恐欠，此膀胱病也。若心下满刺至阴（井），身热刺通谷（荥），体重节痛刺束骨（俞），喘嗽寒热刺昆仑（经），逆气而泄刺委中（合），又通刺京骨（原）。

假令得沉迟脉，病人逆气，小腹急痛，泄如下重，足胫寒而逆，此肾病也。若心下满刺涌泉（井），身热刺然谷（荥），体重节痛刺太溪（俞），喘嗽寒热刺复溜（经），逆气而泄刺阴谷（合）。

此五脏六腑井荥俞经合刺法，深得《素》、《难》之旨，学者不可不知。

## 十二经是动所生病补泻迎随

《经》曰：十二经病，盛则泻之，虚则补之，热则疾之，寒则留之，不盛不虚，以经取之。又曰：迎而夺之，随而济之。又曰：虚则补其母，实则泻其子。《难经》曰：经脉行血气，通阴阳，以荣于身者也。其始（平旦寅时）从中焦注手太阴（肺）阳明（大肠卯），阳明注足阳明（胃辰）太阴（脾巳），太阴注手少阴（心午）太阳（小肠未），太阳注足太阳（膀胱申）少阴（肾酉），少阴注手心主（包络戌）少阳（三焦亥），少阳注足少阳（胆子）厥阴（肝丑），阴复注于手太阴，如环无端，转相灌溉。又曰：迎随者，知荣卫之流行，经脉之往来，随其顺逆而取之。又曰：所出为井，所溜为荥，所注为俞，所行为经，所入为合。又曰：井者东方春也，万物之始生，故言井；合者北方冬，阳气入脏，故言合（举始终而言，经俞在其中矣）。又曰：诸井者，肌肉浅薄，不足为使也，刺井当刺荥（滑氏曰：补井当补合）。又曰：原者三焦之尊号，五脏六腑有病，皆取其原。又曰：泻南方，补北方。今本《素》、《难》发挥于左，圆机之士，必以为赘，姑以私备忘尔。

## 十二经病井荥俞经合补虚泻实

手太阴肺经属辛金，起中府，终少商，多气少血，寅时注此。

是动病（邪在气，气为是动）　肺胀，膨膨而喘咳，缺盆中痛，甚则交两手而瞀，是谓臂厥。

所生病（邪在血，血为所生病）咳嗽上气，喘喝烦心，胸满，臑臂内前廉痛，掌中热。气盛有余，则肩背痛风寒（疑寒字衍），汗出中风，小便数而欠，寸口大三倍于人迎；虚则肩背痛寒，少气不足以息，溺色变，卒遗失无度，寸口反小于人迎也。

补（虚则补之）用卯时（随而济之）太渊（穴在掌后陷中，为经土。土生金，为母。经曰：虚则补其母）

泻（盛则泻之）用寅时（迎而夺之）尺泽（为合水。金生水，实则泻其子。穴在肘中约纹动脉中）

手阳明大肠经为庚金，起商阳，终迎香，气血俱多，卯时注此。

是动病　齿痛颊肿。是主津。

所生病　目黄口干，鼽衄喉痹，肩前臑痛，大指次指不用。气有余，则当脉所过者热肿，人迎大三倍于寸口；虚则寒栗不得，人迎反小于寸口也。

补　用辰时　曲池（穴在肘外辅骨，屈肘屈骨之中，拱胸取之。为合土。土生金，虚则补其母）

泻　用卯时　二间（穴在食指本节前内侧陷中。为荥水。金生水，为子，实则泻其子）

足阳明胃经属戊土，起承泣，终厉兑，气血俱多，辰时气血注此。

是动病　洒洒然振寒，善伸数欠，颜黑，病至恶人与火，闻木音则惕然而惊，心动欲独闭户牖而处。甚则欲上高而歌，弃衣而走，贲响腹胀，是谓骭厥。主血。

所生病　狂疟温淫，汗出鼽衄，口㖞唇胗，喉痹，大腹水肿，膝髌肿痛，循胸乳气街股伏兔胻外廉足跗上皆痛，中指不用。气盛则身已前皆热，其有余于胃，则消谷善饥，溺色黄，人迎大三倍于寸口；气不足，则身以前皆寒栗，胃中寒则胀满，人迎反小于寸口也。

补　用巳时　解溪（穴在冲阳后一寸五分腕上陷中。为经火。火生土。经曰：虚则补其母）

泻　用辰时　厉兑（穴在足大指次指去甲如韭叶。为金井。土生金。经曰：实则泻其子）

足太阴脾经属己土，起隐白，终周荣，多气少血，巳时气血注此。

是动病　舌本强，食则呕，胃脘痛，腹胀善噫，得后出与气，则快然如衰，身体皆重。是主脾。

所生病　舌本痛，体不能动摇，食不下，烦

心,心下急痛,寒疟,溏瘕泄,水闭,黄疸,不能卧,强立。膝股内肿厥,足大指不用。盛者,寸口大三倍于人迎;虚者,寸口小三倍于人迎也。

　　补　用午时　大都(穴在足大指本节后陷中。为荥火。火生土,为母,虚则补其母)

　　泻　用巳时　商丘(穴在足内踝下微前陷中。为经金。土生金,实则泻其子)

　　手少阴心经属丁火,起极泉,终少冲,多血少气,午时注此。

　　是动病　嗌干心痛,渴而欲饮,是为臂厥。主心。

　　所生病　目黄胁痛,臑臂内后廉痛厥,掌中热。盛者,寸口大再倍于人迎;虚者,寸口反小于人迎也。

　　补　用未时　少冲(穴在手小指内廉端,去爪甲如韭叶。为井木。木生火,为母。经曰:虚则补其母)

　　泻　用午时　灵道(穴在掌后一寸五分。为经金。土生金,为子,实则泻其子)

　　手太阳小肠经属丙火,起少泽,终听宫,多血少气,未时注此。

　　是动病　嗌痛颔肿,不可回顾,肩似拔,臑似折,是主液。

　　所生病颈寒肩臑耳聋目黄,颊肿肘臂外后廉痛。盛者,人迎大再倍于寸口;虚者,人迎反小于寸口也。

　　补　用申时　后溪(穴在手小指外侧本节后陷中。为俞木。木生火,虚则补其母)

　　泻　用未时　小海(穴在肘内,大骨外,肘端五分陷中。为合土。火生土,为子,实则泻其子)

　　足太阳膀胱经属壬水,起睛明,终至阴,多血少气,申时注此。

　　是动病　头痛,目①似脱,项似拔,脊痛,腰似折,髀不可以曲,腘如结,腨似裂,是为踝厥。是主筋。

　　所生病　痔疟狂癫,头囟顶痛,目黄泪出,鼽衄,项背腰尻腘腨脚皆痛,小指不用。盛者,人迎大再倍于气口;虚者,人迎反小于气口也。

　　补　用酉时　至阴(穴在足小指外侧去爪甲角如韭叶。为井金。金生水,虚则补母)

　　泻　用申时　束骨(穴在足小指外侧本节后陷中。

为俞水。水生木,为子,实则泻其子)

　　足少阴肾经属癸水,起涌泉,终俞府,多血少气,酉时注此。

　　是动病　饥不欲食,面黑如炭色,咳唾则有血,喝喝而喘,坐而欲起,目䀮䀮然如无所见,心如悬饥状,气不足,则善恐,心惕然,如人将捕之,是谓骨厥。是主肾。

　　所生病　口热舌干咽肿,上气嗌干及痛,烦心心痛,黄疸肠澼,脊股内后廉痛,痿厥,嗜卧,足下热而痛。盛者,寸口大再倍于人迎;虚者,寸口反小于人迎也。

　　补　用戌时　复溜(穴在足内踝上二寸动脉陷中。为经金。金生水,虚则补其母)

　　泻　用酉时　涌泉(穴在足心陷中。为井水。水生木,木为水之子,实则泻其子)

　　手厥阴心包络经　配肾(相火),起天池,终中冲,多血少气,戌时注此。

　　是动病　手心热,臂肘挛痛,腋肿,甚则胸胁肢满,心中澹澹大动,面赤目黄,善笑不休,是主心包络。

　　所生病　烦心心痛,掌中热。盛者,寸口大三倍于人迎;虚者,寸口反小于人迎。

　　补　用亥时　中冲(穴在手中指端去爪甲如韭叶。为井木。木生火,为母,虚则补其母。滑氏曰:井者,肌肉浅薄不足以使也。补井者,当补合)

　　泻　用戌时　大陵(穴在掌后两筋间陷中。为俞土。火生土,为子,实则泻其子)

　　手少阳三焦经(属相火配心包)　起关冲,终丝竹,多气少血,亥时注此。

　　是动病　耳聋,浑浑焞焞,咽肿喉痹,是主气。

　　所生病　汗出,目锐眦痛,颊痛,耳后肩臑肘臂外皆痛,小指次指不用。盛者,人迎大一倍于寸口;虚者,人迎反小于气口也。

　　补　用子时　中渚(穴在手小指次指本节后陷间。为俞木。木生火,为母,虚则补其母)

　　泻　用亥时　天井(穴在肘外大骨后上一寸,两筋间陷中,屈肘得之。甄权云:屈肘一寸。又:手按膝头,取之两筋骨罅中。为合土。火生土,为子,实则泻其子)

---

①　目:原无,据《十四经发挥》补。

足少阳胆经　属甲木,起瞳子髎,终窍阴,多气少血,子时注此。

是动病　口苦善太息,心胁痛,不能转侧,甚则面微有尘,体无膏泽,足外反热,是为阳厥。是主骨。

所生病　头角颔痛,目锐眦痛,缺盆中肿痛,腋下肿,马刀夹瘿,汗出振寒,疟,胸中胁肋①髀膝外,至胫绝骨外踝前及诸节皆痛,小指次指不用。盛者,人迎大三倍于寸口;虚者,人迎反小于寸口也。

补　用丑时　侠溪(穴在足小指次指歧骨间,本节前陷中。为荥水。水生木,为母,虚则补其母)

泻　用子时　阳辅(穴在足外踝上四寸,辅前骨绝骨端,去丘墟七寸。为经火。木生火,为子,实则泻其子)

足厥阴肝经　属乙木,起大敦,终期门,多血少气,丑时注此。

是动病　腰痛不可俯仰,丈夫㿉疝,妇人小腹肿,甚则嗌干,面尘脱色。是主肝。

所生病　胸满呕逆,洞泄,狐疝,遗溺癃闭。盛者,寸口大一倍于人迎;虚者,寸口反小于人迎也。

补　用寅时　曲泉(穴在膝内辅骨下,大筋上、小筋下陷中,屈膝得之,在膝横纹头是。为合水。水生木,为母,虚则补其母)

泻　用丑时　行间(穴在足大指间,动脉应手。为荥火。木生火,火为子,实则泻其子)

上针法,井荥俞经合补泻,皆本《素》、《难》也。

**按**:子午,表示昼夜时间的变化;流注,表示气血的运行。气血循经运行随着时间变化而有盛有衰,气血盛时穴位"开",气血衰时穴位"阖"。子午流注即是一种按时配穴法,以日时干支(古代的计时方法)推算人体气血流注盛衰的时间,据此选配各经穴位进行针刺治疗。

高武先介绍了脏腑井荥俞经合主治,即与卷上的"五藏六腑井荥俞原经合"表相呼应,具体介绍了五输穴的主治病证。再根据五行属性与天干地支的配属关系,创立"十二经是动所生病补泻迎随"、"十二病井荥俞经合补虚泻实",即近人所称"子午流注法纳支(子)法"。高氏认为子午流注(纳甲法)深奥难懂,加以因师传不同,方法各异,使后人在学习和理解上都有困难。岂因拘泥于旧说"妄言今日某日,某时其穴开,凡百病皆针灸此开穴;明日某日,某时其穴开,凡百病针灸明日开穴,误人多矣",指出按时用穴,往往延误病情,故而认为"皆为旁溪曲径",而非正宗,主张予以废弃。高氏的见解认为必须"使人知某病宜针灸某经某穴,当用某日某时开方针",郧先知病,后定经穴,最后决定选用该经该穴的开穴时辰,进行针灸,就是近人所称"定时用穴"法。基于以上的观点,高氏将《难经·六十九难》的子母补泻法与宋元时代医家发展的"地支十二属"(见《扁鹊神应针灸玉龙经》)相结合,并根据《灵枢·邪客》中"因冲而泻,因衰而补"的原则,创立了一种以十二经脉配属十二地支时辰,以《灵枢》平旦(寅时)营卫各行五十度而大会于手太阴肺经的认识,按十二经脉流注的次序,一时辰一经脉相配合,再依《难经·六十九难》中"虚者补其母,实者泻其子"的原则,当流注时辰到达,经气旺盛时,取子穴用泻法;流注时辰已过,经气虚衰时,取母穴用补法,并以《灵枢·经脉》中所载十二经脉的"是动、所生病"及"寸口、人迎"脉诊法为依据,来辨别十二经脉的虚实病态,施用这种按时补泻的方法,所以称为"十二经是动所生病补泻迎随"法。又因其所选用的都是十二经的五输穴,所以又名"十二经病井荥俞经合补虚泻实"法。近人所用"子午流注纳子法",不受十二经脉是动所生病病候的限制,仅取其流注时辰与子母补泻用穴的方法,可以视为高氏立法的灵活运用。

---

① 肋:原作"筋",据《十四经发挥》改。

## 东垣针法

东垣针法，悉本《素》《难》，近世医者，止读《玉龙》《金针》《标幽》等歌赋，而于先生之所以垂教者，废而不讲，宜其针之不古，若而病之不易瘳也。兹故表而出之，引伸触类，应用不穷矣。

东垣曰：《黄帝针经》胃病者，胃脘当心而痛，上支两胁，膈咽不通，饮食不下，取三里以补之。

脾胃虚弱，感湿成痿，汗大泄，妨食，三里、气街以三棱针出血；若汗不减，不止者，于三里穴下三寸上廉穴出血。禁酒湿面。

东垣曰：《黄帝针经》云：从下上者，引而去之，上气不足，推而扬之。盖上气者，心肺上焦之气，阳病在阴，从阴引阳，去其邪气于腠理皮毛也。又云：视前痛者，当先取之，是先以缪刺，泻其经络之壅者，为血凝而不流，故先去之而治他病。

东垣曰：胃气下溜，五脏气皆乱，其为病互相出见。黄帝曰：五乱刺之有道乎？岐伯曰：有道以来，有道以去，审知其道，是谓身宝。帝曰：愿闻其道。岐伯曰：气在于心者，取之手少阴心主之输神门、大陵，同精导气，以复其本位。

气在于肺者，取之手太阴荥、足少阴输：鱼际、太渊。成痿者，以导湿热，引胃气出阳道，不令湿土克肾，其穴在太溪。

气在于肠胃者，取之足太阴、阳明；不下者，取之三里、章门、中脘、三里①。因足太阴虚者，于募穴中导引之于血中。有一说，腑输去腑病也。胃虚而致太阴无所禀者，于足阳明之募穴中引导之。如气逆为霍乱者，取三里；气下乃止，不下复始。

气在于头，取之天柱、大杼；不足，取之足太阳荥输：通谷深、束骨深。先取天柱、大杼，不补不泻，以导气而已；取足太阳膀胱经中，不补不泻，深取通谷、束骨，丁心火、己脾土穴中以引导去之。

气在于臂足，取之先去血脉；后取其阳明少阴之荥输：二间、三间深取之，内庭、陷谷深取之。视其足臂之血络，尽取之。后治其痿厥，皆不补不泻，从阴深取，引而上之。上者出也，去也。皆阴火有余，阳气不足，伏匿于地中者，荣血也。当从阴引阳，先于地中升奉阳气，次泻阴火，乃导气同精之法。

帝曰：补泻奈何？曰：徐入徐出，谓之导气。补泻无形，谓之同精。是非有余不足也，乱气之相逆也。帝曰：允乎哉道，明乎哉问，请著之玉版，命曰治乱也。

东垣曰：阴病治阳，阳病治阴。《阴阳应象论》云：审其阴阳，以别柔刚，阳病治阴，阴病治阳，定其血脉，各守其乡，血实宜决之，气虚宜掣引之。夫阴病在阳者，是天外风寒之邪，乘中而外入，在人之背上腑腧脏腧。是人之受天外客邪，亦有二说。中于阳，则流于经，此病始于外寒，终归外热，故以治风寒之邪，治其各脏之俞，非止风寒而已。六淫湿暑燥火，皆五脏所受，乃筋骨血脉受邪，各有背上五脏腧以除之。伤寒一说，从仲景，中八风者，有风论。中暑者，治在背上小肠俞，中湿者，治在胃俞，中燥者，治在大肠俞，此皆六淫客邪有余之病，皆泻其背之腑俞；若病灸传变，有虚有实，各随病之传变，补泻不定，只治在背腑俞。另有上热下寒，经曰：阴病在阳，当从阳引阴，必须先去络脉经隧之血。若阴中火旺，上腾于天，致六阳反不衰而上充者，先去五脏之血络，引而下行，天气降下，则下寒之病自去矣。慎勿独泻其六阳，此病阳亢，乃阴火之邪滋之，只去阴火，只损脉络经隧之邪，勿误也。阳病在阴者，病从阴引阳，是水谷之寒热，感则害人六腑。又曰：饮食失节，及劳役形质，阴火乘于坤土之中，致谷气、营气、清气、胃气、元气不得上升，滋于六腑之阳气，是五阳之气先绝于外。外者天也，下流伏于坤土阴火之中，皆先由喜怒悲忧恐为五贼所伤，而后胃气不行，劳役饮食不节，继之则元气乃伤，当从胃俞合三里穴中，推而扬之，以伸元气，故曰从阴引阳。若元气愈不足，治在腹上诸腑之募穴，若传

---

① 章门、中脘、三里：应删后一"三里"穴，以免与前文重。

在五脏,为九窍不通,随各窍之病,治其各脏之募穴于腹,故曰五脏不平,乃六腑元气闭塞之所生也。又曰:五脏不和,九窍不通,皆阳气不足,阴气有余,故曰阳不胜其阴。凡治腹之募,皆为元气不足,从阴引阳,勿误也。若错补四末之俞,错泻四末之俞,错泻者,差尤甚矣。按岐伯所说,只取穴于天上。天上者,人之背上五脏六腑之俞,岂有生者乎? 兴言及此,寒心切骨,若六淫客邪,及上热下寒,筋骨皮肉血脉之病,错取穴于胃之合。及诸腹之募者,必危,亦岐伯之言。下工岂可不慎哉!

东垣曰:三焦元气衰王。《黄帝针经》云:上气不足,脑为之不满,耳为之苦鸣,头为之倾,目为之瞑;中气不足,溲便为之变,肠为之苦鸣;下气不足,则为痿厥心悗。补足外踝,留之。

东垣曰:一富者前阴臊臭,又因连日饮酒,腹中不和,求先师治之,曰:夫前阴足厥阴之脉络,循阴器出其挺末。凡臭者,心之所主,散入五方为五臭,入肝为臊,此其一也。当于肝经中泻行间,是治其本;后于心经中泻少冲,乃治其标。

## 治 例

### 伤 寒

#### 发热

风寒客于皮肤,阳气怫郁所致,此表热也;阳气下陷,入阴分蒸熏,此里热也。

汗不出,凄凄恶寒,取玉枕、大杼、肝俞、鬲俞、陶道。

身热恶寒,后溪。

身热汗出,足厥冷,取大都。

身热头痛,食不下,取三焦俞。

汗不出,取合谷、后溪、阳池、厉兑、解溪、风池。

身热而喘,取三间。

余热不尽,取曲池。

烦满,汗不出,取风池、命门。汗出寒热,取五处、攒竹、上脘。

烦心好呕,取巨阙、商丘。

身热头痛,汗不出,取曲泉。

身热进退,头痛,取神道、关元、悬颅。(以上出《针经》)

六脉沉细,一息二三至,灸气海、关元。

少阴发热,灸太溪。

#### 恶寒

有热恶寒者,发于阳;无热恶寒者,发于阴。

背恶寒,口中和,灸关元。

#### 恶风

有汗为中风卫病,无汗恶风为寒伤荣。

先刺风池、风府,却与桂枝葛根汤。

#### 胸胁满

邪气自表侵里,必先自胸胁,以次入心腹胃。

胸胁满兼谵语,刺期门。

#### 结胸

脏气闭而不流布也。按之痛为小结,不按自痛为大结。

刺期门,刺肺俞(严仁庵)。妇人因血结胸,热入血室,刺期门。

又以黄连、巴豆七粒,作饼子,置脐中,以火灸之,得利为度。

#### 咳逆

胸中气不交也,水火相搏而有声,故咳逆也。

刺期门。

#### 小腹满

物聚而满,上为气;下为溺与血。小腹硬,小便自利,其人如狂,血证也。当出不出,积而不满。

中痧腹虚胀,或腹中急痛,刺括委中,或夺命穴①等处。

#### 烦躁

邪气在里,烦为内不安,躁为外不安。

伤寒六七日,脉微,手足厥冷,烦躁,灸厥阴俞穴。

---

① 夺命穴:《医经小学·针法》卷五刘氏注曰:"此穴正在手膊上侧筋骨陷中,即虾蟆儿上边也,从肩至肘,正在当中"。

蓄血
热毒流于下而瘀血者。
少阴证下利,便脓血者,可刺。阳明病,下血谵语,必热入血室,头汗出者,当刺期门。

呕吐
表邪传里,里气上逆,则为呕吐。
口中和,脉微涩弱,皆灸厥阴。《脉经》、《千金翼》林氏本曰:灸厥阴五十壮。

战栗
战者正气胜,栗者邪气胜。邪与正争,心战而外栗,为病欲解也。
心气内盛,正气大虚,心栗而鼓颌,身不战者,已而遂成寒逆者,宜灸之。

四逆
四肢逆冷而不温,积凉成寒,六腑气绝于外。四肢手足寒冷,足胫寒逆,少阴也。四肢厥冷,身寒者,厥阴也。
四逆灸气海、肾俞、肝俞。

厥
手足逆冷,阳气伏陷,热气逆伏而手足冷也。刺。
庞氏曰:脉促而厥者,灸之。

郁冒
郁为气不舒,冒为神昏不清,即昏迷是也,多虚极乘寒所致,或吐下使然。
郁冒,刺太阳、少阳;并病头痛,或冒闷,如结胸状,当刺大椎第一间,及肺肝二俞,慎不可汗。

自利
不经攻下自溏泄。
下利脉微涩,呕而汗出,必更衣,反小者,当温上,灸之,以消阴。
少阴,吐利,手中不冷,反发热,脉不至,灸少阴太溪穴。
少阴下利,便脓血者,可刺之,宜通用之。

热入血室
男子由阳明而伤,下血谵语,妇人则随经而入,月水适来,邪乘虚入。
七八日热除而脉迟,胸胁满,如结胸状,谵语,此热入血室。刺期门。用甘草芍药汤;不已,刺隐白。

霍乱
上吐下利,挥霍撩乱,邪在中焦,胃气不治,阴阳乖隔,遂上吐下利,躁扰烦乱也。
干霍乱或腹中急痛绞刺,宜刺委中,及绞括夺命穴。

腹痛
有实有虚,寒热燥屎旧积,按之不痛为虚,痛为实。合灸不灸,令病人冷结,久而弥困,气冲心而死。刺括委中穴。

阴毒阴证
阴病盛,则微阳消于上,故沉重,四肢逆冷,脐腹筑痛,厥逆或冷,六脉沉细。
阴毒,灸关元、气海。

太阳少阳并病
刺肺俞、肝俞。如头痛,刺大椎。

小便不利
邪畜于内,津液不行。
阴寒甚,下闭者,灸之。阴证,小便不利,必阴囊缩入小腹,痛欲死者,灸石门。

不仁
不柔和,痒痛寒热皆不知,正气为邪气闭伏,郁而不散,血气虚少故也。
若越人入诊虢太子尸厥,以郁冒不仁为可治,刺之而济痊者,神医之诊也。设脉浮洪,汗如油,喘不休,体不仁,越人其能治哉?(以上见刘氏《伤寒治例》)

## 杂病

风
大率主血虚气虚,火与湿,多痰。
中风,风池、百会、曲池、翳风、风市、环跳、肩髃,皆可灸之,以凿窍疏风。又针以道气。

寒
见《伤寒》。
阴寒及陷下脉绝者,宜灸之。

发热
有寒热、潮热、烦热、往来热。
热病汗不出,商阳、合谷、阳谷、侠溪、厉兑、劳宫、腕骨以导气。热无度不止,陷谷,血以泄热。

### 腹痛

有实有虚，有寒、气滞、死血、积热、风、湿痰、惊疾、食、疮、痧、疝。

实痛宜刺泻之，太冲、三阴交、太白、太渊、大陵。

邪客经络，药不能及者，宜灸气海、关元、中脘。

### 头痛

有风、风热、痰湿、寒、真头痛，手足青至节，死不治。

灸，疏散寒。

针：脉浮，刺腕骨、京骨；脉长，合骨、冲阳；脉弦，阳池、风府、风池。

### 腰痛

气虚、血虚、肾病、风湿、湿热瘀、寒气滞。

血滞于下，委中出血，灸肾俞、昆仑。又用附子尖、乌头尖、南星、麝香、雄黄、樟脑、丁香炼蜜丸，姜汁化开成膏，放手内，烘热摩之。

### 胁痛

肝火盛，木气实，有死血、痰注、肝急。

针丘墟、中渎。

### 心痛

有风寒、气血虚、食积热。

针太溪、然谷、尺泽、行间、建里、大都、太白、中脘、神门、涌泉。

### 牙疼

主血热、胃口有热、风寒、湿热、虫蛀。

合谷、内庭、浮白、阳白、三间。

### 眼目

肝气实、风热、痰热、血瘀热、血实气壅。

丝竹空、上星、百会、攒竹宣泄。痛者，风池、合谷。张子和治眼目，神庭、上星、前顶。

灸大寒犯脑，连及目痛，或风湿相搏，风邪，皆可用。有翳，取二间、合谷。小儿疳眼，灸合谷二穴各一壮。

### 泻痢

气虚兼寒热、食积、风邪、惊邪、热湿、阳气下陷、痰积，当分治，泻轻痢重。

陷下则灸之，脾俞、关元、肾俞、复溜、腹哀、长强、太溪、大肠俞、三里、气舍、中脘。

白痢，大肠俞；赤，小肠俞。

### 疟

有风暑、山岚瘴气、食老疟、疟母、寒湿痹、五脏疟、五腑疟。

针合谷、曲池、公孙。

灸不拘男女，于大椎中第一节处，先针后灸三七壮，立效。或灸第三节亦可。

### 咳嗽

风、寒、火、劳、痰、肺胀、湿。

灸天突、肺俞、肩井、少商、然谷、肝俞、期门、行间、廉泉、扶突。

针曲泽（出血立已）、前谷。

面赤热咳，支沟；多唾，三里。

### 吐衄血

身热是血虚，血温身热者，死不治。

针隐白、脾俞、上脘、肝俞。

### 下血

肠风多在胃与大肠。

针隐白。

灸三里。

### 诸气

怒则气上，惊则气乱，恐则气下，劳则气散，悲则气消，喜则气缓，思则气结。

针以导气。

### 淋

属热，热结，痰气不利，胞痹为寒，老人气虚。

灸三阴交。

### 小水不禁

灸阴陵泉、阳陵泉。

### 喉痹

针合谷、涌泉、天突、丰隆。

灸：初起旁灸之，盖亦凿窍使外泄也。头肿，针曲池穴。

### 诸疮

瘰疬疮，灸肩井、曲池、大迎。

针：缘唇疮，须去恶血。

### 疝

有因寒、因气，因湿热痰积流下。

灸大敦、三阴交。小腹下横纹斜尖，灸

一壮。

针太冲、大敦、跳骨。

脚气

有湿热、食积、流注、风湿、寒湿。

针公孙、冲阳。

灸三里。

痿

有湿热、有痰、有无血而虚、有气弱、有瘀血。

针中渎、环跳（停针待气二时方可）。

灸三里、肺俞。

喘

有痰、气虚、阴虚。

灸中府、云门、天府、华盖、肺俞。

恶心

因痰、热、虚。

灸胃俞、幽门、商丘、中府、石门、膈俞、阳关。

隔噎

因血虚、气虚、热、痰火、血积、癖积。

针天突、石门、三里、胃俞、胃脘、膈俞、水分、气海、胃仓。

水肿

皮水、正水、石水、风水，因气湿食。

刺胃仓、合谷、石门、水沟、三里、复溜、曲泉、四满。

鼓胀

气胀、寒胀、脾虚中满。

针上脘、三里、章门、阴谷、关元、期门、行间、脾俞、悬钟、承满。

头眩

痰挟气，虚火动其痰。

针上星、风池、天柱。

痛风

风热、风湿、血虚有痰。

针百会、环跳。

肩臂痛

痰湿为主。

灸肩髃、曲池。

梦遗

专主湿热相火。

灸中极、曲骨、膏肓、肾俞。

痫

俱是痰火，不必分牛马六畜。

灸百会、鸠尾、上脘、神门、阳跷（昼发）、阴跷（夜发）。

癫

感天地间谷厉之气，声哑者难治。

针委中出血二三合。黑紫疙瘩处，亦去恶血（以上见刘氏《杂病治例》）。

疮疡

河间曰：凡疮疡须分经络部分，血气多少，俞穴远近。从背出者，当从太阳五穴选用：至阴、通谷、束骨、昆仑、委中。从鬓出者，当从少阳五穴选用：窍阴、侠溪、临泣、阳辅、阳陵泉。从髭出者，当从阳明五穴选用：厉兑、内庭、陷谷、冲阳、解溪。从脑出者，则以绝骨一穴。

《肠痈纂要》云：《千金》灸法：曲两肘，正肘头锐骨，灸百壮，下脓血而安。

武按：河间《疮疡》止论足三阳，而手足三阴三阳未备，学者当引伸而触类。

### 玉机微义

咳嗽

《千金方》曰：寒咳，肝咳，刺足太冲。心咳，刺手神门。脾咳，刺足太白。肺咳，刺手太渊。肾咳，刺足太溪。胆咳，刺足阳陵泉。厥阴咳，刺手大陵。

刘氏曰：经有三焦而无心主，此有心主而无三焦，然已发其秘矣！惜乎胃、大小肠、膀胱咳及针治，皆略之而不议。

《千金》云：咳者，灸两乳下黑白际，各数十壮即差。又以蒲当乳头周匝围身，令前后正中，当脊骨灸十壮。上气咳逆，嗽，短气，气满，食不下，灸肺募五十壮。上气咳逆，短气，风劳病，灸肩井二百壮。上气咳逆，短气胸满，多唾，唾恶冷痰，灸肺俞五十壮。

便血

《宝鉴》曰：邪在五脏，则阴脉不和，不和则血留之，结阴之病，阴气内结，不得外行，无所禀，渗入肠间，故便血。灸中脘、三里、气海等穴。

便血不止，灸劳宫、太白、会阳。

### 咳逆

丹溪曰：气逆也，气自脐下，直冲上出于口，而作声也。人之阴气，依胃为养，胃土伤损，则木气侮之，阴为火乘，不得内守，木挟相火乘之，故直冲清道而上出。言胃弱者，阴弱也。

严氏曰：灸乳下一指男左女右，与乳相直间陷中，灸三壮，妇人屈乳头向下尽处。《宝鉴》曰：病甚者，灸二七壮。武按：此穴，名乳根也。

### 疠风

丹溪曰：是人受得天地间杀物之风，以其酷烈暴悍可畏也，不外乎阳明一经。《病机》云：灸承浆七壮；灸疮轻，再灸；疮愈，三灸之。刘氏曰：阳明、任脉之会，所以宣通血脉，以散风也。

《内经》云：数刺肿上出血。子和曰：刺其面大脉，出血如墨；刺三次，血色变，每刺自额至颐。针上下俱刺，每隔一日一刺，刺至二十余日方已。刘氏曰：委中皆可出血，同汗也。

### 痫

刘氏曰：此疾与中风癫狂，小儿急慢惊相类。原其所由，或在母腹中受惊，或因闻大惊而得，盖小儿神气尚弱，惊则神不守舍，舍空则涎归之；或饮食失节，脾胃有伤，积为痰饮，迷心窍。治法，必当寻火、寻痰而治。丹溪曰：不必分六畜牛马鸡犬，大率主痰火。

洁古云：昼发灸阳跷，夜发灸阴跷，各二七壮。《千金方》：惊痫，按图灸之。

一小儿四岁，与长老念咒，摩顶受记发搐，后见皂衣人即发。罗谦甫先与灸两跷各二七壮，次服沉香天麻汤。

### 伤寒

阴厥脉绝，气海藏结，阴汗不止，腹胀肠鸣，面黑，指甲青，石关、关元，宜灸百壮。阳陵泉，洁古云：烦满囊缩者灸此。太溪灸七壮，治少阴皆利，手足不冷，反发热，脉不至者。刘氏曰：大抵不可刺者，宜灸之。一则沉寒痼冷，二则无脉知阳绝也，三则腹皮急而阳陷也，舍此三者，余皆不可灸。《医学发明》云：陷下则灸之。天地间，阴阳二气而已，阳在外在上，阴在内在下，今言陷下者，阳气下陷入阴血之中，是阴反居其上而覆其阳，脉证俱见寒在外者，则灸之。《异法方宜论》云：北方之人，宜灸焫也。为冬寒太旺，伏阳在内，皆宜灸之。以至理论，则肾主藏，藏阳气在内，冬三月，主闭藏是也，若太过则病，固宜灸焫，此阳明陷入阴水之中是也。《难经》曰：热病在内，取会之气穴。为阳陷入阴中，取阳气通天之窍穴，以火引火而道之，此宜灸焫也。若将有病，一概灸之，岂不误哉？如仲景云：微数之脉，慎不可灸，因火为邪，则为烦逆，追虚逐实，血散脉中，火气虽微，内攻有力，焦骨伤筋，血难复也。又云：脉浮，宜以汗解，用火灸之，邪无从出，因火而盛，病从腰以下必重而痹，名火逆也。脉浮热甚而灸之，此为实实而虚虚治，因火而动，必咽燥唾血。又云：身之穴三百六十有五，其三十穴灸之有害，七十九穴刺之为灾，并中髓也，此仲景《伤寒例》。

按：《明堂》、《针经》条下，所说禁忌明矣。《内经》云：脉之所见，邪之所在，脉沉者，邪气在内；脉浮者，邪气在表。世医只知脉之说，而不知病证之禁忌，若表见寒证，身汗出常清，数栗而寒，不渴，欲覆厚衣，常恶寒，手足厥，皮肤干枯，其脉必沉细而迟，但有一二证，皆宜灸之，阳气陷故也；若身热恶热，时见躁作，或面赤黄，咽干嗌干口干，舌上黄赤，时渴，咽嗌痛，皆热在外也，但有一二证，皆不宜灸；其脉必浮数，或但数亦不可灸，灸之灾害立生；若有鼻不闻香臭，鼻流清涕，或欠或嚏，恶寒，其脉必沉，是脉证相应也。或轻手得弦紧者，是阴伏其阳也，虽面赤宜灸之，不可拘于面赤色而禁之也。

### 痈

《元戎①》云：凡人初觉发背，皆欲结未结，赤热肿痛，先湿纸覆其上，立视候之，其纸先干处即是结，痈头也，取大蒜切成片，如当三钱厚薄，安于头上，用大艾炷灸三壮，即换一蒜片，痛者灸至不痛，不痛灸至痛时方佳，最要早觉早灸为上，一日二日，十灸七活，三日四日，六七活，五六日，三四活，过七日，则不可灸。若有十数

---

① 戎：原误作"戒"，据《玉机微义》卷十五改。

头作一处生者，即用大蒜研成膏。作薄饼铺其上，聚艾于蒜饼上烧之，亦能活也。若背上初发赤肿一片，中间有一片黄粟米头子，便用独蒜切去两头，取中间半寸厚，正安于疮上，着艾灸十四壮，多至四十九壮。又曰：灸而不痛，痛而后止①其灸。灸而不痛者，先及其溃，所以不痛；而后及良肉，所以痛也。灸而痛，不痛而后止其灸，灸而痛者，先及其未溃，所以痛；次及将溃，所以不痛也。刘氏曰：此谓痈疽初发，宜灸之也。然诸疮患久成漏者，常有脓水不绝，其脓不臭，内无歹肉，尤宜用附子浸透，切作大片，厚二三分，于疮上著艾灸之，仍服内托之药，隔三二日再灸之，不五七次，自然肌肉长满矣。至有脓水恶物、渐溃根深者，郭氏治用白面、硫黄、大蒜，三物一处捣烂，着疮大小，捻作饼子，厚约三分，于疮上用艾炷灸二十一壮，一灸一易，后隔四五日，方用翠霞子锭子并信效锭子，互相用之，纴入疮内歹肉尽处，好肉长平，然后外贴收敛之药，内服应病之剂，调理即差矣。盖不止宜灸于疮之始发也，大抵始发宜灸，要汗下补养之药对证，至灸冷疮，亦须内托之药切当，设有反逆，不唯不愈，恐致转生他病也。元好问记云：素饮酒，于九月中，患脑之下、项之上出小疮，后数日，脑项麻木，肿热外掀，疡医遂取五香连翘，至八日不下，而云不可速疗，十八日得脓，俟脓出，用药或砭刺，三月乃可平，四月如故。予记医经云：凡疮见脓九死一生，果如其言，则有束手待毙家之悔矣。乃请东垣诊视，且谓膏梁之变，不当投五香，五香已无及，当先用火攻之，然后用药，以大艾炷如两核许者，攻之至百壮，乃觉痛；次为处方云：是足太阳膀胱之经，其病逆，当急治以黄连消毒丸。

身面疣瘤，《宝鉴》云：艾炷灸十壮，即用醋摩雄黄涂纸上，剪如螺蛳靥大，贴灸处，用膏药重贴，二日一易，候痒折出纸如豆粉②愈。

### 水气

《内经》谓：经脉满则络脉溢，络脉溢则谬刺之，以调其络脉，使形容如旧而不肿，故曰谬刺处，以复其形。谨按：谬刺谓不分俞穴而刺之也。《水热穴论》刺水穴分大法。水溢于表，或腹胀，或四肢虽肿，而气稍实，脉浮洪者，宜行此；至病气孤危，脉微弱而四肢小，气盛实者，今人往往谬刺之，祸不旋踵，盖不审经言脉满经溢谬刺之理也。

### 脚气

孙真人云：古人无此疾，自永嘉南渡，衣冠之人多有之，湿流足胫，房事所致。《发明》曰：北方人饮潼酪湿热之物所致，有道以来，有道以去，治之以灸焫为佳，以导引湿气出外。又察足之三阴、三阳，是何经络所起。杨太受云：脚气是为壅疾，当治以宣通之剂，使气不成壅；既成而盛者，砭恶血而去其肿势。经曰：畜则肿热，砭射之也。

### 喉痹

《原病式》曰：痹，不仁也，俗作闭；闭、壅也。火主肿胀，故热客上焦而咽嗌肿胀也。张戴人曰：手少阴、少阳二脉并于喉，气热则内结肿胀，痹而不通则死，后人强立八名，曰单乳蛾、双乳蛾，单闭喉、双闭喉，子舌胀、木舌胀，缠喉风、走马喉闭。热气上行，故传于喉之两旁，近外肿作，以其形似，是谓乳蛾，一为单，一为双也。其比乳蛾差小者，名闭喉热结。舌下复生一小舌，名子舌胀；热结于舌中为之肿，名木舌胀，木者，强而不柔和也。热结于咽喉，肿绕于外，且麻且痒，肿而大者，名曰缠喉风。暴发暴死者，名走马喉痹。八名虽详，皆归之火，微者咸软之，大者下散之。至于走马喉痹，生死人在反掌间，砭刺出血，则病已。尝治一妇人，木舌胀，其舌满口，令以铍针锐而小者，砭之五七度，三日方平，计所出血几盈斗。

刘氏曰：伤寒少阴病，咽痛及生疮，不能言，声不出者，用甘苦辛温制其标病，以通咽喉；至若伤寒伏气内发，咽痛兼下利清谷，里寒外热，面赤脉微弱者，用辛热之药攻其本病，以顺阴阳，利止则水升火降而咽痛自无也。此非杂病一阴一阳结为喉痹之比，不可妄施针砭，及寒凉

---

① 止：原误作"上"，据《玉机微义》卷十五改。
② 折出纸如豆粉：当据《卫生宝鉴》卷十三作"挤出脓如绿豆粉"。

之药。若是火热喉痹，急用吹药点，刺少商、合谷、丰隆、涌泉、关冲等穴。

淋闭

《原病式》曰：淋，小便涩痛也。热客膀胱，郁结不能渗泄故也。严氏曰：气淋者，小便涩，常有余沥；石淋者，茎中痛，尿不得卒出；膏淋，尿似膏出；劳淋者，劳倦即发，痛引气冲；血淋，遇热即发，甚则溺血。

刘氏曰：大抵是膀胱畜热而成。灸法：炒盐不拘多少，热填满病人脐中，却用筋头①大艾炷七壮，或灸三阴交。

眼目

东垣曰：五脏上注于目而为之精，精之窠为眼，骨之精为黑眼，血之精为络，其窠气之精为白眼，肌肉之精为约束，裹撷筋骨血气之精而与脉并为系。目者五脏六腑之精，荣卫魂魄之所常营也，神之所主也。子和曰：目之五轮，乃五脏六腑之精华，宗脉之所聚，其白属肺金，肉属脾土，赤属心火，黑水光属肾水，兼属肝木。目不因火则不病，白轮变赤，火乘肺也；肉轮赤肿，火乘脾也；黑水神光被翳，火乘肝与肾也；赤脉贯目，火自甚也。凡目暴赤肿起，羞明隐涩，泪出不止，暴寒目眶眶②，大热之所为也。在针则神庭、上星、囟会、前顶、百会，翳者可使立退，肿者可使立消。惟小儿不可刺囟会，肉分浅薄，恐伤其骨。目之内眦，太阳膀胱之所过，血多气少；目之锐眦，少阳胆经，血少气多；目之上纲，太阳经也，亦血多气少；目之下纲，阳明胃经也，血气俱多。然阳明经起于目两旁，交頞③中，与太阳、少阳俱会于目；惟足厥阴肝经连于目系而已。故血太过者，太阳、阳明之实也；血不及者，厥阴之虚也。故出血者，宜太阳、阳明，盖此二经，血多故也；少阳一经，不宜出血，血少故也。刺太阳、阳明出血，则目愈明；刺少阳出血，则目愈昏。要知无使太过、不及，以血养目而已。雀目不能夜视，及内暴怒大忧所致，皆肝血少，禁出血，止宜补肝养胃。

刘氏曰：内障有因于痰热、气郁、血热、阳陷、阴脱、脱营所致，种种病因，古人皆不议，况外障之翳，有起于内眦、外眦、睛上、睛下、睛中，当视其翳色从何经而来。如东垣治魏邦彦夫人目翳，绿色从下而上，病自阳明来也，绿非五色之正，殆肺肾合而成病也，乃就画家以墨调腻粉合成色，与翳同矣。如论治之，疾遂不作。

眼生倒睫拳毛者，两目紧急，皮缩之所致也。盖内复热，阴气外行，当去其内热并火邪。眼皮缓则毛出，翳膜亦退，用手法攀出内睑向外，速以三棱针出血，以左手爪甲迎其针锋立愈。

目眶久赤烂，俗呼为赤瞎，当以三棱针刺目眶外，以泻湿热而愈。

刘氏曰：外治，针也，以泻瘀热；内治，服药，以杜绝④其原可也。

偷针眼，视其背上有细红点如疮，以针刺破即差，实解太阳之郁热也。

腰痛

东垣曰：经云腰痛上寒不可顾，取足太阳、阳明；腰痛上热，取足厥阴；不可俯仰，取足少阳。盖足之三阳，从头走足；足之三阴，从足入腹，经所过处，皆能为痛。治之者，当审其何经所过分野，循其孔穴而刺之，审其寒热而药之。假令足太阳，令人腰痛引项脊尻皆如重状，刺其郄中太阳二经出血，余皆仿此。刘氏曰：王注经中，言灸疑误。灸者宜肾俞、腰俞⑤。《宝鉴》云：灸曲䐐下两纹头，左右脚四处，各三壮，每灸一脚，二火齐下，午时著灸，人定以来，脏腑自动一两行，或转动如雷声，立愈。

损伤

《内经》云：人有所堕坠，恶血留内，腹中胀满，不得前后，先饮利药，此上伤厥阴之脉，下伤少阴之络，刺足内踝下然骨之前出血，刺足跗上动脉；不已，刺三毛各一痏，见血立已，左刺右，右刺左。

其脉坚强者生，小弱者死。

———

① 筋头：当作"箸头"。
② 眶眶：《玉机微义》卷二十九作"𥉌"。
③ 頞：原作"额"，据《玉机微义》卷二十九改。
④ 绝：原无，据《玉机微义》卷二十九补。
⑤ 刘氏此注未解王冰之意也。王氏注《素问》之穴均据腧穴专书——《孔穴图经》，故于刺法、灸法并言。

### 妇人①

《宝鉴》曰：一妇病伤寒，遇夜则见鬼。许学士曰：得病之初，曾值月经来否？其家人曰：经水方来，而病作而遂止②，曰：此热入血室，小柴胡已迟，刺期门。请善针者治之而愈。

乳痈肿痛，针三里穴五分，其痛立止。乳痈，喉痹，胻肿、足跗不收，灸下廉三壮。

女子漏下恶血，月事不调，逆气腹胀，其脉缓者，灸血海二穴三壮。

女子如妊娠，赤白带下，妇人漏血不止，腹胀满不得息，小便黄，如蛊，及治腰痛③如锥刺，不得屈伸，舌纵涎下，烦逆溺难，小腹急引阴痛，股内廉痛，灸阴谷二穴。女子不月，灸会阴三壮。妇人月水不利，难产，子上冲心，痛不得息，灸气冲七壮。妇人月事不利，利即多，心下满，目眪眪不能远视，腹中痛，灸水泉五壮。妇人月事不调，带下崩中，因产恶露不止，绕脐疝痛，灸气海。妇人不月及④，不调匀，赤白带下，气转连背引痛不可忍，灸带脉二穴。产后恶露不止，及诸淋注，灸气海。产后两胁急痛不可忍，灸石关五十壮。女子月事不调，产后恶露不止，绕脐冷痛，灸阴交百壮。带下癥瘕，因产恶露不止，断产绝下，经冷，灸关元百壮。妇人卒口噤，语音不出，风痹，灸承浆五壮。妇人产后，血气俱虚，灸血海百壮。妇人疝气，脐腹冷疼，相引胁下痛不可忍，先灸中庭三七壮。

### 小儿（小儿针，毛针，艾炷如小麦或雀粪大）

《宝鉴》曰：急慢惊风，灸前顶；若不愈，灸攒竹、人中各三壮。

武疑：急惊属肝，慢惊属脾，《宝鉴》不分，灸前顶、攒竹，二穴俱太阳、督脉，未详其义。

小儿慢惊风，灸尺泽各七壮。初生小儿，脐风撮口，灸然谷三壮；或针三分，不见血，立效。小儿癫痫，瘛疭，脊强互相引，灸长强三十壮。小儿癫痫，惊尽目眩，灸神庭一穴七壮。小儿风痫，先曲手指如数物乃发也，灸鼻柱直发际宛宛中三壮。小儿惊痫，先惊怖啼叫乃发，灸后顶上旋毛中三壮，及耳后青络脉。小儿癖气久不消，灸章门各七壮，脐后脊中灸二七壮。小儿胁下满，泻痢体重，四肢不收，痃癖积聚，腹痛不嗜食，痰疟寒热，又治腹胀引背，食饮多，渐渐黄瘦，灸十一椎下两旁相去各一寸五分七壮；小儿黄疸，灸三壮。小儿疳瘦脱肛，体瘦渴饮，形容瘦瘁，诸方不差，灸尾翠骨上三寸陷中三壮，兼三伏内用杨汤水浴之，正午时灸，自灸之后，用帛子拭，见有疳虫随汗出，此法神效。小儿身羸瘦，贲豚腹胀，四肢懈惰，肩背不举，灸章门。小儿吐乳汁，灸中庭一壮。小儿脱肛泻血，秋深不效，灸龟尾一壮。脱肛，灸脐中三壮，《千金》云：随年壮。脱肛久不差，及风痫中风，角弓反张，多哭，语言不择，发无时节，盛则吐涎沫，灸百会七壮。

### 戒逆针灸⑤（无病而先针灸曰逆，逆未至而迎之也）

小儿新生无疾，不可逆针灸之，如逆针灸，则忍痛动其五脏，因喜成痫。河洛关中土地多寒，儿喜成痉其生儿三日，多逆灸以防之；吴蜀地温，无此疾也。古方既传之，今人不分南北灸之，多害小儿也。所以田舍小儿，任其自然，得无夭横也。

### 秦承祖灸鬼法

鬼哭穴以两手大指相并缚，用艾炷骑缝灸之，令两甲角后肉四处着火，一处不着则不效。

按：丹溪治一妇人久积怒与酒，病痫，目上视，扬手踯足，筋牵喉响，流涎，定则昏昧，腹胀痛冲心，头至胸大汗，痛与痫间作。此肝有怒邪，因血少而气独行，脾受刑，肺胃间有酒痰，为肝气所侮而为痛，酒性喜动，出入升降，入内则痛，出外则痫，用竹沥、姜汁、参术膏等药甚多，痫痛间作无度，乘痛时灸大敦、行间、中脘，间以陈皮、芍药、甘草、川芎汤调石膏与竹沥服之，无数；又灸太冲、然谷、巨阙，及大指甲肉。且言鬼怪怒骂巫者，丹溪曰：邪乘虚而入，理或有之，与前药，佐以荆、沥防痰，又灸鬼哭穴，哀告我自去余证，调理而安。

**针灸聚英卷之二终**

---

① 妇人：此篇并下篇"小儿"系集录自《卫生宝鉴》，而非抄自《玉机微义》。
② 而病作而遂止：《卫生宝鉴》卷十八原作"病作而经遂止"。
③ 腰痛：当据《卫生宝鉴》作"膝痛"。
④ 月，及：原倒，据《卫生宝鉴》卷十八乙正。
⑤ 戒逆针灸：此篇又见于卷三。

**按**："东垣针法"这一提法首见于《针灸聚英》，由高武从李东垣的《脾胃论》中摘录若干有关内容命题而成，《针灸大成·卷九》全文予以引用。东垣针法中包涵的学术思想，是东垣整个补土思想的重要组成部分，对针灸界影响较大。高武把"东垣针法"始终贯穿于李氏以"胃气为本"的学术观点之中，注重补益脾胃升发之气，如在胃之合穴足三里的应用上，东垣针法曰："脾胃虚弱，感湿成痿，汗大泄，妨食，三里、气街以三棱针出血"，若因"饮食失节及劳役形质，阴火乘于坤土之中，至谷气、荣气、清气、胃气、元气不得上升……皆先由喜怒悲忧恐为五贼所伤，而后胃气不行，劳役饮食不节，继之则元气乃伤，当从胃合三里穴中推而扬之，以伸元气。"又曰："气在于肠胃者，取足太阴、阳明，不下者，取之三里……"，"气逆霍乱者，取三里"，"胃病者，胃脘当心而痛，上支两胁，膈噎不通，饮食不下，取三里以补之"，充分体现出高氏对李东垣学术观点的继承和发展。

"治例"篇介绍了伤寒六经及杂病的针灸治疗取穴，是对《伤寒论》的发挥。如："少阴证下利，便脓血者，可刺。阳明病下血谵语，必热入血室，头汗出者，当刺期门"，"太阳少阳并病，刺肺俞肝俞，如头痛刺大椎"等，对针灸临床有指导意义。

"玉机微义针灸证治"内容节选自《玉机微义》。《玉机微义》是综合性医书，共五十卷。明·徐用诚撰，刘纯续增，书成于1396年。徐氏原著撰于洪武初（1368年），书名《医学折衷》，立论以《内经》为本，旁采金元诸家学说以阐析分中风、痿伤风、痰饮、滞下、泄泻、疟、头痛、头眩、咳逆、痞满、吐酸、痔疮、风痫、破伤风、损伤十七类。刘纯以其条例未备，又益以咳嗽、热火、暑、湿、燥、寒、疮疡、气血、内伤、虚损、积聚、消渴、水气、脚气、诸疝、反胃、胀满、喉痹、淋闭、眼目、牙齿、腰痛、腹痛、心痛、瘾疹、黄疸、霍乱、厥痹、妇人、小儿三十三类，始改今名。

# 针灸聚英卷之三

四明高武纂集

## 铁　针

《本草》云：马衔铁无毒。日华子云：古旧铤者好，或作医工针也。

武按：《本草》柔铁即熟铁，有毒，故用马衔则无毒。以马属午，属火，火克金，解铁毒，故用以作针。古曰：金针者，贵之也；又：金为总名，铜铁金银之属皆是也。

## 煮　针

危氏书[①]云：乌头、巴豆各一两，硫黄、麻黄各五钱，木鳖子十个，用乌梅药同入磁石器内，水煮一日，洗择之；再用止痛没药、乳香、当归、花乳石各半两，又如前水煮一日，取出，用皂角水洗，再于犬肉内煮一日，仍用瓦屑打磨净，端直，松子油涂，常近人气为妙。

按：煮针非《素问》意，今依法煮之，以解针毒，此有益无害也。

## 火　针

经曰：焠针者，以麻油满盏，灯草令多如大指许丛，其灯火烧针，频以麻油蘸其针，烧令通红，用方有功。若不红者，反损于人，不能去病。烧时令针头低下，恐油热伤手，先令他人烧针，医者临时用之，以免致手热，才觉针红，医即取针，先以针安穴上，自然干，针之亦佳。凡行针、点灸相似，以墨记之，使针时无差，穴道差，则无功。火针甚难，须有屠儿心、刽子手，方可行针，先以左手按定其穴，然后针之，切忌太深，深则反伤经络；不可太浅，浅则治病无功；但消息取中也。凡大醉之后，不可行针，不适浅深，有害无利。凡行火针，必先安慰病人。令勿惊心，较之火针及灸，灸则直守艾灼烧过，痛则久也；火针虽则视之畏人，其针下快疾，一针便去，疼不久也；以此则知，灸壮候数满足，疼之久也；火针止是一针，不再则痛过也。凡行火针，一针之后，疾速便去，不可久留，寻即以左手速按针孔上，则疼止；不按则疼甚。凡下针，先以手按穴，令端正，频以眼视无差，方可下针。烧针之人，委令定心烧之，恐视他处，针冷治病无功，亦不入内也。人身诸处皆可行针，面上忌之。凡季夏，大经血盛皆下流两脚，切忌妄行火针于两脚内及足，则溃脓肿疼难退，其如脚气多发于夏，血气湿气，皆聚两脚，或误行火针，则反加肿疼，不能行履也。当夏之时，脚气若发，药治无效，不免灸之，每一穴上但可灸三壮，劫其病退，壮数之年亦苦不，溃肿脓疮亦易平。火针者，宜破痈毒发背，溃脓在内，外皮无头者，但按肿软不坚者以溃脓；阔大者按头尾及中，以点记，宜下三针，决破出脓；一针肿上，不可按之，即以指从两旁捺之，令脓随手而出或肿大脓多，针时须侧身回避，恐脓射出污身。孙氏曰：凡下火针，须隔一日报之；报之后，当脓水大出，疾则效矣。凡癥块结积之病，甚宜火针，此非万效之功，火针甚妙，于结块之上，须停针慢出，仍转动其针，以发出污滞。凡下火针，经一宿，身上发热恶寒，此为中病，无害事也。火针亦行气，火针惟假火力，无补虚实之害，惟怕太深有害，余则无妨。气针者，有浅有深，有补有泻，候气候邪之难，不可误行，恐虚者反泻，实者不宣，又以为害。世之制火针者，皆用马衔铁，思之令喜意也。此针唯是要久受火气，铁熟不生为上，莫如火炉中用废火箸制针为佳也。初制火针，必须一日一夜，不住手以麻油灯火频频蘸烧，如是终一日一夜，方可施用。凡治瘫痪，尤宜火针，易

---

① 危氏书：指危亦林《世医得效方》一书。

获功效。盖火针大开其孔穴，不塞其门，风邪从此而出；若气针微细，一出其针，针孔即闭，风邪不出，故功不及火针。灸者，亦闭门赶贼，其门若闭，邪无出处故也。若风湿寒三者，在于经络不出者，宜用火针，以外发其邪，针假火力，故功效胜气针也。破痈坚积结瘤等，皆以火针猛热可用。又如川僧多用煨针，其针大于鞋针。火针，以火烧之可用，即九针之中之大针是也，其针大于气针。故曰大针者，其功能治风邪入舍于筋骨间不出者宜用之，火针之次也。孙曰，三针者，是锋针、铍针、火针也。火针即煨针也。

按：烧针法仲景以前多用之以致祸，故《伤寒》书屡言之，如曰：用烧针必惊，烧针令汗，针处被寒，核起发奔豚，加烧针因胸烦之类。今世或用以出痈脓为便。

## 温针

王节斋曰：近有为温针者，乃楚人之法，其法针于穴，以香白芷作圆饼，套针上，以艾蒸温之，多以取效。然古者，针则不灸，灸则不针，未有针而加灸者，此后人俗法也。此法行于山野贫贱之人，经络受风寒致病者，或有效，只是温针通气而已，于血宜衍，痰疾无预也。古针法最妙，但今无传，恐不得精高之人，误用之，则危拙出于顷刻，唯灸得穴，有益无害，日后宜行之。

## 折针

《本草》云：医工针人，而针折在肉中不出，杵牡鼠肝及脑涂之。又象牙主诸针及杂物入肉，刮取屑，细研，入水和，傅上立出。《肘后方》：针折肉中，象牙屑水和，傅上立出。

《宝鉴》涌针膏①，取针刺入肉并箭头。

粪鼠头十个、蝼蛄四十九个、土消虫十个、芫青、马肉中蛆、酱肉蛆俱焙、蜣螂、巴豆、信砒、硇砂、夏枯草、磁石、黄丹、苏木、地骨皮各一两，石脑油三两，蒿柴灰汁三升。

上将灰汁、石脑油以文武火熬成膏，次下诸药令匀，磁器内收贮，临用时，看创大小点药，良久，自然涌出。

万圣神应丹，出针并箭头。

莨菪根——今天仙子苗是也，于端午前一日，持不语，寻上项科，取酌中一科，要根枝叶实全，道：先生你在这里耶？道罢，用柴灰自东南为头围了，用木蓖撅取子根下土，次日端午日未出，依前不语，用镘只一下取出，用净水洗了，于静室中石臼中捣如泥，丸如弹子大，黄丹为衣，纸袋内封了，悬高处阴干，针箭不出者，以绯绢袋盛一丸，放在脐下，用绵裹肚系了，先用象牙末屑于伤处贴了，后用此药，若创口生合，用刀子微割开，以象牙末贴之。

神圣膏，取针入皮肤。

车脂不拘多少，成膏子好，摊纸上如钱大，贴之。二日一换，三五次针自出，大有神效。

乌翎散，取针铁入皮肤。

乌翎三五枝，火炙焦为末，好醋调成膏，涂创上，纸盖一两次其针自出。

按《素问》云：针耀而匀。示人临病，当检视其针，令光耀滑泽匀直而无曲损也。能守此训，自不致折矣。又磁石能引针出肉，古人疗折针法虽多，今备录于此，宜随轻重选用之。

## 晕针

《济生拔萃》云：有随针而晕者，何？曰：一则不知刺禁，如刺中心一日死之类也；二则不明脉候，如下利其脉忽大者死之类。凡针灸者，先须审详脉候，观察病证，然后知其刺禁，其经络穴道远近气候息数深浅分寸。

《金针赋》云：其或晕针者，神气虚也。以针补之，以袖掩之，口鼻气回，热汤与之，略停少顷，依前再施。

按：以针补之，以所纳之针施补也。以袖掩之，掩其口毋令气泄，掩其面毋令迎风也。

《指微赋》注云：医人深明气血往来，取穴部分不差，补泻得宜，必无晕针昏倒之疾。或忽忙之际，畏刺之人多感此，壮者气行自已，怯者

---

① 涌针膏：《卫生宝鉴》卷十三作"涌铁膏"。

当速救疗。假令针肝经，感气晕，以补肝经曲泉穴之络；假令针肝络血晕，以补本经曲泉穴之经，针入复苏，效如起死。余皆仿此。

刘宗厚曰：晕针者，夺命穴救之，男左女右取之；不回，却再取右，女亦然。此穴正在手膊上侧筋骨陷中虾蟆儿上，自肩至肘正在当中。

按：晕针三法，《指微赋》有理，刘氏止言夺命穴，而不言何经何络，今按此穴分是肺大肠脉分，而古亦无夺命穴之名也。

## 针灸伤

《危氏书》云：治针灸伤经络、脓血不止。

黄芪八两，当归三两，肉桂、木香、乳香别研、沉香各一两为末，用绿豆粉四两、姜汁糊丸，梧桐子大，每服五十丸，不拘时候，热水下。

## 暖 针

《素问》遗篇①注云：用圆利针、长针，未刺时，先口温针暖而用之。又曰：先以口衔针令温。又曰：毫针，于人近体，暖针至温。又曰：著身温之。

按：口体温针，欲针入经穴，气得温而易行也。今或投针于热汤中，亦此意耳。口温与体温微有不同，口温者针头虽热而柄尚寒，不若着身温之，则针通身皆热矣。

## 呼 吸

《素问》注云：按经云：皆先补真气，乃泻其邪也。何以言之？补法，呼尽纳针，静以久留。此段泻法，吸则纳针，又静以久留，然呼则次其吸，吸至则不兼呼，纳针之候既同，久留之理复一，则先补之义昭然可知。《拔萃》云：呼不过三，吸不过五。《明堂》云：当补之时，候气至病，更用生成之息数，令病人鼻中吸气出，自觉热矣。当泻之时，候气至病，更用生成之数，令病人鼻中出气，口中吸气，按所病脏腑之数，自觉清凉矣。

## 补 泻

《素问·遗篇》补肾俞注曰：用圆利针，临刺时咒曰：五帝上真，六甲玄灵，气符至阴，百邪闭理。念三遍，先刺二分，留六呼，次入针至三分，动气至，而徐徐出针，以手扪之，令受针人咽气三次，又可定神魂者也。泻脾俞注曰：欲下针时咒曰：帝扶天形，护命成灵。诵之三遍，乃刺三分，留七呼，动气至，而急出其针。

按：咒法非《素问》意，补注又王氏辈为之，未足信。但针工念咒，则一心在针，故曰：如待所贵，不知日暮也。

《济生拔萃》云：泻法，先以左手揣按得穴，以右手置针于穴下，令病人咳嗽一声，捻针入腠理得穴，令病人吸气一口，针至六分，觉针沉涩，复退至三四分，再觉沉涩，更退针一豆许，仰手转针头向病所，以手循经络扪循至病所，以合手，以回针，引气过针三寸，随呼徐徐出针，勿闭其穴，命之曰泻。

补法，先以左手揣按得穴，以右手置针于穴上，令病人咳嗽一声，捻针入腠理得穴，令病人呼气一口将尽，纳针至八分，觉针沉紧，复退一分许，如更觉沉紧，仰手转针头向病所，依前循扪其病所，气至病已，随吸而走出针，速按其穴，命之曰补。

又曰：夫行针者，当刺之时，口温针暖，先以左手揣按所针荥俞之处，弹而怒之，爪而下之，扪而循之，通而取之，随病人咳嗽一声，右手持针而刺之，春夏二十四息，秋冬三十六息，徐出徐入，气来如动脉之状，补者随经脉推而内之，左手闭针孔，徐出针而疾按之。

泻者，迎经脉动而伸之，左手开针孔，疾出针而徐按之。虚羸气弱痒麻者补之，丰肥坚硬疼痛者泻之。

按：《素问》云：候呼纳针；又曰：候呼引针。

---

① 《素问》遗篇：此指《刺法论》。正文、注文同系宋初人所补。现存各本《素问》多不载此篇，或只载正文而不录注文。

候,伺候也,言医工持针,等候病人之呼吸而用针也,今令病人呼吸,是以呼吸候针矣。又曰:令病人吹气一口,吸气一口,又是非鼻中呼吸矣,谬之甚也。此补泻尚得《素》、《难》意。

《明堂》注云:寒热补泻,假令补冷:先令病人咳嗽一声,得入腠理,复令吹气一口,随吹下针至六七分,渐进肾肝之部,停针徐徐良久,复退针一豆许,乃用捻针,问病人觉热否?然后针至三四分及心肺之部,又令病人吸气纳针,捻针使气下行至病所,却外捻针使气上行,直过所针穴一二寸,乃吸而外捻,针出,以手速按其穴,此为补。

夫病热者,治之以寒何如?须其寒者,先刺入阳之分,后得气,推内至阴之分,后令病人地气入而天气出,谨按生成之息数足,其病人自觉清凉矣。夫病恶寒者,治之以热也何如?须其热者,先刺入阴之分,候得气,徐引针至阳之分,后令病人天气入而地气出,亦谨按生成之息数足,其病自觉和暖矣。

## 十四法

动者　如气不行,将针伸提而已。

退者　为补泻欲出针时,各先退针一豆许,然后却留针,方可出之。

搓者　凡令病人觉热,向外针似搓线之状,勿转太紧。治寒而里卧针,依前转法,以为搓也。

进者　凡不得气,男外女内者,及春夏秋冬,各有进退之理。

盘者　如针腹部,于穴内轻盘摇而已。

摇者　凡泻时欲出针,必须动摇而后出。

弹者　凡补时用指甲轻弹针,使气疾行也,如泻不可用。

捻者　以手指捻针也,务要记夫左右,左为外,右为内。

循者　凡下针于部分经络之处,用手上下循之,使气血往来。经云:推之则行,引之则止。

扪者　凡补者出针时,用手扪闭其穴也。

摄者　下针时得气涩滞,随经络上用大指甲上下切,其气血自得通行也。

按者　以手按针,无得进退,如按切之状。

爪者　凡下针用手指作力,置针有准也。

切者　凡下针必先用大指甲左右于穴切之,令气血宣散,然后下针,使不伤于荣卫也。

按:此十四法,所谓进、退、动、摇、弹、扪、摄、循、节、按、爪皆《素问》针法,搓、捻非《素问》法也。

## 八　法

《金针赋》云:一曰烧山火,治顽麻冷痹,先浅后深,用九阳而三进三退,慢提紧按,热至紧闭,插针除寒之有准也。

二曰透天凉,治肌热骨蒸,先深后浅,用六阴而三出三入,紧提慢按,寒则徐徐举针,退热之可凭。皆细细搓之,去病准绳。

三曰阳中之阴,先寒后热,浅而深,以九六之法,则先补后泻也。

四曰阴中之阳,先热后寒,深而浅,以九六之法,则先泻后补也。补者,直须热至;泻者,务待寒侵,犹如搓线,慢慢转针,在浅则用浅法,在深则用深法,二者不可兼而紊之也。

五曰子午捣臼,水蛊隔气,落穴之后,调气均匀,针行上下,九入六出,左右转之,千遭自平。

六曰进气之诀,腰背肘膝痛,浑身走注疼,刺九分,行九补,卧针五七吸,待气上行,亦可龙虎交战,左捻九而右捻六,是亦住痛之针。

七曰留气之诀,痃癖癥瘕,刺七分,用纯阳,然后乃直插针,气来深刺,提针再停。

八曰抽添之诀,瘫痪疮癞,取其要穴,使九阳得气,提按搜寻。大要,运气周遍,扶针直插,复向下纳,回阳倒阴。指下玄微,胸中活法。一有未应,反复再施。

按:此八法巧立名色,非《素》、《难》意也。

## 四　法

《金针赋》云:过关过节,催运气以飞经走

气,其法有四:一曰青龙摆尾,如扶船舵,不进不退,一左一右,慢慢拨动。二曰白虎摇头,似手摇铃,退方进圆,兼之左右,摇而振之。三曰苍龟探穴,如入土之象,一退三进,钻剔四方。四曰赤凤迎源,展翅之仪,入针至地,提针至天,候针自摇,复进其穴,上下左右,四围飞旋,病在上,吸而退之;病在下,呼而进之。

按:此法亦巧立名色而已,求针之明,为针之晦。

## 下针法

《金针赋》云:先须爪按,重而切之;次令咳嗽一声,随咳下针。凡补先呼气,初针刺至皮肉,乃曰天才;少停进针,刺至肉内,是曰人才;又停进针,刺至筋骨之间,名曰地才。此为极处,就当补之,再停良久,却须退针至人之分,待气沉紧,倒针朝病,进退往来,飞经走气,尽在其中矣。凡泻者吸气,初针至天;少停进针,直至于地,得气泻之;再停良久,却须退针复至于人,待气沉紧,倒针朝病,法同前矣。

及夫调气之法,下针至地之后复人之分,欲气上行,将针右捻;欲气下行,将针左捻;欲补先呼后吸,欲泻先吸后呼。气不至者,以手循摄,以爪切掐,以针摇动,进捻搓弹,直待气至,以龙虎升腾之法,按之在前,使气在后,按之在后,使气在前,运气走至疼痛之所;以纳气之法,扶针直插,复向下纳,使气不回。若关节沮涩,气不过者,以龙虎龟凤,通经接气,大段之法,驰而运之,仍以循摄爪切,无不应矣。此通仙之妙。

按:《素问》有浅深法,而此曰天地人三才者,是亦九针论意也。

《医经小学》云:先说平针法,令针口内温,按揉令气散,掐穴放教深,持针安穴上,令他嗽一声,随嗽归天部,停针再至人,再停归地部,待气候针沉,气若不来至,指甲切其经,次提针向病,针退天地人。

补必随经刺,令他吹气频,随吹随左转,逐归天地人,待气停针久,三弹更熨温,出针口吸气,急急闭其门,泻欲迎经取,吸则纳其针,吸则

须右转,依次进天人,转针仍复吸,依法再停针,出针吹出气,摇动大其门。

## 出针法

《金针赋》云:病热既退,针气微松;病未退者,针气始根。推之不动,转之不移,此为邪气吸拔其针,乃真气未至,不可出之。出之者,其病即复,再须补泻,停以待之;直候微松,方可出针豆许,摇而停之。补者吸之去疾,其穴急扪;泻者呼之去除,其穴不闭,欲令腠密,然后吸气。故曰:下针贵迟,太急伤血;出针贵缓,太急伤气。刘宗厚曰:出针不可猛出,必须作三四次,徐徐转而出之,则无血,若猛出必见血也。

## 人身左右补泻不同

《神应经》曰:人身左边,右手以大指进前捻针为补;大指退后,捻针为泻。右边,以右手①大指退后,捻针为补;进前,捻针为泻。

捻针左右,已非《素问》意矣,而人身左右不同,谬之甚也。

## 男女气血

《金针赋》云:男子之气,早在上而晚在下,取之必明其理;女子之气,早在下而晚在上,用之必识其时。午前为早属阳;午后为晚属阴,男女上下,平腰分之。

按:针灸当随经络气至十二时候,如寅肺卯大肠经之类,男女所同,男女气血上下之分,固非《素》、《难》意,亦不必然也。

## 古人不行针知针理

一妇人患热入血室,医者不识,用补血药,数日成结胸证。许学士曰:"小柴胡汤已迟,不可行也,可刺期门。予不能针,请善针者针

---

① 右手:《神应经》作"左手"。

之。"如言而愈。

针灸药，皆医家分内事，后世分门专科之医出，而各有所长矣。

> **按**：高武强调针具材料以金针(铜、金、银)为最好。关于针具的消毒，高氏具体介绍了方法，并强调有益无害。火针是用火烧红的针尖迅速刺入穴内以治疗疾病的一种方法，早在《灵枢·官针》中就记有"焠刺者，刺燔针则取痹也"，《伤寒论》中也论述了火针的适应证和不宜用火针医治的病候。《千金翼方》有"处疖痛疽，针惟令极热"的论述，高武介绍了诸家相关火针方法。温针疗法是在毫针针刺后，在针尾加置艾炷，点燃后使其热力通过针身传至体内，以防治疾病的一种方法，但高武认为"古人针则不灸，灸则不针。此后人之俗法"。
>
> 高武例举了介绍多种古人取折针、治晕针、针灸伤的方法，以及暖针法。
>
> 关于针刺操作内容，高武在引述诸家之说基础上，介绍了针刺过程中关于呼吸方法、补泻方法、单式手法、复式手法、运针方法、进出针方法等。对于"十四法"中的进、退、动、摇、弹、扪、摄、循、切、按、爪法认为"皆《素问》针法"，但搓、捻二法"非《素问》法也"。至于《金针赋》所载"八法"，高认为更是"巧立名色，非《素》《难》意也"。总之，在明代，出现了大量专论刺法的针灸文献，其名目繁多，操作复杂，而这类刺法极少见于临床实际应用，高武对此持否定态度。

## 艾叶

《本草》云：艾，味苦，气微温，阴中之阳，无毒，主灸百病。三月三日，五月五日，采曝干，陈久者良。又辟恶杀鬼。又采艾之法，取五月五日火旺之时，灼艾有效。制艾先要知法，令干燥，入臼捣之，以细筛去尘屑，每入石臼捣取，洁白为上，须令焙，太燥，则灸有力，火易燃；如润无功。

《证类本草》云：出明州。《图经》云：旧不著所出州土，但云生田野，今在处有之，以复道者为佳。初春布地生苗，茎类蒿而叶背白，以苗短者为佳。或灸诸风冷痰，入硫黄末亦可。

孟子云：七年之病，求三年之艾。丹溪云：艾性至热，入火灸则上行，入药服则不行。

## 艾炷大小

《千金》云：黄帝曰：灸不三分，是谓徒冤。炷务大也，小弱乃小作之。又曰：小儿七日以上，周年以还，炷如雀粪。《明堂下经》云：凡灸，欲炷根下广三分，若不三分，即火气不能达，病未能愈。则是艾炷欲其大，惟头与四肢欲小耳。《明堂上经》乃曰：艾炷依小箸头作，其病脉粗细，状如细线，但令当脉灸之，雀粪大炷亦能愈疾。又有一途，如腹中疝瘕癖伏梁气等，惟须大艾炷。故《小品》曰：腹背烂烧，四肢则但去风邪而已，不宜大热。如巨阙、鸠尾，灸之不过四七炷，只依竹箸头大，便令正当脉灸之。艾炷若大，复灸多，其人永无心力；如头上灸多，令人失精神；臂脚灸多，令人血脉枯竭，四肢细而无力，既失精神又加细节，令人短寿。王节斋曰：面上艾炷须小，手足上则可粗。

## 点艾火

《下经》云：古来灸病，忌松、柏、枳、橘、榆、枣、桑、竹八木火，切宜避之。有火珠曜日，以艾承之得火。次有火镜曜日，亦以艾引得火，此火皆良。诸番部落，用镔铁阶石得火，以艾引之。凡仓卒难备，即不如无木火，清麻油点灯上，烧艾茎点灸，兼滋润灸疮，至愈不疼，用蜡烛更佳。《良方》云：凡取火者，宜敲石取火；或水精镜于日得太阳火为妙；天阴则以槐木取火；今行舟人以铁钝刀击石，以纸灰为丸，在下承之，亦得火。

按：《周礼·夏官》司爟掌行火之政令，四时变国火以救时疾。邹子曰：春取榆柳之火，夏取枣杏之火，季夏取桑柘之火，秋取柞楢之火，冬取槐檀之火。饶氏曰：此古人赞化育之一事，艾灸点火，只依取五火而已，秦汉而下，医家不识此意。

## 壮数多少

《千金》云：凡言壮数者，若丁壮病根深笃，可倍于方数；老少羸弱，可减半。又曰：小儿七日以上，周年以下，不过七壮。扁鹊灸法，有至三五百壮、千壮；曹氏灸法，有百壮，有五十壮，《小品》诸方亦然；惟《明堂本经》云：针入六分，灸三壮，更无余治。故后人不准，惟以病之轻重而增损之。凡灸头顶，止于七壮，积至七七壮止（《铜人》）；若治风，则灸上星、前顶、百会至二百壮。腹背宜灸五百壮；若鸠尾、巨阙亦不宜多灸。四肢但去风邪，不宜多灸，灸多则四肢细而无力（《明堂》）。《千金方》于足三里穴乃云：多至三二百壮。心俞禁灸；若中风，则急灸至百壮。皆视其病之轻重而用之，不可泥一说，而不知其又有一说也。《下经》只云：若是禁穴，《明堂》亦许灸一壮至三壮。恐未尽也。

## 阿是穴

《千金》云：凡宦游吴蜀，体上常须三两处灸之，勿令疮暂差，则瘴疠温疟毒气不能著人，故吴蜀多行灸法。有阿是穴之法，言人有病，即令捏其上，若里当其处，不问孔穴，即得便快成痛处，即云"阿是"，灸刺皆验，故云"阿是穴"。

## 治灸疮令发

《资生》云：凡著艾得疮发，所患即差；不得发，其病不愈。《甲乙经》云：灸疮不发者，用故履底灸令热，熨之，三日即发。今用赤皮葱三五茎去青，于塘灰中煨熟拍破，热熨疮十余遍，其疮三日自发。予见人灸疮不发者，频用生麻油渍之而发。亦有用皂角煎汤，候冷频点之而发。亦有恐气血衰不发，于灸前后煎四物汤服，以

汤滋养气血故也，不可一概论也。予常灸三里各七壮，数日过不发。再各灸二壮，右足发，左足不发；更灸左足一壮遂发，亦在人以意取之。若顺其自然，则终不发矣，此人事所当尽也。

按《宝鉴》云：气不至而不效，灸之亦不发。盖十二经应十二时，其气各以时而至，故不知经络气血多少，应至之候而灸之者，则疮不发。世医莫之知也，惜哉！若壮实人，不候时而灸亦发。

## 洗灸疮

凡著灸住火，便用赤皮葱薄荷汤温洗疮周围约一二尺，令驱逐风气于疮口出，更令经脉往来不滞，自然疮疾愈。若灸疮退痂后，用东南桃枝青嫩皮煎汤温洗，能护疮中诸风。若疮内黑烂，加胡荽煎。若疮疼不可忍，多时不效，加黄连煎，神效。

## 贴灸疮

《资生》云：贴灸疮，春用柳絮，夏用竹膜，秋用新绵，冬用兔腹上白细毛，猫儿腹毛更佳。今人多以膏药贴之，日三两易，全不疼。但以膏药贴，贴易干尔。若要脓出多而疾除，不贴膏药尤佳。

按：柳絮、竹膜、兔猫毛贴疮，恐干燥作疼，而太乙膏、善应膏又有不对证药，皆不宜。今只用白芷、乳香、当归、川芎等，香油另煎，膏药贴之为要。

## 小儿戒逆灸

《千金》云：小儿新生无疾，慎不可逆针灸之，如逆针灸，则忍痛动其五脏，因喜成痫。河洛关中土地多寒，儿喜病痓，其生儿三日，多逆灸以防之，灸颊以防噤。有噤者，舌下脉急，牙车筋急，其土地寒，皆决舌下去血，灸颊以防噤也。吴蜀地温，无此疾也。古方既传之，今人不详南北之殊，便按方而用之，是以多害于小儿也。所以田舍小儿，任其自然，皆得无横夭也。

## 相天时

《千金》云：正午以后乃可灸，谓阴气未至，灸无不著；午前平旦，谷气虚，令人癫眩，不可针灸；卒急者，不可用此例。《下经》云：灸时若遇阴雾、大风雪、猛雨、炎暑、雷电、虹霓，停候晴明再灸，急难亦不拘此。

按：日正午，气注心经，未时注小肠经，止可灸极泉、青灵①、少海、灵道、通里、神门、少府、少冲、少泽、前谷、后溪、腕骨等穴，其余经络，各有气至之时。故《宝鉴》云：气不至，灸之不②发。《千金》所云午后灸之言，恐非孙真人口诀也③。

## 忌食物房劳

《资生》云：既灸，忌食猪、鱼、热面、生酒、动风冷物，鲜肉④最毒而劳房尤忌。

按：既灸之后，当茹淡，使胃气和平，血气流通，疾病随艾气驱出。若厚味醉酗，则血气乱，生痰涎，阻滞病气而不得驱逐；房劳则损精神血脉，故当守禁忌。丹溪有茹淡论、相火论，须熟读，不独针灸为然也。

## 避人神

《千金》云：欲行针灸，先知行年宜忌及人神所生，不与禁忌相应即可。故男忌除，女忌破，男忌戌，女忌巳。有日神忌，有每月忌，有十二时忌，有四季人神，有十二部人神，有十二部年人神，有九部旁通人神，有杂忌旁通人神，有血支血忌之类。凡医者不能知此避忌，若逢病人厄会，男女气怯，下手至困。通人达士，岂拘此哉？若遇卒急暴患，不拘此法。许希亦云：卒暴之疾，须速灸疗，一日之间，止忌一时是也。《千金》云：痈疽疔肿、喉痹、客忤尤为急，凡作汤药，不可避凶日，觉病须臾，即宜便治。又曰：凡人卒暴得风、中时气，凡百所苦，须急救疗，久后皆难愈。此论甚当。夫急难之际，命在须臾，必待吉日后治，已沦于鬼录，此所以不可拘忌也。惟平居治病于未形，选天德月德等日，服药、针灸可也。

## 炷火

《千金方》云：凡点灸法，坐点穴则坐灸，卧点穴则卧灸，立点穴则立灸，须四体平直，毋令倾侧，若倾侧穴不正，徒破好肉耳。

《明堂》云：须得身体平直，毋令拳缩，坐点毋令俯仰，立点毋令倾侧。

## 炷火先后

《资生》云：《千金方》言凡灸当先阳后阴，言从头向左而渐下，次从头向右而渐下，先上后下。《明堂》云：先灸上，后灸下；先灸少，后灸多，皆宜审之。

王节斋曰：灸火须自上而下，不可先灸下后灸上。

## 针灸避忌太乙之图序

《针经》曰：太乙日游，以冬至之日始居叶蛰之宫，从其宫数所在日游一处，至九日复反于一。常如是无已，周而复始，此太乙日游之法也。奈行针之士无所知者，遂将太乙所直之日，编次成图。始自八节得王之日，从其宫至所在之处，首一终九，日徙一宫，至九日复反于一，周而复始。如是次而行之，计每宫各得五日，九之则一节之日悉备，今一⑤一条次，备细开具于逐宫之内，使观者临图，即见逐节太乙所直之日在何宫内，乃知人之身体所忌之处，庶使行针之士，知回避之，

---

① 青灵：原作"通灵"，心经无此穴名，今据卷一心经穴改。
② 不：原无，据《卫生宝鉴》卷二补，与上篇"治灸疮令发"引文合。
③ 《千金》云午后施灸，乃从一日阴阳多少言，非论十二经配十二时之气血流注。所引《宝鉴》之文也非论经气按时流注。高武未能详察也。
④ 鲜肉：《资生经》作"鸡肉"。
⑤ 一：原作"子"，据《针经指南》改。

俾人无忤犯太乙之凶,乃仆之本意也。

## 冬至叶蛰宫说

冬至叶蛰宫图周身之法,取九宫方位:离为上部,中五为中部,坎为下部,巽坤为二肩臂,震兑为左右胁,乾艮为左右二足。太乙游至处,禁忌针灸。若起叶蛰,取冬至一日为首,他皆仿此。

## 太乙血忌之图

| 忌戊申己未 | 忌丙午 | 忌戊辰己巳 |
| 玄委宫 | 上天宫 | 阴洛宫 |
| 立秋二 | 夏至九 | 立夏四 |
| 忌辛酉 | 忌诸戊巳 | 忌乙卯 |
| 仓果宫 | 招摇宫 | 仓门宫 |
| 秋分七 |  | 春分三 |
| 忌戊戌己亥① | 忌壬子 | 忌戊寅己丑 |
| 新洛宫 | 叶蛰宫 | 天留宫 |
| 立冬六 | 冬至一 | 立春八 |

按:冬至叶蛰宫图,载于《素问②》者,止言八方之气,有应其时而生物,违其时而生病。又刺痈曰③:身有痈肿者,欲治之,无以其所直之日溃之。今日诸针灸皆忌之,是与经旨不合。

## 月内人神所在

一日在足大指厥阴分,刺之跗肿。
二日在足外踝少阳分,刺之经筋缓。
三日在股内少阴分,刺之小腹痛。
四日在腰太阳分,刺之腰偻无力。
五日在口太阴分,刺灸之舌强。
六日在两手阳明分,刺之咽喉不利。一云:在足小指。
七日在足内踝少阴分,刺灸之阴经筋急。
八日在手腕太阳分,刺灸之腕不收。
九日在尻厥阴分,刺灸之病结。
十日在腰背太阳分,刺灸之腰背偻。
十一日在鼻柱阳明分,刺灸之齿面肿。
十二日在发际少阳分,刺之令人耳重听。
十三日在牙齿少阴分,刺灸之气寒。
十四日在胃脘阳明分,刺之气肿。
十五日在遍身,不宜补泻,针灸大忌。
十六日在胸太阳分,刺之逆息。
十七日在气冲阳明分,刺之难息。
十八日在股内少阴分,刺之引阴气痛。
十九日在足跌阳明分,刺灸之发肿。
二十日在内踝少阴分,刺之经筋挛。
二十一日在手小指太阳分,刺之不仁。
二十二日在足外踝少阳分,刺之经筋缓。
二十三日在肝及足厥阴分,刺之发转筋。
二十四日在手阳明分,刺灸之咽喉中不利。
二十五日在足阳明分,刺灸之胃气胀。
二十六日在胸太阴分,刺灸之令人喘嗽。
二十七日在膝阳明分,刺灸之足经厥逆。
二十八日在膝少阴分,刺之小腹急痛。
二十九在膝胫厥阴分,刺之筋痿少力。
三十日在足跌,皆忌针灸。

按:《内经》、《素问》无此说。

## 每月血支

正月丑,二月寅,三月卯,四月辰,五月巳,六月午,七月未,八月申,九月酉,十月戌,十一月亥,十二月子。

## 每月血忌

正月丑,二月未,三月寅,四月申,五月卯,六月酉,七月辰,八月戌,九月巳,十月亥,十一月午,十二月子。

## 十二支神人④

子目,丑耳,寅胸,卯齿,辰腰,巳手,午心,

---

① 亥:原作"卯",据《针经指南》改。
② 素问:据所引内容,出《灵枢》,故"素问"当作"内经"。
③ 刺痈曰:引文见《灵枢·九针论》。
④ 神人:当据《针灸杂说》作"人神",下同。

未足,申头,酉膝,戌阴,亥胫。

### 十二部神人

建日在足,禁晡时;除日在眼,禁日入;满日在腹,禁黄昏;平日在背,禁人定;定日在心,禁夜半;执日在手,禁鸡鸣;破日在口,禁平旦;危日在鼻,禁日出;成日在唇,禁食时;收日在头,禁禹中①;开日在耳,禁午时;闭日在目,禁日昳。

### 十二时忌

子在踝　丑在头　寅在耳　卯在面　午在胸　未在腹　申在心　酉在背　辰在项　巳在乳　亥在股　戌在腰

### 十二部神人

| | | | | | | | | |
|---|---|---|---|---|---|---|---|---|
| 一岁 | 十三 | 二十五 | 三十七 | 四十九 | 六十一 | 七十三 | 八十五 | 人神在心 |
| 二岁 | 十四 | 二十六 | 三十八 | 五十 | 六十二 | 七十四 | 八十六 | 人神在喉 |
| 三岁 | 十五 | 二十七 | 三十九 | 五十一 | 六十三 | 七十五 | 八十七 | 人神在头 |
| 四岁 | 十六 | 二十八 | 四十 | 五十二 | 六十四 | 七十六 | 八十八 | 人神在颈 |
| 五岁 | 十七 | 二十九 | 四十一 | 五十三 | 六十五 | 七十七 | 八十九 | 人神在背 |
| 六岁 | 十八 | 三十 | 四十二 | 五十四 | 六十六 | 七十八 | 九十 | 人神在腰 |
| 七岁 | 十九 | 三十一 | 四十三 | 五十五 | 六十七 | 七十九 | 九十一 | 人神在腹 |
| 八岁 | 二十 | 三十二 | 四十四 | 五十六 | 六十八 | 八十 | 九十二 | 人神在项 |
| 九岁 | 二十一 | 三十三 | 四十五 | 五十七 | 六十九 | 八十一 | 九十三 | 人神在足 |
| 十岁 | 二十二 | 三十四 | 四十六 | 五十八 | 七十 | 八十二 | 九十四 | 人神在腰 |
| 十一岁 | 二十三 | 三十五 | 四十七 | 五十九 | 七十一 | 八十三 | 九十五 | 人神在阴 |
| 十二岁 | 二十四 | 三十六 | 四十八 | 六十 | 七十二 | 八十四 | 九十六 | 人神在股 |

### 九部旁通神人

| 脐 | 心 | 肘 | 咽 | 口 | 头 | 脊 | 脉 | 足 |
|---|---|---|---|---|---|---|---|---|
| 一 | 二 | 三 | 四 | 五 | 六 | 七 | 八 | 九 |
| 十 | 十一 | 十二 | 十三 | 十四 | 十五 | 十六 | 十七 | 十八 |
| 十九 | 二十 | 二一 | 二二 | 二三 | 二四 | 二五 | 二六 | 二七 |
| 二八 | 二九 | 三十 | 三一 | 三二 | 三三 | 三四 | 三五 | 三六 |
| 三七 | 三八 | 三九 | 四十 | 四一 | 四二 | 四三 | 四四 | 四五 |
| 四六 | 四七 | 四八 | 四九 | 五十 | 五一 | 五二 | 五三 | 五四 |
| 五五 | 五六 | 五七 | 五八 | 五九 | 六十 | 六一 | 六二 | 六三 |
| 六四 | 六五 | 六六 | 六七 | 六八 | 六九 | 七十 | 七一 | 七二 |
| 七三 | 七四 | 七五 | 七六 | 七七 | 七八 | 七九 | 八十 | 八一 |
| 八二 | 八三 | 八四 | 八五 | 八六 | 八七 | 八八 | 八九 | 九十 |

---

① 禹中:原作"寅中",据《黄帝明堂灸经》改。

## 新忌旁通

| | 正 | 二 | 三 | 四 | 五 | 六 | 七 | 八 | 九 | 十 | 十一 | 十二 |
|---|---|---|---|---|---|---|---|---|---|---|---|---|
| 月厌 | 戌 | 酉 | 申 | 未 | 午 | 巳 | 辰 | 卯 | 寅 | 丑 | 子 | 亥 |
| 月忌 | 戌 | 戌 | 戌 | 丑 | 丑 | 丑 | 辰 | 辰 | 辰 | 未 | 未 | 未 |
| 月杀 | 丑 | 戌 | 未 | 辰 | 丑 | 戌 | 未 | 辰 | 丑 | 戌 | 未 | 辰 |
| 月刑 | 巳 | 子 | 辰 | 申 | 午 | 丑 | 寅 | 酉 | 未 | 亥 | 卯 | 戌 |
| 月害 | 巳 | 辰 | 卯 | 寅 | 丑 | 子 | 亥 | 戌 | 酉 | 申 | 未 | 午 |

## 四季神人

春在左胁,秋在右胁,夏在脐,冬在腰,男忌除,女忌破。

## 天医取师疗病吉日

正月卯日 二月寅日 三月丑日 四月子日 五月亥日 六月戌日 七月酉日 八月申日 九月未日 十月午日 十一月巳日 十二月辰日

## 胡侍郎奏过尻神指诀

| 一岁 | 十岁 | 十九 | 二八 | 三七 | 四六 | 五五 | 六四 | 七三 | 八二 | 坤管叉踝 |
| 二岁 | 十一岁 | 二十 | 二九 | 三八 | 四七 | 五六 | 六五 | 七四 | 八三 | 震管牙腨 |
| 三岁 | 十二岁 | 二一 | 三十 | 三九 | 四八 | 五七 | 六六 | 七五 | 八四 | 巽管头口乳 |
| 四岁 | 十三岁 | 二二 | 三一 | 四十 | 四九 | 五八 | 六七 | 七六 | 八五 | 中宫管肩及尾穷骨 |
| 五岁 | 十四岁 | 二三 | 三二 | 四一 | 五十 | 五九 | 六八 | 七七 | 八六 | 乾管背面耳 |
| 六岁 | 十五岁 | 二四 | 三三 | 四二 | 五一 | 六十 | 六九 | 七八 | 八七 | 兑管手膊 |
| 七岁 | 十六岁 | 二五 | 三四 | 四三 | 五二 | 六一 | 七十 | 七九 | 八八 | 艮管腰项 |
| 八岁 | 十七岁 | 二六 | 三五 | 四四 | 五三 | 六二 | 七一 | 八十 | 八九 | 离管胸肋 |
| 九岁 | 十八岁 | 二七 | 三六 | 四五 | 五四 | 六三 | 七二 | 八一 | 九十 | 坎管脚肘肚 |

一岁、十岁起,二宫顺行,日逐人神,就甲子内检尻神者,神农之所制也。凡人年命巡行九宫,直此尻神所在,不可针灸,犯者必至丧命;或生痈疽,宜速急医治,急病不拘此例。又曰:凡医者不知此诸般避忌,趋吉避凶,妄乱针灸,非惟不能愈疾,甚者或至伤生丧命,为害非轻。若逢病人年命厄会处,男女气怯,下手至难。通人达人,若遇卒急暴患,何暇选择避忌,即不可拘此。

按:以上诸禁忌,惟四季所忌,似合《素问》,其余不知何时何人所起,如所谓尻神、人神者,果有之则不分病轻重,犯之当有祸。今又曰:卒急何暇选择,此时人神、尻神亦悯病危而不祸乎?又按:尻尾底骨即臀尖,曰尻神,则是臀尖神矣。何人之一身独臀尖为神乎?是皆不可晓者也,以俟能知者。

针灸聚英卷之三终

**按**：高武介绍了用灸材料的性味、艾炷大小、点艾所取之火、灸疗壮数的多少原则、阿是穴法、灸疮发法及洗灸疮法、贴灸疮法。"逆灸"一词系指预防性灸疗而言，也是在晋代提出的，首见于《范汪方》。对于小儿预防性的逆灸，高武认为河洛关中寒地可用之，但吴蜀热地不适宜用。

临床灸疗操作更宜注意天时、禁忌、灸疗体位、上下左右顺序，包括唐代《千金方》的"避人神"、宋代《铜人腧穴针灸图经》的"避太乙图序"、唐代《黄帝明堂灸经》的"胡侍郎奏过尻神指诀"等。但高武反对人神禁忌，明确指出："按以上诸禁忌，唯四季所忌似合《素问》，其余不知何时何人所起，如所谓尻神、人神者，果有之，则不分病轻重，犯之当有祸。今又曰，卒急何暇选择，此时人神、尻神亦悯病危而不祸乎？"

# 针灸聚英卷之四

四明高武纂集

## 十四经穴歌

手太阴十一穴,中府云门天府列,
侠白尺泽孔最存,列缺经渠太渊涉,
鱼际少商如韭叶。

手阳明起商阳,二间三间合谷藏,
阳溪偏历历温溜,下廉上廉三里长,
曲池肘髎迎五里,臂臑肩髃巨骨当,
天鼎扶突禾髎接,终以迎香二十穴。

四十五穴足阳明,承泣四白巨髎经,
地仓大迎颊车峙,下关头维人迎对,
水突气舍连缺盆,气户库房屋翳屯,
膺窗乳中延乳根,不容承满梁门起,
关门太乙滑肉门,天枢外陵大巨存,
水道归来气冲次,髀关伏兔走阴市,
梁丘犊鼻足三里,上巨虚连条口位,
下巨虚位及丰隆,解溪冲阳陷谷中,
内庭厉兑经穴终。

二十一穴太阴脾,隐白大都太白随,
公孙商丘三阴交,漏谷地机阴陵坳,
血海箕门冲门开,府舍腹结大横排,
腹哀食窦连天溪,胸乡周荣大包随。

九穴手少阴,极泉青灵少海深,
灵道通里阴郄邃,神门少府少冲寻。
手太阳穴一十九,少泽前谷后溪隅,
腕骨阳谷可养老,支正小海肩贞走,
臑俞天宗及秉风,曲垣肩外复肩中,
天窗天容上颧髎,却入耳中循听宫。

足太阳穴六十三,睛明攒竹曲差参,
五处承光上通天,络却玉枕天柱崭,
大杼风门引肺俞,厥阴心俞膈俞注,
肝俞胆俞脾俞合,胃俞三焦肾俞中,
大肠小肠膀胱俞,中膂白环两俞输。
自从大杼至白环,相去脊中三寸间,
上髎次髎中复下,会阳承扶殷门亚,
浮郄委阳委中罅,髀内夹脊附分当,
太阳行背第三行,魄户膏肓与神堂,
譩譆膈关魂门旁,阳纲意舍仍胃仓,
肓门志室胞之肓,二十椎下秩边藏,
合腘以下合阳是,承筋承山居其次,
飞扬跗阳泊昆仑,仆参申脉连金门,
京骨束骨又通谷,小指外侧至阴续。

足少阴穴二十七,涌泉然谷太溪溢,
大钟照海通水泉,复溜交信筑宾连,
阴谷横骨大赫赫,气穴四满中注立,
肓俞商曲石关蹲,阴都通谷幽门僻,
步廊神封灵墟位,神藏或中俞府既。

九穴手厥阴,天池天泉曲泽深,
郄门间使内关对,大陵劳宫中冲备。

二十三穴手少阳,关冲液门中渚旁,
阳池外关支沟会,会宗三阳四渎配,
天井上合清冷渊,消泺臑会肩髎偏,
天髎天牖同翳风,瘈脉颅息角孙通,
耳门和髎丝竹空。

少阳足经瞳子髎,四十三穴行迢迢,
听会客主颔厌集,悬颅悬厘曲鬓翘,
率谷天冲浮白次,窍阴完骨本神企,
阳白临泣开目窗,正营承灵及脑空,
风池肩井渊液长,辄筋日月京门当,
带脉五枢维道续,居髎环跳下中渎,

阳关阳陵复阳交,外丘光明阳辅高,
悬钟丘墟足临泣,地五侠溪窍阴毕。

足肝经十三穴,大敦行间太冲列,
中封蠡沟及中都,膝关曲泉膝内彻,
阴包五里上阴廉,章门期门贯上膈。

督脉背中行,二十七穴始长强,
腰俞阳关命门当,悬枢脊中走筋缩,
至阳灵台神道长,身柱陶道大椎俞,
哑门风府脑户俱,强间后顶百会前,
前顶囟会上星圆,神庭素髎水沟里,
兑端龈交斯已矣。

任脉分三八,起于会阴上曲骨,
中极关元到石门,气海阴交神阙立,
水分下脘循建里,中脘上脘巨阙起,
鸠尾中庭膻中萃,玉堂紫宫树华盖,
璇玑天突廉泉清,上颐还以承浆承。
上《十四经穴歌》,顺经编叶,有起止次序,
滑氏所撰者,比之徐廷瑞《周身经穴赋》,过之
远矣。

## 十四经步穴歌

太阴肺兮出中府,云门之下一寸许,
云门气户旁二寸,人迎之下二骨数,
天府腋下三寸求,夹白肘上五寸主,
尺泽肘中约纹论,孔最腕中七寸取,
列缺腕侧一寸半,经渠寸口陷中是,
太渊掌后横纹头,鱼际节后(大指本节后)散
脉举,
少商大指内侧端,此穴若针疾减愈。

手阳明经属大肠,食指内侧起商阳,
本节前取二间定,本节后取三间强,
歧骨陷中寻合谷,阳溪腕中上侧详,
腕后三寸是偏历,五寸之中温溜当,
下廉上廉各一寸,上廉此下一寸方,
屈肘曲中曲池得,池下二寸三里场,

肘髎大骨外廉陷,五里肘上三寸量,
臂臑髃下一寸取,肩髃肩端两骨当,
巨骨肩端叉骨内,天鼎缺盆之上针,
扶突曲颊下一寸,禾髎五分水沟旁,
鼻孔两旁各五分,左右二穴皆迎香。

胃之经兮足阳明,承泣目下七分寻,
四白一寸不可深,巨髎鼻孔旁八分,
地仓夹吻四寸近,大迎曲颔前寸三,
颊车耳下八分针,下关耳前动脉者,
头维本神寸五取,人迎喉旁大脉真,
水突在颈大筋下,直至气舍上人迎,
气舍迎下夹天突,缺盆横骨陷中亲,
气户俞府旁二寸,至乳六寸又四分,
库房屋翳膺窗近,乳中正在乳头心,
次有乳根出乳下,各一寸六不相侵,
穴夹幽门一寸五,是穴不容依法数,
其下承满至梁门,关门太乙从头举,
节次续排滑肉门,各各一寸为君数,
天枢穴在夹脐旁,外陵枢下一寸当,
二寸大巨五水道,归来七寸以寻将,
气冲曲骨旁三寸,来下气冲脉中央,
髀关兔后六寸分,伏兔市上三寸强,
阴市膝上三寸许,梁丘二寸得共场,
膝髌骭上寻犊鼻,膝下三寸求三里,
里下三寸上廉地,条口上廉下一寸,
下廉条下一寸系,丰隆下廉外一寸,
上踝八寸分明记,解溪冲阳后寸半,
冲阳陷上二寸系,陷谷内庭后二寸,
内庭次指外间是,厉兑大指次指端,
去爪如韭胃所起。

拇指内侧隐白位,大都节后陷中起,
太白核骨下陷中,公孙节后一寸至,
商丘有穴属经金,踝下微前陷中是,
内踝三寸三阴交,漏谷一寸有次第,
膝下五寸为地机,阴陵内侧膝辅际,
血海分明膝髌上,内廉内际二寸地,
箕门血海上六寸,筋间动脉须详谛,
冲门五寸大横下,三寸三分寻府舍,

腹结横下寸三分，大横夹脐非比假，
腹哀寸半去日月，直与食窦相连亚，
食窦天溪及胸乡，周荣各一寸六者，
大包渊液下三寸，出九肋间当记也。

少阴心起极泉中，腋下筋间脉入胸，
青灵肘节上三寸，少海肘内节后容，
灵道掌后一寸半，通理腕后一寸同，
阴郄五分ável动脉，神门掌后兑骨隆，
少府节后劳宫直，小指内侧取少冲。

手小指端为少泽，前谷外侧节前索，
节后陷中寻后溪，腕骨陷前看外侧，
腕中骨下阳谷讨，腕上一寸名养老，
支正腕后量五寸，小海肘端五分好，
肩贞胛下两骨解，臑俞大骨之下保，
天宗骨下有陷中，秉风髎后举有空，
曲垣肩中曲胛陷，外俞胛后一寸从，
肩中二寸大杼旁，天窗颊下动脉详，
天容耳下曲颊后，颧髎面頄兑端量，
听宫耳端大如菽，此为小肠手太阳。

足太阳兮膀胱经，目眦内角始睛明，
眉头陷中攒竹名，曲差二穴神庭伴，
五处挨排夹上星，承光五处后寸半，
通天络却亦停匀，玉枕横夹于脑户，
尺寸当准《铜人经》，天柱夹项后发际，
大筋外廉陷中是，夹脊相去寸五分，
大杼大椎二风门，肺俞三椎厥阴四，
心俞五椎之下论，更有膈俞相梯级，
第七椎下隐然立，第八椎下穴无有，
肝俞数椎当第九，十椎胆俞脾十一，
十二椎下胃俞取，三焦肾俞次第下，
十三十四两椎主，大肠俞在十六椎，
小肠十八椎下止，十九椎下寻膀胱，
中膂内俞椎二十，白环二十一椎当，
上髎次髎中与下，一空二空夹腰胯，
并同夹脊四个髎，载在《千金》君勿讶，
会阳阴尾两旁分，尺寸须看督脉分，
第二椎下外附分，夹脊相去古法云：

先从脊后量三寸，不是灸狭能伤筋，
魄户三椎膏肓四，四五三分分明是，
第五椎下索神堂，第六譩譆两穴出，
膈关第七魂门九，阳纲意舍十十一，
胃仓肓门屈指弹，椎看十二与十三，
志室次之为十四，胞肓十九合详参，
秩边二十椎下详，承扶臀阴纹中央，
殷门承扶六寸直，浮郄一寸上委阳，
委阳却与殷门并，腘中外廉两筋乡，
委中膝腘约纹里，此下三寸寻合阳，
承筋腨肠中央是，承山腨下分肉旁，
飞阳外踝上七寸，附阳踝上三寸量，
金门正在外踝下，昆仑踝后跟骨中，
仆参跟骨下陷是，申脉分明踝下容，
京骨外侧大骨下，束骨本节后陷中，
通谷本节前陷是，至阴小指外侧逢。

肾经起处有其所，涌泉屈足卷指取，
然谷踝前大骨下，踝后跟上太溪府，
溪下五分寻大钟①，照海踝下阴跷生，
踝上二寸复溜名，溜前筋骨取交信，
亦曰踝上二寸行，筑宾六寸腨分处，
阴谷膝内著骨辅，横骨有陷如仰月，
大赫气穴四满据，中注肓俞正夹脐，
六穴五寸各一数，商曲石关上阴都，
通谷幽门一寸居，幽门半寸夹巨阙，
步廊神封过灵墟，神藏或中至俞府，
各一寸六不差殊，欲知俞府居何分，
璇玑之旁②各二寸。

厥阴心包何处得，乳后一寸天池紫，
天泉腋下二寸求，曲泽内纹寻动脉，
郄门去腕五寸通，间使腕后三寸逢，
内关去腕才二寸，大陵掌后两筋中，

---

① 溪下五分寻大钟：此句下当据《针灸问对》补"水泉溪下一寸许"句。
② 旁：原误作"下"，据《古今医统》卷六、《针灸问对》卷下改。

劳宫屈中名指取①，中指之末取中冲。

三焦名指外关冲，小次指间名液门，
中渚次指本节后，阳池表腕上陷存，
腕上二寸外关络，支沟腕上三寸约，
会宗腕后三寸空，须详一寸毋令错，
肘前五寸臂大脉，外廉陷中三阳络，
四渎骨外并三阳，天井肘上一寸侧，
肘上二寸清冷渊，消泺臂外肘分索，
臑会肩头三寸中，肩髎肩端臑上通，
天髎盆上毖骨际，天牖旁颈后天容，
翳风耳后尖②骨陷，瘛脉耳后鸡足逢，
颅囟耳后青络脉，角孙耳廓开有空，
丝竹眉后陷中看，和髎耳前兑发同，
耳门耳珠当耳缺，此穴禁灸分明说。

少阳胆经髎起外，耳前陷中寻听会，
上关耳前开口空，悬厘脑空③下廉揣，
悬颅正在曲角端，颔厌脑空上廉看，
曲鬓偃正尖上边④，率谷曲鬓半寸安，
本神耳上入发际，四分平横向前是，
曲鬓之旁各一寸，阳白眉上一寸记，
临泣有穴当两目，直入发际五分属，
目窗正营各一寸，承灵营⑤后寸五录，
天冲耳上二寸⑥居，浮白发际一寸符，
窍阴枕下动有穴，完骨耳后四分通，
脑空正夹玉枕骨，风池后发际陷中，
肩井大骨前寸半，渊液腋⑦下三寸按，
辄筋平前却一寸，期门在肋第二端，
日月期下五分断，京门监骨腰间看，
带脉季肋寸八分，五枢带下三寸间，
维道五寸三分得，居髎八寸三分寻⑧，
环跳髀枢宛宛论⑨，膝上五寸中渎搜，
阳关阳陵上三寸，阳陵膝下一寸求，
阳交外踝斜⑩七寸，踝上七寸寻外丘，
光明除踝上五寸，阳辅髁上四寸收，
悬钟三寸即绝骨，丘墟踝前陷中出，
临泣寸半后侠溪，地五会穴一寸求，
侠溪小次歧骨间，窍阴足小次指端。

大敦拇指看毛聚，行间缝尖动脉处，
节后有络亘五会，太冲之脉堪承据，
中封正在内踝前，蠡沟踝上五寸注，
中都正在复溜宫，阴陵膝尖⑪两折中，
内踝之上七寸详，少阴相直冲骨中，
膝关犊鼻下二寸，曲泉纹头两筋逢，
阴包四寸膝髌上，内廉筋间索其当，
五里气冲内寸半，直下三寸阴股向，
阴廉穴在横纹胯，章门脐上二寸量⑫，
横取八寸看两傍，期门乳旁各一寸，
直下二寸二肋详，此足厥阴肝经乡。

督脉龈交唇上乡，兑端正在唇中央，
水沟鼻下沟中索，素髎宜向鼻端详，
头形北高面南下，先以前后发际量，
分为一尺有二寸，发上五分神庭当，
庭上五分上星位，囟会星上一寸强，
上至前顶上寸半，寸半百会顶中央⑬，
后顶强间脑户三，相去各是一寸五，
后发五分定哑门，门上五分是风府，
上有大椎下尾骶，分为二十有一椎，
古来自有折量法，《灵枢》分明不可欺，
九寸八分分之七，二之七节如是椎，
大椎第一节上是，二椎节下陶道知，

---

① 劳宫屈中名指取：《针灸问对》卷下作"劳宫掌内屈指取"。此乃高武据《十四经发挥》改。
② 尖：原作"肖"，据《古今医统》卷六、《针灸问对》卷下改。
③ 脑空：当据《针灸问对》作"颞颥"。
④ 偃正尖上边：《针灸问对》卷下作"掩耳正尖上"，义长。
⑤ 营：原误作"灵"，据《古今医统》卷六、《针灸问对》卷下改。
⑥ 二寸：《针灸问对》卷下作"三寸"。
⑦ 腋：原作"脉"，据《古今医统》卷六、《针灸问对》卷下改。
⑧ 居髎八寸三分寻：此句下，《针灸问对》有"胁堂肋下看二肋"句，高武据《十四经发挥》删。
⑨ 环跳髀枢宛宛论：此句下，《针灸问对》有"两手著腿风市谋"句，高武据《十四经发挥》删。
⑩ 斜：原作"针"，于义不合，据《针灸问对》卷下改。
⑪ 膝尖：当据《针灸问对》作"踝尖"。
⑫ 章门脐上二寸量：此前，《针灸问对》卷下有"羊矢气冲傍一寸，股内横纹有核见"二句，高武据《十四经发挥》删。
⑬ 寸半百会顶中央：此句下《针灸问对》有"神聪百会四面取，各取一寸穴之方"，高武据《十四经发挥》删。

身柱第三椎节下，神道第五不须疑，
灵台第六至阳七，筋缩第九椎下思，
脊中悬枢命门穴①，十一十三十四节，
阳关镇住十六椎，二十一下腰俞窥，
其下长强伏地取，此穴针之痔根愈。

任脉会阴两阴间，曲骨脐下毛际安，
中极脐下四寸取，三寸关元二石门，
气海脐下一寸半，阴交脐下一寸论，
分明脐内号神阙，水分一寸复上列，
下脘建里中上脘，各各一寸为君说，
巨阙上脘上寸半，鸠尾蔽骨五分按，
中庭膻中寸六分，膻中两乳中间看，
玉堂紫宫及华盖，相去各寸六分算，
华盖璇玑一寸量，璇玑突下一寸当，
天突结下宛宛取，廉泉颔下骨尖旁，
承浆颐前唇棱下，任脉之部宜审详。

上《十四经步穴歌》，原用铜人穴编叶，今以《十四经发挥》为主，有繁多者去之，如督俞、风市、羊矢之类是也②。

## 十二经脉歌

手太阴肺中焦生，下络大肠出贲门，
上膈属肺从肺系，系横出腋臑中行，
肘臂寸口生鱼际，大指内侧爪甲根；
支络还从腕内出，接次指属阳明经。
此经多气而少血。是动则病咳与嗽，
肺胀膨膨缺盆痛，两手交瞥为臂厥；
所生病者为气嗽，喘咳烦心胸满结，
臑臂之外前廉痛，小便频数掌中热，
气虚肩背痛而寒，气盛亦疼风汗出，
欠伸少气不足息，遗矢无度溺色赤。

阳明之脉手大肠，次指内侧起商阳，
循指上连出合谷，两筋歧骨循臂肪，
入肘外廉循臑外，肩端前廉柱骨旁，
从肩下入缺盆内，络肺下膈属大肠；
支从缺盆直上颈，斜贯颊前下齿当，

环出人中交左右，上夹鼻孔注迎香。
此经气盛血亦盛。是动颔肿并齿痛；
所生病者为鼽衄，目黄口干喉痹生，
大指次指难为用，肩前臑外痛相仍。
气有余兮脉热肿，虚则寒栗病偏增。

胃足阳明交鼻起，下循鼻外下入齿，
还出夹口绕承浆，颐后大迎颊车里，
耳前发际至额颅；支下人迎缺盆底，
下膈入胃络脾宫；直者缺盆下乳内；
一支幽门循腹中，下行直合气冲逢，
遂由髀关抵膝髌，胕跗中指内关同；
一支下膝注三里，前出中指外关通；
一支别走足跗指，（大指之端）经尽矣。
此经多气复多血。是动欠伸面颜黑，
凄凄恶寒畏见人，忽闻木音心惊惕，
登高而歌弃衣走，甚则腹胀乃贲响，
凡此诸疾皆骭厥。所生病者为狂疟，
湿温汗出鼻流血，口喎唇裂又喉痹，
膝髌疼痛腹胀结，气膺伏兔胻外廉，
足跗中指俱痛彻。有余消谷溺色黄，
不足身前寒振栗，胃房胀满食不消，
气盛身前皆有热。

太阴脾起足大指，上循内侧白肉际，
核骨之后内踝前，上臑循胻胫膝里，
股内前廉入腹中，属脾络胃与膈通，
夹喉连舌散舌下；支络从胃注心宫。
此经气盛而血衰。是动其病气所为，
食入即吐胃脘痛，更兼身体痛难移，
腹胀善噫舌本强，得后与气快然衰；
所生病者舌亦能，体重不食亦如之，
烦心心下仍急痛，泄水溏瘕寒疟随，
不卧强立股膝肿，疸发身黄大指痿。

---

① 脊中悬枢命门穴：《针灸问对》作"脊中接脊十一二，悬枢命门十三四"，高武据《十四经发挥》删改。
② 《十四经步穴歌》系明中期据当时的铜人形腧穴部位所编写的经穴分寸歌。

手少阴脉起心中，下膈直与小肠通；
支者还从肺系走，直上喉咙系目瞳；
直者上肺出腋下，臑后肘内少海从，
臂内后廉抵掌中，兑骨之端注少冲。
多气少血属此经。是动心脾痛难任，
渴欲饮水咽干燥；所生胁痛目如金，
胁臂之内后廉痛，掌中有热向经寻。

手太阳经小肠脉，小指之端起少泽，
循手外廉出踝中，循臂骨出肘内侧，
上循肘外出后廉，直过肩解绕肩胛，
交肩下入缺盆内，向腋络心循咽嗌，
下膈抵胃属小肠；一支缺盆贯颈颊，
至目兑眦却入耳，复从耳前仍上颊，
抵鼻外至目内眦，斜络于颧别络接。
此经少气还多血。是动则病痛咽嗌，
颔下肿兮不可顾，肩如拔兮臑似折；
所生病兮主肩臑，耳聋目黄肿腮颊，
肘臂之外后廉痛，部分犹当细分别。

足太阳经膀胱脉，目内眦上起额尖，
支者巅上至耳角；直者从巅脑后悬，
络脑还出别下项，仍循肩膊夹脊连，
抵腰膂肾膀胱内；一支下与后阴连，
贯臀斜入委中穴；一支膊内左右别，
贯胛夹脊过髀枢，臂内后廉腘中合，
下贯腨内外踝后，京骨之下指外侧。
是经血多气少也。是动头疼不可当，
项如拔兮腰似折，髀枢痛彻脊中央，
腘如结兮腨如裂，是为踝厥筋乃伤；
所生疟痔小指废，头囟顶痛目色黄，
腰尻腘脚疼连背，泪流鼻衄及癫狂。

足经肾脉属少阴，小指斜趋涌泉心，
然谷之下内踝后，别入跟中腨内侵，
出腘内廉上股内，贯脊属肾膀胱临；
直者属肾贯肝膈，入肺循喉舌本寻；
支者从肺络心内，仍至胸中部分深。
此经多气而少血。是动病饥不欲食，
喘嗽唾血喉中鸣，坐而欲起面如垢，

目视眈眈气不足，心悬如饥常惕惕；
所生病者为舌干，口热咽痛气贲逼，
股内后廉并脊疼，心肠烦痛疸而澼，
痿厥嗜卧体怠惰，足下热痛皆肾厥。

手厥阴心主起胸，属包下膈三焦宫；
支者循胸出胁下，胁下连腋三寸同，
仍上抵腋循臑内，太阴少阴两经中，
指透中冲支者别，小指次指络相通。
是经少气原多血。是动则病手心热，
肘臂挛急腋下肿，甚则胸胁支满结，
心中澹澹或大动，善笑目黄面赤色；
所生病者为心烦，心痛掌热病之则。

手经少阳三焦脉，起自小指次指端，
两指歧骨手腕表，上出臂外两骨间，
肘后臑外循肩上，少阳之后交别传，
下入缺盆膻中分，散络心包膈里穿；
支者膻中缺盆上，上项耳后耳角旋，
屈下至颐仍注颊；一支出耳入耳前，
却从上关交曲颊，至目外眦乃尽焉。
斯经少血还多气。是动耳鸣喉肿痹；
所生病者汗自出，耳后痛兼目锐眦，
肩臑肘臂外皆疼，小指次指亦如废。

足脉少阳胆之经，始从两目锐眦生，
抵头循角下耳后，脑空风池次第行，
手少阳前至肩上，交少阳右上缺盆；
支者耳后贯耳内，出走、耳前锐眦循；
一支锐眦大迎下，合手少阳抵项根，
下加颊车缺盆合，入胸贯膈络肝经，
属胆仍从胁里过，下入气冲毛际荣，
横入髀厌环跳内；直者缺盆下腋膺，
过季胁下髀厌内，出膝外廉是阳陵，
外辅绝骨踝前过，足跗小指次指分；
一支别从大指去，三毛之际接肝经。
此经多气而少血。是动口苦善太息，
心胁疼痛难转移，面尘足热体无泽；
所生头痛连锐眦，缺盆肿痛并两腋，
马刀挟瘿生两傍，汗出振寒痠疟疾，

胸胁髀膝至胻骨,绝骨踝痛及诸节。

厥阴足脉肝所终,大指之端毛际丛,
足跗上廉太冲分,踝前一寸入中封,
上踝交出太阴后,循腘内廉阴股冲,
环绕阴器抵小腹,夹胃属肝络胆逢,
上贯膈里布胁肋,夹喉颃颡目系同,
脉上巅会督脉出;支者还生目系中,
下络颊里还唇内;支者便从膈肺通。
是经血多气少焉。是动腰疼俯仰难,
男疝女人小腹肿,面尘脱色及咽干;
所生病者为胸满,呕吐洞泄小便难,
或时遗溺并狐疝,临证还须仔细看。

## 奇经八脉歌

督脉起自下极俞,并于脊里上风府,
过脑额鼻入龈交,为阳脉海都纲要。
任脉起于中极底,上腹循喉承浆里,
阴脉之海任所谓。冲脉出包循脊中,
从腹会咽络口唇,女人成经为血室,
脉并少阴之肾经,与任督本于阴会,
三脉并起而异行。阳跷起足之跟里,
循外踝上入风池;阴跷内踝循喉嗌,
本足阳阴脉别支。诸阴交起阴维脉,
发足少阴筑宾郄;诸阳会起阳维脉,
太阳之郄金门是。带脉周回季胁间,
会于维道足少阳。所谓奇经之八脉,
维系诸经乃顺常。

## 流注指微赋

疾居荣卫,扶救者针。观虚实与肥瘦,辨四时之浅深。取穴之法,但分阴阳而溪谷;迎随逆顺,须晓血气而升沉。

原夫《指微论》中,赜义成赋。知本时之气开,说经络之流注。每披文而参其法,篇篇之旨审寻;复按经而察其言,字字之功明谕。疑隐皆知,实虚总附。移疼住痛之有神,针下获安;暴疾沉疴至危笃,刺之勿误。

详夫阴日血引,值阳气流。口温针暖,牢濡深求。诸经十二作数,络脉十五为周;阴俞六十脏主,阳穴七二腑收。刺阳经者,可卧针而取;夺血络者,先俾指而柔。呼为迎而吸作补,逆为鬼而从何忧。淹疾延患,着灸之由。躁烦药饵而难拯,必取八会;痈肿奇经而畜邪,歼鼽砭瘳。

况乎甲胆乙肝,丁心壬水。生我者号母,我生者名子。春井夏荥乃邪在,秋经冬合乃刺矣。犯禁忌而病复,用日衰而难已。孙络在于肉分,血行出于支里。闷昏针运,经虚补络须然;疼实痒虚,泻子随母要指。

想夫先贤迅效,无出于针;今人愈疾,岂难于医。徐文伯泻孕于苑内,斯由甚速;范九思疗咽于江夏,闻见言希。

大抵古今遗迹,后世皆师。王纂针魅而立康,獭从被出;秋夫疗鬼而馘效,魂免伤悲。既而感指幽微,用针直诀。窍齐于筋骨皮肉。刺要痛,察于久新、腑脏寒热。接气通经,短长依法;里外之绝,羸盈必别。勿刺大劳,使人气乱而神隳,慎妄呼吸,防他针昏而闭血。又以常寻古义,由有藏机。遇高贤真趣,则超然得悟;逢达人示教,则表我扶危。男子气脉,行分时合度;养子时克,注穴须依。

今详定疗病之宜,神针法式。广搜《难》、《素》之秘密文辞,深考诸家之肘函妙臆。故称庐江流注之《指微》,以为后学之规。

上《流注指微赋》,窦桂芳撰次,今自《子午流注针经》辑录于此。

## 标幽赋

拯救之法,妙用者针。察岁时于天道,定形气于予心。春夏瘦而刺浅,秋冬肥而刺深。不穷经络阴阳,多逢刺禁;既论脏腑虚实,须向经寻。原夫起自中焦,水初下漏,太阴为始,至厥阴而方终;穴出云门,抵期门而最后。正经十二,别络走三百余支,正侧仰伏,气血有六百余候。手足三阳,手走头而头走足;手足三阴,足走腹而胸走手。

要识迎随,须明逆顺。况乎阴阳,气血多少

为最,厥阴太阳,少气多血;太阴少阴,少血多气;而又气多血少者,少阳之分;气盛血多者,阳明之位。先详多少之宜,次察应至之气。轻滑慢而未来,沉涩紧而已至。既至也,量寒热而留疾;未至也,据虚实而候气。气之至也,如鱼吞钩饵之浮沉;气未至也,如闲处幽堂之深邃。气速至而速效,气迟至而不治。

观夫九针之法,毫针最微,七星上应,众穴主持。本形金也,有蠲邪扶正之道;短长水也,有决凝开滞之机。定刺象木,或邪或正;口藏比火,进阳补羸。循机扪而可塞以象土,实应五行而可知。然是一寸六分,包含妙理;虽细桢于毫发,同贯多岐。可平五脏之寒热,能调六腑之虚实。拘挛闭塞,遣八邪而去矣;寒热痛痹,开四关而已之。凡刺者,使本神朝而后入;既刺也,使本神定而气随,神不朝而勿刺,神已定而可施。定脚处,取气血为主意;下手处,认水木是根基。天地人三才也,涌泉同璇玑、百会;上中下三部也,大包与天枢、地机。阳跷阳维并督脉,主肩背腰腿在表之病;阴跷阴维任冲带,主心腹胁肋在里之疑。二陵二跷二交,似续而交五大;两间两商两井,相依而别两支。足见取穴之法,必有分寸,先审自意,次观肉分。伸屈①而得之,或平直而安定。在阳部筋骨之侧,陷下为真;在阴分郄腘之间,动脉相应。取五穴用一穴而必端,取三经用一经而可正。头部与肩部详分,督脉与任脉异定。

明标与本,论刺深刺浅之经;住痛移疼,取相交相贯之迳。岂不闻脏腑病,而求门、海、俞、募之微;经络滞,而求原别交会之道。更穷四根三结,依标本而刺无不痊;但用八法五门,分主客而针无不效。八脉始终连八会,本是纪纲;十二经络十二原,是谓枢要。一日取六十六穴之法,方见幽微;一时取一十二经之原,始知要妙。

原夫补泻之法,非呼吸而在手指;速效之功,要交正而识本经。交经缪刺,左有病而右畔取;泻络远针,头有病而脚上针。巨刺与缪刺各异,微针与妙刺相通。观部分而知经络之虚实,视浮沉而辨脏腑之寒温。且夫先令针耀而虑针损,次藏口内而欲针温,目无外视,手如握虎;心

无内慕,如待贵人。左手重而多按,欲令气散,右手轻而徐入,不痛之因。空心恐怯,直立侧而多晕;背目沉掐,从卧平而没昏。推于十干十变,知孔穴之开合;论其五行五脏,察时日之旺衰。伏如横弩,应若发机。

阴交阳别而定血晕,阴跷阴维而下胎衣。痹厥偏枯,迎随俾经络接续;漏崩带下,温补使气血依归。静以久留,停针待之。必准者,取照海治喉中之闭塞;端的处,用大钟治心内之呆痴。大抵疼痛实泻,痒麻虚补。体重节痛而俞居,心下痞满而井主。心胀咽痛,针太冲而必除;脾冷胃疼,泻公孙而立愈。胸满腹痛刺内关,胁疼肋痛针飞虎。筋挛骨痛而补魂门,体热劳嗽而泻魄户。头风头痛,刺申脉与金门;眼痒眼疼,泻光明于地五。泻阴郄止盗汗,治小儿骨蒸;刺偏历利小便,医大人水蛊。中风环跳而宜刺,虚损天枢而可取。由是午前卯后,太阴生而疾温;离左酉南,月朔死而速冷。循扪弹怒,留吸母而坚长;爪下伸提,疾呼子而嘘短。动退空歇,迎夺右而泻凉;推纳进搓,随济左而补暖。慎之! 大凡危疾,色脉不顺而莫针;寒热风阴,饥饱醉劳而切忌。望不补而晦不泻,弦不夺而朔不济;精其心而穷其法,无灸艾而坏其肝,正其理而求其原,免投针而失其位。避灸处而和四肢,四十有九;禁刺处而除六腧,二十有二。抑又闻高皇抱疾未瘥,李氏刺巨阙而复苏;太子暴死为厥,越人针维会而复醒。肩井、曲池,甄权刺臂痛而复射;悬钟、环跳,华佗刺躄足而立行。秋夫针腰俞而鬼免沉疴,王纂针交俞而妖精立出。取肝俞与命门,使瞽士视秋毫之末;刺少阳与交别,俾聋夫听夏蚋之声。

嗟夫! 去圣愈远,此道渐坠。或不得意而散其学,或恣其能而犯禁忌,庸愚智浅,能契于玄言;至道渊深,得之者有几? 偶述斯言,不敢示诸明达者焉,庶几乎童蒙之心启。

上《标幽赋》窦汉卿所撰,今自《针经指南》表录于此。

---

① 伸屈:此前当据《针经指南》补"或"字。

## 通玄指要赋

必欲治病，莫如用针。巧运神机之妙，工开圣理之深，外取砭针，能蠲邪而辅正；中含水火，善回阳而倒阴。

原夫络别支殊，经交错综，或沟渠溪谷以歧异，或山海丘陵而隙共斯。流派以难揆，在条纲而有统。理繁而昧，纵补泻以何功；法捷而明，自迎随而得用。

且如行步难移太冲最奇，人中除脊膂之强痛，神门去心性之呆疑。风伤项急，始求于风府；头晕目眩，要觅于风池。耳闭须听会而治也，眼痛则合谷以推之。胸结身黄，取涌泉而即可；脑昏目赤，泻攒竹以便宜。但见若两肘之拘挛，仗曲池而平扫。牙齿痛，吕细堪治；颈项强，承浆可保。太白宣道于气冲，阴陵开通于水道。腹膨而胀，夺内庭以休迟；筋转而疼，泻承山之在早。

大抵脚腕痛，昆仑解愈；股膝痛，阴市能医。癎发癫狂兮，凭后溪而疗理；疟生寒热兮，仗间使以扶持。期门罢胸满血膨而可已，劳宫退胃翻心痛以何疑。

稽夫大敦去七疝之偏疼，王公谓此；三里却五劳之羸瘦，华佗言斯。固知腕骨祛黄，然谷泻肾，行间治膝肿睛疼，尺泽去肘疼筋紧。目昏不见，二间宜取；鼻窒无闻，迎香可引。肩井除两臂难任，丝竹空疗偏头痛不忍。咳嗽寒痰，列缺堪凭；眵䁾冷泪，临泣尤准。髋骨将腿疼以祛残，肾俞把腰痛而泻尽。以见越人治尸厥于维会，随手而苏；文伯泻死胎于三阴，应针而陨。

所谓诸痛为实，但麻曰虚，实则自外而入也；虚则自内而出欤。是故济母而裨其不足，夺子而平其有余。观二十七经络，一一明辨；据四百四之疾证，件件皆除。故得夭枉都无，跻斯民于寿域，几微已判，彰往古之玄书。

抑又闻心胸病，求掌后之大陵；肩背疼，责肘前之三里。冷痹肾余，取足阳明之土；连脐腹痛，泻足少阴之水。脊间心后者，针中渚而立瘥；胁下肋边者，刺阳陵而即止。间项痛，拟后溪以安然；腰脚疼，在委中而已矣。夫用针之士，于此理苟明者焉，收祛邪之功，而在乎捻指。

上《流注指要赋》，罗谦甫谓窦子声裁就，今自《卫生宝鉴》表录于此。所可疑者，旧注"牙齿痛、吕细堪治"云：吕细，膀胱经，一名太溪。今按《资生经》、《千金》、《铜人》俱无太溪为吕细别名，而太溪为足少阴肾经，非膀胱经也。

## 灵光赋

黄帝岐伯针灸诀，依他经里分明说：
三阴三阳十二经，更有两经分八脉。
《灵光典注》极幽深，偏正头疼泻列缺。
睛明治眼努肉攀，耳聋气否听会间。
两鼻䪼衄针禾髎，鼻室不闻迎香间。
治气上壅足三里，天突宛中治喘痰。
心疼手颤针少海，少泽应除心下寒。
两足拘挛觅阴市，五般腰痛委中安。
脾俞不动泻丘墟，复溜治肿如神医。
犊鼻治疗风邪疢，住喘脚痛昆仑愈。
后跟痛在仆参求，承山筋转并久痔。
足掌下去寻涌泉，此法千金莫妄传；
此穴多治妇人疾，男蛊女孕两病痊。
百会鸠尾治痢疾，大小肠俞大小便。
气海血海疗五淋，中脘下脘治腹坚。
伤寒过经期门愈，气刺两乳求太渊。
大敦二穴主偏坠，水沟间使治邪癫。
吐血定喘补尺泽，地仓能止两流涎。
劳宫医得身劳倦，水肿水分灸即安。
五指不伸中渚取，颊车可针牙齿愈。
阴跷阳跷两踝边，脚气四穴先寻取，
阴阳陵泉亦主之。阴跷阳跷与三里，
诸穴一般治脚气，在腰玄机宜正取。
膏肓岂止治百病，灸则玄切病须愈。
针灸一穴数病除，学者尤宜加仔细。
悟得明师流注法，头目有病针四肢。
针有补泻明呼吸，穴应五行顺四时。
悟得人身中造化，此歌依旧是筌蹄。

上《灵光赋》总《灵光典注》而成，不知谁氏所作，今自《针灸大全》表录于此。

## 席弘赋

凡欲行针须审穴，要明补泻迎随诀，
胸背左右不相同，呼吸阴阳男女别。
气刺两乳求太渊，未应之时泻列缺。
列缺头疼及偏正，重泻太渊无不应。
耳聋气否听会针，迎香穴泻功如神。
谁知天突治喉风，虚喘须寻三里中。
手连肩脊痛难忍，合谷针时要太冲。
曲池两手不如意，合谷下针宜仔细；
心疼手颤少海间，若要除根觅阴市。
但患伤寒两耳聋，金门听会疾如风；
五般肘痛寻尺泽，太渊针后却收功。
手足上下针三里，食癖气块凭此取。
鸠尾能治五般痫，若下涌泉人不死。
胃中有积刺璇玑，三里功多人不知。
阴陵泉治心胸满，针至承山饮食思。
大杼若连长强寻，小肠气痛即行针。
委中专治腰间痛，脚膝肿时寻至阴。
气滞腰疼不能立，横骨大都宜救急，
气海专能治五淋，更针三里随呼吸。
期门穴主伤寒患，六日过经尤未汗，
但向乳根二肋间，又治妇人生产难。
耳内蝉鸣腰欲折，膝下明存三里穴，
若能补泻五会间，且莫向人容易说。
睛明治眼未效时，合谷光明安可缺。
人中治癫功最高，十三鬼穴不须饶。
水肿水分兼气海，皮内随针气自消。
冷嗽先宜补合谷，却须针泻三阴交。
牙疼腰痛并咽痹，二间阳溪疾怎逃；
更有三间肾俞妙，善除肩背浮风劳。
若针肩井须三里，不刺之时气未调。
最是阳陵泉一穴，膝间疼痛用针烧。
委中腰痛脚挛急，取得其经血自调。
脚痛膝肿针三里，悬钟二陵三阴交，
更向太冲须引气，指头麻木自轻飘。
转筋目眩针鱼腹，承山昆仑立便消；
肚疼须是公孙妙，内关相应必然瘳。
冷风冷痹疾难愈，环跳腰间针与烧。
风府风池寻得到，伤寒百病一时消。
阳明二日寻风府，呕吐还须上脘疗。
妇人心痛心隆穴，男子痃癖三里高。
小便不禁关元好，大便闭涩大敦烧。
腕骨腿疼三里泻，复溜气滞便离腰。
从来风府最难针，却用工夫度浅深。
倘若膀胱气未散，更宜三里穴中寻。
若是七疝小腹痛，照海阴交曲泉针。
又不应时求气海，关元同泻效如神。
小肠气撮痛连脐，速泻阴交莫在迟，
良久涌泉针取气，此中玄妙少人知。
小儿脱肛患多时，先灸百会次鸠尾。
久患伤寒肩背痛，但针中渚得其宜。
肩上痛连脐不休，手中三里便须求，
下针麻重即须泻，得气之时不用留。
腰连胯痛急必大，便于三里攻其隘，
下针一泻三补之，气上攻噎只管在；
噎不住时气海灸，定泻一时立便瘥。
补自卯南转针高，泻从卯北莫辞劳；
逼针泻气令须吸，若补随呼气自调；
左右捻针寻子午，抽针行气自迢迢。
用针补泻分明说，更用搜穷本与标，
咽喉最急先百会，太冲照海及阴交。
学者潜心宜熟读，席弘治病最名高。

上《席弘赋》，自《针灸大全》中表录于此。
按：席弘，江西人，家世以针灸相传者。

## 玉龙赋

夫参博以为要，辑简而舍烦，总《玉龙》以成赋，信金针以获安。原夫卒暴中风，顶门百会；脚气连延，里绝三交。头风鼻渊，上星可用；耳聋肋肿，听会偏高。攒竹、头维，治目疼头痛；乳根、俞府，疗嗽气痰哮。风市、阴市，驱腿脚之乏力；阴陵、阳陵，除膝肿之难熬。二白医痔漏，间使剿疟疾；大敦去疝气，膏肓补虚劳。天井治瘰疬瘾疹，神门治呆痴笑咷。咳嗽风痰，太渊、列缺宜刺；尪羸喘促，璇玑、气海当知。期门、大敦，能治坚痃疝气；劳宫、大陵，可疗心闷疮痍。心悸虚烦刺三里，时疫疟疟寻后溪。绝骨、三里、阴交，脚气宜此；睛明、太阳、鱼尾，目证凭兹。老者便多，命门兼肾俞而著艾；妇人乳肿，少泽与太阳之可推。身柱蠲嗽，能除脊痛；至阳却疸，善治神疲。长强、承山，灸痔最妙；丰隆、肺俞，痰嗽称奇。风门主伤冒寒邪之嗽，天枢理感患脾泄之危。风池、绝骨，而疗乎伛偻；人中、曲池，可治其痿伛。期门刺伤寒未解，经不再传；鸠尾针痛癫已发，慎其妄施。阴交、水分、三里，蛊胀宜刺；商丘、解溪、丘墟，脚痛堪追。尺泽理筋急之不幸，腕骨疗手腕之难移。肩脊痛兮，五枢兼于背缝；肘挛疼兮，尺泽合于曲池。风湿搏于两肩，肩髃可疗；壅热盛乎三焦，关冲最宜。手臂经肿，中渚、液门要辨；脾虚黄疸，腕骨中脘何疑。伤寒无汗，攻复溜宜泻；伤寒有汗，取合谷当随。欲调饱满之气逆，三里可胜；要起六脉之沉匿，复溜称神。照海、支沟，通大便之秘；内庭、临泣，理小腹之脂。天突、膻中医喘嗽，地仓、颊车疗口㖞。迎香攻鼻室为最，肩井除臂痛如拿。二间治牙疼，中魁理翻胃而即差；百劳止虚汗，通里疗心惊而不差。大小骨空，治眼烂能止冷泪；左右太阳，医目疼善除血翳。心俞、肾俞，治腰肾虚乏之梦遗；人中、委中，除腰脊痛闪之难制。太溪、昆仑、申脉，最疗足肿之迍；涌泉、关元、丰隆，为治尸劳之例。印堂治其惊搐，神庭理首头风。大陵、人中频泻，口气全除；带脉、关元多灸，肾败堪攻。腿脚重疼，针髋骨、膝关、膝眼；行步艰楚，刺三里、中封、太冲。取内关于照海，医腹疾之块；搐迎香于鼻内，消眼热之红。肚痛秘结，大陵合外关于支沟；腿风湿痛，居髎兼环跳于委中。上脘、中脘，治九种之心痛；赤带、白带，求中极之异同。又若心虚热壅，少冲明于济夺；目昏血溢，肝俞辨其实虚。当心传之玄要，究手法之疾徐。或值挫闪疼痛之不定，引为难拟定穴之可祛。辑管见以便诵读，幸高明而无哂诸。

俗以《玉龙歌》为扁鹊所撰，盖后人依托为之者，《玉龙赋》又总辑其要旨尔。

## 拦江赋

担截之中法数何？有担有截起沉疴。我今作此拦江赋，何用三车五辐歌。先将八法为定例，流注之中分次第。心胸之病内关担，脐下公孙用法拦。头部须还寻列缺，痰涎壅塞及咽干。噤口喉风针照海，三棱出血刻时安①。眼目之证诸疾苦，更用临泣使针担。后溪专治督脉病，癫狂此穴治还轻。申脉能除寒与热，头风偏正及心惊。耳鸣鼻衄胸中满，好用金针此穴寻。但遇痒麻虚即补，如逢疼痛泻而迎。更有伤寒真妙诀，三阴须要刺阳经。无汗更将合谷补，复溜穴泻好用针。倘若汗多流不绝，合谷补收效如神。四日太阴宜细辨，公孙、照海一般行；再用内关施截法，七日期门可用针。但治伤寒皆用泻，要知《素问》坦然明。流注之中八②造化，常将木火土金平。春夏井荥宜刺浅，秋冬经合更宜深。天地四时同此数，三才常用记心胸；天地人部次第入，仍调各部一般匀。夫弱妇强亦有克，妇弱夫强亦有刑；皆在本经担与截，泻南补北亦须明。经络明时知造化，不得师传枉用心；不遇至人应不授，天宝岂可会非人。按定气血病人呼，重搓数十把针扶；战提摇起向上使，气自流行病自无。

上《拦江赋》不知谁氏所作，今自凌氏所编集写本针书表录于此。

## 肘后歌

头面之疾针至阴，腿脚有疾风府寻，

---

① 三棱出血刻时安：此下《医学入门》卷一、《针灸大成》卷二并有"伤寒在表并头痛，外关泻动自然安"句。

② 八：当据《针方六集·兼罗集》作"分"。

心胸有病少府泻,脐腹有病曲泉针。
肩背诸疾中渚下,腰膝强痛交信凭,
胁肋腿叉后溪妙,股膝肿起泻太冲。
阴核发来如升大,百会妙穴真可骇;
顶心头痛眼不开,涌泉下针定安泰。
鹤膝肿劳难移步,尺泽能舒筋骨疼;
更有一穴曲池妙,根寻源流可调停;
其患若要便安愈,加以风府可用针。
更有手臂拘挛急,尺泽刺深去不仁。
腰背若患挛急风,曲池一寸五分攻。
五痔原因热血作,承山须下病无踪。
哮喘发来寝不得,丰隆刺入三寸深。
狂言盗汗如见鬼,惺惺间使便下针。
骨寒髓冷火来烧,灵道妙穴分明记。
疟疾寒热真可畏,须知虚实可用意;
间使宜透支沟中,大狂七壮合圣治;
连日频频发不休,金门刺深七分是。
疟疾三日得一发,先寒后热无他语,
寒多热少取复溜,热多寒少用间使。
或患伤寒热未休,牙关风壅药难投,
项强反张目直视,金针用意列缺求。
伤寒四肢厥逆冷,脉气无时仔细看,
神奇妙穴真有二,复溜半寸顺骨行。
四肢回还脉气浮,须晓阴阳倒换求。
寒则须补绝骨是,热则绝骨泻无忧;
脉若浮洪当泻解,沉细之时补便瘳。
百合伤寒最难医,妙法神针用意推。
口噤眼合乐不下,合谷一针效甚奇。
狐惑伤寒满口疮,须下黄连犀角汤,
虫在脏腑食肌肉,须要神针刺地仓。
伤寒腹痛虫寻食,吐蛔乌梅可难攻,
十日九日必定死,中脘回还胃气通。
伤寒痞气结胸中,两目昏黄汗不通,
涌泉妙穴三分许,速使周身汗自通。
伤寒痞结胁积痛,宜用期门见深功。
当汗不汗合谷泻,自汗发黄复溜凭。
飞虎一穴通痞气,祛风引气使安宁。
刚柔二痓最乖张,口噤眼合面红妆,
热血流入心肺腑,须要金针刺少商。
中满如何去得根,阴包如刺效如神,

不论老幼依法用,须教患者便抬身。
打扑伤损破伤风,先于痛处下针攻,
后向承山立作效,甄权留下意无穷。
腰腿疼痛十年春,应针不了便惺惺,
大都引气探根本,服药寻方枉费金。
脚膝经年痛不休,内外踝边用意求,
穴号昆仑并吕细,应时消散即时瘳。
风痹痿厥如何治?大杼曲泉真是妙。
两足两胁满难伸,飞虎神灸七分到。
腰软如何去得根?神妙委中立见效。

## 百证赋

百证俞穴,再三用心。囟会连于玉枕,头风疗以金针。悬颅、颔厌之中,偏头痛止;强间、丰隆之际,头痛难禁。原夫面肿虚浮,须仗水沟、前顶;耳聋气闭,全凭听会、翳风。面上虫行有验,迎香可取;耳中蝉噪有声,听会堪攻。目眩兮,支正、飞扬;目黄兮,阳纲、胆俞。攀睛攻少泽、肝俞之所,泪出刺临泣、头维之处。目中漠漠,即寻攒竹、三间;目觉䀮䀮,急取养老、天柱。观其雀目汗气,睛明、行间而细推;审他项强伤寒,温溜、期门而主之。廉泉、中冲,舌下肿疼堪取;天府、合谷,鼻中衄血宜追。耳门、丝竹空,住牙疼于顷刻;颊车、地仓穴,正口㖞于片时。喉痛兮,液门、鱼际去疗;转筋兮,金门、丘墟未医。阳谷、侠溪,颔肿口噤并治;少商、曲泽,血虚口渴同施。通天去鼻内无闻之苦,复溜祛舌干口燥之悲。哑门、关冲,舌缓不语而要紧;天鼎、间使、失音嗫嚅而休迟。太冲泻唇㖞以速愈,承浆泻牙疼而即移。项强多恶风,束骨相连于天柱;热病汗不出,大都更接于经渠。

且如两臂顽麻,少海就傍于三里;半身不遂,阳陵远达于曲池。建里、内关,扫尽胸中之苦闷;听宫脾俞,祛残心下之悲凄。久知胁肋疼痛,气户、华盖有灵;腹内肠鸣,下脘、陷谷能平。胸胁支满何疗?章门不用细寻。膈疼饮蓄难禁,膻中、巨阙便针。胸满更加噎塞,中府、意舍所行;胸膈停留瘀血,肾俞、巨髎宜征。胸满项强,神藏、璇玑已试;背连腰痛,白环、委中曾经。

脊强兮水道筋束,目眩兮颧髎大迎。痓病非颅
囟而不愈,脐风须然谷而易醒。委阳、天池,腋
肿针而速散;后溪、环跳,腿疼刺而即轻。梦厌
不宁,厉兑相谐于隐白;发狂奔走,上脘同起于
神门。惊悸怔忡,取阳交、解溪勿误;反张悲哭,
仗天冲大横须精。癫疾必身柱、本神之令,发热
仗少冲、曲池之津。岁热时行,陶道复求中俞
理;风痫常发,神道须还心俞宁。湿寒湿热下髎
定,厥寒厥热涌泉清。寒栗恶寒,二间疏通阴郄
暗;烦心呕吐,幽门开彻玉堂明。行间、涌泉,主
消渴之肾竭;阴陵、水分,去水肿之脐盈。痨瘵
传尸,趋魄户、膏肓之路;中邪霍乱,寻阴谷、三
里之程。治疸消黄,谐后溪、劳宫而看;倦言嗜
卧,往通里、大钟而明。咳嗽连声,肺俞须迎天
突穴;小便赤涩,兑端独泻太阳经。刺长强于承
山,善主肠风新下血;针三阴于气海,专司白浊
久遗精。且如育俞、横骨,泻五淋之久积;阴郄、
后溪,治盗汗之多出。脾虚谷以不消,脾俞、膀
胱俞觅;胃冷食而难化,魂门、胃俞堪责。鼻痔
必取龈交,瘿气须求浮白。大敦、照海,患寒证
而善蠲;五里、臂臑,生疬疮而能。至阴、屏翳,
疗痒疾之疼多;肩髃阳溪,消隐风之热极。

　　抑又论妇人经事改常,自有地机、血海;女
子少气漏血,不无交信、合阳。带下产崩,冲门、
气冲宜审;月潮违限,天枢、水泉细详。肩井乳
痈而极效,商丘痔瘤而最良。脱肛趋百会、尾翠
之所;无子搜阴交、石关之乡。中脘主乎积痢,
外丘收乎大肠。寒疟兮,商阳、太溪验;痃癖兮,
冲门、血海强。夫医乃人之司命,非志士而莫
为;针乃理之渊微,须至人之指教。先究其病
源,后攻其穴道,随手见功,应针取效。方知玄
里之玄,始达妙中之妙。此篇不尽,略举其要。

　　上《肘后》、《百证》二赋,不知谁氏所作,辞
颇不及于《指微》、《标幽》。曰百证者,宜其曲
尽百般病证针刺也。而病名至多,亦有所遗焉。

## 天元太乙歌

　　先师秘传《神应经》,太乙通玄法最灵,
　　句句言辞多典妙,万两黄金学也轻。

每每不忘多效验,治病如神记在心。
口内将针多温暖,便观患者审浮沉,
阴病用阳阳用阴,分明便取阴阳神。
虚则宜补实宜泻,气应真时病绝根。
气至如摆独龙尾,未至停针宜待气。
凡用行针先得诀,席弘玄妙分明说。
气刺两乳求太渊,未应之时列缺针。
列缺头疼及偏正,重泻太渊无不应。
耳聋气闭①,喘绵绵三里中。
手挛脚背疼难忍,合骨仍须泻太冲。
曲池主手不如意,合谷针时宜仔细。
心疼手颤少海是,欲要除根针阴市。
若是伤寒两耳聋,耳门②听会疾如风。
五般肘疼针尽泽,冷渊一刺有神功。
手三里兮足三里,食癖气块兼能治。
鸠尾独治五般痫,若刺涌泉人不死。
大凡疣痣最宜针,穴法从来著意寻,
以手按痣无转动,随深随浅向中心。
胃中有积取璇玑,三里功深人不知。
阴陵泉主胸中满,若刺承山饮食宜。
大椎若连长强取,小肠气疼立可愈,
气冲妙手要推寻,管取神针人见许。
委中穴主腰疼痛,足膝肿时寻至阴,
干湿风毒并滞气,玄机如此更尤深。
气攻腰痛不能立,横骨大都宜救急,
流血攻注解若迟,变为风证从此得。
气海偏能治五淋,若补三里效如神,
冷热两般皆治得,便浊痼疾可除根。
期门穴主伤寒患,七日过经尤未汗,
但于乳下双肋间,刺入四分人力健。
耳内蝉鸣腰欲折,膝下分明三里穴,
若能补泻五会中,切莫逢人容易说。
牙风头痛孰能调,二间妙穴莫能逃;
更有三间神妙穴,若治肩背感风劳。
合谷下针顺流注,脾内随针使气朝;

---

① 耳聋气闭:此下有脱文。《古今医统》卷七补作"耳聋气闭喘绵绵,欲愈须寻三里中",于证治不合。应据《席弘赋》(《针方六集》谓"天元太乙歌"即"席弘赋")补作"耳聋气闭听会针,喘绵绵寻三里中"。
② 耳门:《席弘赋》作"金门"。

冷病还须针合谷，只宜脚下泻阴交。
背脊俱疼针肩井，不泻三里令人闷，
两臂并胛俱疼痛，金针一刺如圣神。
脚膝疼痛委中宜，更兼挛急锋针施，
阴陵泉穴如寻得，轻行健步疾如飞。
腰腹胀满治何难，三里腨肚针承山，
更向太冲行补泻，指头麻木一时安。
头痛转筋鱼腹肚，又治背疽及便毒，
再有妙穴阳陵泉，腿转筋急如神取。
肠中疼痛阴陵沃，耳内蝉鸣听会招，
更寻妙穴太溪是，门行泻实为高。
浮沉腹胀水分泻，气喘息粗泻三里，
更于膝中阴谷针，小便淋滴皆消尽。
环跳能除腿股风，冷风膝痹疟疾同，
最好风池寻的穴，间使双刺有神功。
伤寒一日调风府，少阳二穴风池取，
三五七日病过经，依此针之无不应。
心疼呕吐上脘宜，丰隆两穴更无疑，
蛔虫并出伤寒病，金针宜刺显明医。
男子疝癖取少商，女人血气阴交当，
虚盗二汗须宜补，委中妙穴可传扬。
项强肿痛屈伸难，更兼体重腰背瘫，
宜向束骨三里取，教君顷刻便开颜。
闪挫脊膂腰难转，举步多难行重蹇，
遍体游气生虚浮，复溜一刺人健羡。
久患腰痛背胛劳，但寻中注穴中调，
行针用心须寻觅，管取从今见识高。
腰背连脐痛不休，手中三里穴堪求，
神针未出急须泻，得气之时不用留。
小胀便瘀最难医，气海中极间使宜，
三里更须明补泻，下针断不失毫厘。

上《天元太乙歌》，臞仙①所撰，今自《神应经》表寻于此。

## 铜人指要赋

行针之士，要辨浮沉；脉明虚实，针别浅深。经脉络脉之别，巨刺缪刺之分。经络闭塞，须用砭针；疏导脏腑，寒温必明；浅深补泻，经气之正。自有常数，漏水百刻，五十度周，经络流注；各应其时，先脉诀病，次穴蠲疴。左手掐穴，右手置针，刺荣无伤卫，刺卫无伤荣。气悍则针小而入浅，气涩则针大而入深。气滑出疾，气涩出迟；深则欲留，浅则欲疾。候其气至，必辨于针；徐而疾者实，实而迟者虚。虚则实之，满则泄之，菀陈则徐之，邪胜则虚之。刺虚者须其实，刺实者须其虚。经气已至，慎守勿失，谨守其法，勿更变也。贼邪新客，未有定处，推之则前，引之则止。其来不可逢，其往不可追，损其有余，补其不足。先去血脉，而后调之，无问其病，以平为期。若有若无，若得若失，五脏以定，九候以备。诊脉病明，行针病愈。众脉不见，众凶不闻。外内相得，无以形先，可玩往来，乃施于人。手动若务，针耀而匀。伏如横弩，起如发机，见其乌乌，见其稷稷，从见其飞，不知其谁，静意是义，观适之变，是谓冥冥，莫知其形。如临深渊，手如握虎，如待所贵，不知日暮，其气已至，适而自护。五虚勿近，五实不远，扪而循之，切而散之，推而按之，弹而怒之，爪而下之，通而取之。阴募在腹，阳俞在背。脏病取原，腑病取合，脏俞治藏病，腑募治腑病。出入导气，补泻同精。善行水者，不能注冰；善穿地者，不能凿冻。权衡以平，气口成寸，以决死生。饮食入胃，游溢精气，上输于脾；脾气散精，上归于肺；通调水道，下输膀胱。食气入胃，散精于肝，淫气于筋。食气入胃，浊气归心，淫精于肺。五劳五痹，九气七情，六淫六腑，九窍九州，四气三因。伤风伤寒，杂病奇病，妇人小儿。盛则泻之，虚则补之，不盛不虚，以经取之。

上《铜人指要赋》，多取《内经》词语，末后权衡以平，文不相属。

## 禁针穴歌

禁针穴道要先明，脑户囟会及神庭，
络却玉枕角孙穴，颅囟②承泣随承灵，

---

① 臞仙：明代太祖朱元璋之子朱权别号。
② 颅囟："颅"字原无，据《针灸大全》、《医经小学》补。"颅囟"，即"颅息"穴。

神道灵台膻中忌,水分神阙并会阴,
横骨气冲手五里,箕门承筋并青灵,
更加臂上三阳络,二十二穴不可针。
孕妇不宜针合谷,三阴交内亦通论。
石门针灸应须忌,女子终身无妊娠。
外有云门并鸠尾,缺盆客主人莫深。
肩井深时人闷倒,三里急补人还平。

## 禁灸穴歌

禁灸之穴四十五,承光哑门及风府,
天柱素髎临泣上,睛明攒竹迎香数。
和髎颧髎丝竹空,头维下关与脊中,
肩贞心俞白环俞,天牖人迎共乳中。
周荣渊液并鸠尾,腹哀少商鱼际位,
经渠天府及中冲,阳关阳池地五会。
隐白漏谷阴陵泉,伏兔髀关委中穴,
殷门申脉承扶忌。

## 行针指要歌

或针风,先向风门气海中;或针水,水分夹脐脐边取;或针结,针著大肠泻水穴;或针劳,须向风门及胸膏①;或针虚,气海丹田委中奇;或针气,膻中一穴分明记;或针嗽,肺俞风门须用灸;或针痰,先针中脘三里间;或针吐,中脘气海膻中补,翻胃吐食一般针,针中有妙少人知。

## 补泻雪心歌

行针补泻分寒热,泻寒补热须分别,
捻针向外泻之方,捻针向内补之诀。
泻左须将大指前,泻右大指当后拽,
补左大指向前搓,补右大指往下搣。
如何补泻有两般,盖是经络两边发,
补泻又要识迎随,随则为补迎为泻,
古人补泻左右分,今人乃为男女别。
男女经脉一般生,昼夜循环无暂歇,
两手阳经上走头,阴经胸走手指辍,
两足阳经头走足,阴经足走腹中结。

随则针头随经行,迎则针头迎经夺,
更有补泻定呼吸,吸泻呼补真奇绝。
补则呼出却入针,要知针用三飞法,
气至出针吸气入,疾而一退急扪穴。
泻则吸气方入针,要知阻气通身达,
气至出针呼气出,徐而三退穴开禁,
莫向人前容易说。

## 经脉交会八穴歌

公孙冲脉胃心胸,内关阴维下总同,
临泣胆经连带脉,阳维目锐外关逢,
后溪督内连眦颈,申脉跷络亦相通,
列缺肺任行肺系,阴跷照海膈喉咙。

## 十五络穴歌

人身络穴一十五,我今逐一从头举。
手太阴络为列缺,手少阴络即通里,
手厥阴络为内关,手太阳络支正是,
手阳明络偏历当,手少阳络外关位,
足太阳络号飞阳,足阳明络丰隆记,
足少阳络为光明,足太阴络公孙寄,
足少阴络名大钟,足厥阴络蠡沟配,
阳督之络号长强,阴任之络号尾翳,
脾之大络为大包,十五络脉君须记。

## 十二经脉昼夜流注歌

肺寅大卯胃辰经,脾巳心午小未中,
申膀酉肾心包戌,亥三子胆丑肝通。

## 十二原穴歌

甲出丘墟乙太冲,丙归腕骨是原中,
丁出神门原内过,戊胃冲阳气可通,
己出太白庚合谷,辛缘本出太渊同,
壬归京骨期中过,癸出太溪原穴逢,

---

① 胸膏:当作"膏肓"。

三焦壬是阳池穴,包络大陵癸又重。

## 八会穴

腑会中脘脏章门,筋会阳陵髓绝骨,
骨会大杼气膻中,血会膈俞太渊脉。

## 脏腑七募穴歌

肝募期门脾章门,肾募京门心巨阙,
天枢关元大小肠,胆募当记在日月。

## 薛真人天星十一穴歌（三,马丹阳歌）

三里内庭穴,曲池合谷截,
委中配承山,下至昆仑穴,
环跳及阳陵,通里并列缺。
合担用法担,合截用法截,
担截常记取,非人莫浪说。
三百六十五,不出十一穴。
此法少人知,金锁都开彻,
治病显奇功,有如汤泼雪,
学者细推寻,神功无尽竭。

三里在膝下,三寸两筋间,
能通心腹胀,善治胃中寒,
肠鸣并泄泻,腿胫膝肿酸,
伤寒羸瘦损,气蛊及诸般,
年过三旬后,针灸眼有光。

内庭次指外,本属足阳明,
能治四肢厥,喜静恶闻声,
瘾疹咽喉痛,数欠及牙疼,
气虚不能食,针著便惺惺。

曲池拱手取,屈肘骨边求,
善治肘中痛,偏风手不收,
挽弓开不得,筋缓莫梳头,
喉痹欲死,发热更无休,
遍身风癣癞,针著即时瘳。

合谷在虎口,两指歧骨间,
骨痛并面肿,疟病热还寒,
齿龋鼻衄血,口禁不开言,
针入五分深,令人即便安。

委中曲腘里,横纹脉中央,
腰痛不能举,沉沉引脊梁,
酸疼筋莫展,风痹发无常,
膝头难伸屈,针入即安康。

承山名鱼腹,腨肠分肉间,
善治腰疼痛,痔疾大便难,
脚气并膝肿,展转战疼酸,
霍乱及转筋,穴中刺便安。

太冲足大指,节后二寸中,
动脉知生死,能医惊痫风,
咽喉腹心胀,两足不能动,
七疝偏坠肿,眼目似云蒙,
亦能疗腰痛,针下有神功。

昆仑足外踝,跟骨上连寻,
转筋腰尻痛,暴喘满冲心,
举步行不得,一动即呻吟,
若欲求安稳,须于此穴针。

环跳在髀枢,侧卧屈足取,
腰折莫能顾,冷风并湿痹,
腿胯连腨痛,转则重嗟吁,
若人针灸后,顷刻痛消除。

阳陵归膝下,外廉一寸中,
膝重并麻木,冷痹及偏风,
举足不能起,坐卧似衰翁,
针入六分止,医功妙不穷。

通里腕骨后,一寸五分中,
欲言声不出,懊恼及怔忡,
实则四肢重,头腮面颊红,
虚则不能食,暴喑面无容,
毫针微微刺,方信有神功。

列缺腕侧上,次指手交叉,
善疗遍身风痹麻,痰涎频拥口,
口禁不开牙,若能明补泻,
应手速如拿。

上十一穴,薛氏以为扁鹊所传。按:司马子

长为扁鹊作传,不言其有针书传世,盖薛氏之依托也。十一穴取以治病捷要是矣,必曰上应天十一列宿则凿矣,天有二十八宿,而曰十一宿,则谬失。

### 八法八穴歌（西江月调）

九种心疼涎闷,结胸翻胃难停,
酒食积聚胃肠鸣,水食气疾膈病。
脐痛腹疼胁胀,肠风疟疾心疼,
胎衣不下血迷心,泄泻公孙立应。

中满心胸痞胀,肠鸣泄泻脱肛,
食难下隔酒来伤,积块坚横胁抢。
妇女血痛心疼,结胸里急难当,
伤寒不解结胸膛,疟疾内关独当。
手足中风不举,痛麻发热拘挛,
头风痛肿项腮连,眼肿赤痛头旋。
齿痛耳聋咽肿,浮风搔痒筋牵,
腿疼胁胀肢偏,临泣针时有验。

肢节肿痛臂冷,四肢不遂头风,
背胯内外骨攻,头项眉棱皆痛。
手足热麻盗汗,破伤眼肿睛红,
伤寒自汗表烘烘,独会外关为重。

手足急挛战掉,中风不语痫癫,
头疼眼肿泪涟涟,腿膝背腰痛遍。
项强伤寒不解,牙齿腮肿喉咽,
手麻足麻破伤牵,盗汗后溪先砭。

腰背强腿肿,恶风自汗头疼,
雷头赤目痛眉棱,手足麻挛臂冷。
吹乳耳聋鼻衄,痫癫肢节烦憎,
遍身肿满汗头淋,申脉先针有应。

痔疟便肿泄利,唾红溺血咳痰,
牙痛喉肿小便难,心胸腹疼饮噎。
产后发强不语,腰痛血疾脐寒,
死胎不下膈中寒,列缺乳痈多散。

喉塞小便淋涩,膀胱气痛肠鸣,
食黄酒积复脐并,呕泻胃翻便紧。
难产昏迷积块,肠风下血常频,
膈中决气气痃侵,照海有功必定。

### 宋徐秋夫鬼病十三穴歌

人中神庭风府始,舌缝承浆颊车次,
少商大陵间使连,乳中阳陵泉有据,
隐白行间不可差,十三穴是秋夫置。

### 回阳九针歌

哑门劳宫三阴交,涌泉太溪中脘接,
环跳三里合谷并,此是回阳九针穴。

### 四总穴歌

肚腹三里留,腰背委中求,
头项寻列缺,面口合谷收。

### 六十六穴阴阳二经相合相生养子流注歌

甲时窍阴前陷谷,丘墟阳溪委中续。
己合隐白鱼际连,太溪中封少海属。

甲与己合。己合甲。
**甲胆窍阴**（井木）
咳逆弗能息,转筋耳不闻,
心烦并舌强,穴在窍阴分。
**小肠前谷**（荥火）,
热病汗不出,痰疟及强癫,
白翳生于目,刺其前谷痊。
**胃陷谷**（俞土）,
面目浮虚肿,身心怯振寒,
须针陷谷穴,休作等闲看。
**丘墟**（原）,

痿厥身难转,髀枢痛不苏,
胻酸并脚痹,当下刺丘墟。
**大肠阳溪**(经金),
狂言如见鬼,热病厥烦心,
齿痛并疮疥,阳溪可下针。
**膀胱委中**(合水),
腰肿不能举,髀枢脚痹风,
委中神应穴,针下便亨通。

乙时大敦少府始,太白经渠阴谷止,
庚合商阳与通谷,临泣合阳合三里。
乙与庚合。庚合乙。
**乙肝大敦**(井木)
卒疝小便数,亡阳汗似淋,
血崩脐腹痛,须向大敦针。
**心少府**(荥火)
水气胸中满,多惊恐惧人,
肘挛并掌热,少府效如神。
**脾太白**(俞土)
烦心连脐胀,呕吐及便脓,
霍乱脐中痛,神针太白攻。
**肺经渠**(经金)
膨膨而喘嗽,胸中痛急挛,
暴痹足心热,经渠刺得安。
**肾阴谷**(合水)
脐腹连阴痛,崩中漏下深,
连针阴谷穴,一诀值千金。

丙时少泽内庭三,腕骨昆仑阳陵泉,
辛合少商然谷穴,太冲灵道阴陵泉。
丙与辛合。辛合丙。
**丙小肠少泽**(井火)
云翳覆瞳子,口干舌强时,
寒疟汗不出,少泽莫迟疑。
**胃内庭**(荥土)
四肢厥逆冷,胸烦肚腹膜,
齿龋咽中痛,当针足内庭。
**大肠三间**(俞金)
肠鸣并洞泄,寒疟及唇焦;
三间针入后,沉疴立便消。

**腕骨**(原)
迎风流冷泪,瘫痪及黄躯,
腕骨神针刺,千金价不如。
**膀胱昆仑**(经水)
脚腕痛如裂,腰尻疼莫任,
昆仑如刺毕,即便免呻吟。
**胆阳陵泉**(合木)
冷痹身麻木,偏身筋骨疼,
阳陵神妙穴,随手便安宁。

丁时少冲大都先,太渊复溜并曲泉,
壬合至阴夹后溪,京骨解溪曲池边。
丁与壬合。壬合丁。
**丁心少冲**(井火)
少阴多恐惊,冷痰潮腹心,
乍寒并乍热,宜向少冲针。
**脾大都**(荥土)
上伤汗不出,手足厥而虚,
肿满并烦呕,大都针便除。
**肺太渊**(俞金)
缺盆中引痛,喘息病难蠲,
心痛掌中热,须当针太渊。
**肾复溜**(经水)
五淋下水气,赤白黑黄青,
复胀肿水蛊,宜于复溜针。
**肝曲泉**(合木)
血瘕并癃闭,筋挛痛日深,
咽喉脐腹胀,应验曲泉针。

戊时厉兑二束骨,冲阳阳辅小海入,
癸合涌泉行间滨,神门商丘兼尺泽。
戊与癸合。癸合戊。
**戊胃厉兑**(井土)
寒热无心食,恶风多恐惊,
胃家诸孔穴,厉兑最精英。
**大肠二间**(荥金)
喉闭牙齿痛,心惊鼻衄腥,
口㖞连颔肿,二间刺安宁。
**膀胱束骨**(俞水)
腰背膪如结,风寒目眩眬,

要痓如此疾，束骨穴中穷。
**冲阳**（原）
腹脐如结硬，口眼忽㖞斜，
狂病弃衣走，冲阳穴内佳。
**胆阳辅**（经木）
节痛无常处，诸风痹莫伸，
胆经虽六穴，阳辅效如神。
**小肠小海**（合火）
头项痛难忍，腹脐疼莫禁，
若还逢此疾，小海便宜针。

己合甲。
**己隐白**（井土）
足寒并暴泄，月事过其时，
隐白脾家井，详经可刺之。
**肺鱼际**（荥金）
衄血喉中燥，头疼舌上黄，
伤寒汗不出，鱼际一针康。
**肾太溪**（俞水）
溺黄并尿血，咳嗽齿牙难，
疬癖诸湿痹，太溪针便安。
**肝中封**（经木）
绕脐腹走疼，身体及顽麻，
疝引腰间痛，中封刺不差。
**心少海**（合火）
目眩连头痛，发强呕吐涎，
四肢不能举，少海①安然。

庚合乙。
**庚大肠商阳**（井金）
耳聋并齿痛，寒热往来攻，
痰疟及中满，商阳刺便通。
**膀胱通谷**（荥水）
积结留诸饮，眬眬目不明，
头风并项痛，通谷可回生。
**胆临泣**（俞木）
妇人月事闭，气喘不能行，
囟骨合巅痛，须针临泣安。
**合谷**（原）
热病连牙痛，伤寒汗过期，

目疼风口噤，合谷穴中推。
**小肠阳谷**（经火）
耳鸣颊颔肿，胁痛发在阳，
阳谷迎经刺，如神助吉祥。
**胃三里**（合土）
四体诸虚损，五劳共七伤，
脐酸连膝肿，三里刺安康。

辛合丙。
**辛肺少商**（井金）
膨膨腹胀满，咳逆共喉风，
五脏诸家热，少商针有功。
**肾然谷**（荥水）
妇人长不孕，男子久遗精，
洞泄并消渴，连针然谷荥。
**肝太冲**（俞木）
小便淋沥数，心胀步难行，
女子崩中漏，太冲须细看。
**心灵道**（经火）
卒中不能语，心疼及恐悲，
问云何所治？灵道穴偏奇。
**脾阴陵泉**（合土）
腹中寒积冷，膈下满吞酸，
疝癖多寒热，阴陵刺即安。

壬合丁。
**壬膀胱至阴**（井水）
心烦足下热，小便更遗精，
谁知至阴穴，能教死复生。
**胆侠溪**（荥木）
耳聋颊颔肿，走注痛无常，
胸胁连肢满，侠溪可料量。
**小肠后溪**（俞火）
癫痫并项强，目赤翳还生，
一刺后溪穴，神功妙不轻。
**京骨**（原）
髀枢足胻痛，腰背苦难禁，
只可刺京骨，休于别处寻。

---

① 少海：此下脱一字。

**胃解溪**(经土)
膝劳连胻骨,霍乱共头风,
一刺解溪穴,狂癫亦有功。
**大肠曲池**(合金)
半身麻不遂,两臂痛难支,
汗后多余热,宜针手曲池。

癸合戊。
**癸肾涌泉**(井水)
胸中藏结热,偏体复黄痿,
诸厥并无子,涌泉当夺魁。
**肝行间**(荥木)
厥逆四肢冷,膝头肿莫当,
遗尿并目疾,行间要消详。
**心神门**(俞火)
咽干不嗜食,心痛及狂悲,
痴呆兼呕血,神门刺莫违。
**脾商丘**(经土)
身寒苦太息,痔病共脾虚,
但见如斯证,商丘刺便除。
**肺尺泽**(合金)
手臂拘挛急,四肢暴肿时,
口干劳咳嗽,尺泽善扶持。

每遇阳干合,刺三焦;遇阴干合,刺包络。
阳干关冲液门静,中渚阳池支沟并;
阴干中冲劳宫前,大陵间使曲泽并。
阳干:
**三焦关冲**(井金)
目中生翳膜,舌上发焦干,
霍乱心胸噎,关冲刺即安。
**液门**(荥水)
手臂痛寒厥,妄言惊悸昏,
偏头疼目眩,当以液门论。
**中渚**(俞木)
热病时无汗,咽喉肿有疮,
如逢肩背重,中渚刺安康。
**阳池**(原)
手腕难持物,如因打损伤,
阳池针刺后,疼痛应时康。

**支沟**(经火)
胁疼牵筋痛,伤风哑痹喉,
明医须识此,疾早刺支沟。
**天井**(合土)
瘰疬并风疹,上气痛冲心,
瘾疹兼惊悸,当于天井寻。
阴干:
**包络中冲**(井木)
一身如火热,满腹痛连心,
医法当遵治,中冲急下针。
**劳宫**(荥火)
衄血并黄疸,胃翻心痛攻,
大便兼尿血,急急刺劳宫。
**大陵**(俞土)
善笑还悲泣,狂言病莫禁,
心胸如热闷,当下大陵针。
**间使**(经金)
呕吐卒心痛,心悬悬若饥,
失心语不出,间使实能医。
**曲泽**(合水)
逆气身潮热,烦心唇口干,
问君何以治?曲泽下针安。

上六十六穴歌,窦桂芳原有七言叶句,今录五言者,便于记诵也,其治证相同耳①。

## 十干相生流注歌

甲丙戊庚壬,乙丁己辛酉②,
丙戊庚壬甲,丁己辛酉乙,
戊庚壬甲丙③,己辛酉②乙丁,
庚壬甲丙戊,辛癸乙丁己,
壬甲丙戊庚,癸乙丁己辛。

---

① 此篇系根据窦桂芳汇刻之《针灸四书》中《子午流注针经》一书中的六十六穴歌改编而来。将原歌中相合之日:甲己、乙庚、丙辛、丁壬、戊癸的按时开穴歌简化合编;另将原腧穴主治的七言歌诀改作五言诀,以便记诵。
② 酉:非十干名,当作"癸"。
③ 丁己辛酉乙,戊庚壬甲丙:此二句原在"辛癸乙丁己"句下,与流注顺序不合,今移此。

## 十二经纳天干歌

甲胆乙肝丙小肠,丁心戊胃己脾乡,
庚属大肠辛属肺,壬属膀胱癸胃藏。
三焦亦向壬中寄,包络同归入癸方。

## 五子元建歌（加天干于寅上）

甲己之日丙作首,乙庚之日戊为头,
丙辛之日庚上起,丁壬壬寅顺行求,
戊癸甲寅定时候,六十首法助医流。

## 周身血气歌

人身气血无暂息,动静周流在呼吸,
呼行三寸吸亦然,一息定行六寸脉,
二百七十息数来,脉行六十丈二尺,
积此周身一度过,补泻分明知滑涩。
试问一时吸几多？千一百二十五的,
脉行六十七丈五,四度周身尚余刻。
更将余刻为君明,四十五息二丈七,
昼夜循还息几何？一万三千兼五百,
脉行八百一十丈,度行五十周身毕,
此是平人脉气歌,迟寒数热难同则。

## 脚不过膝手不过肘歌

阳日阳时气在前,血在后兮脉在边；
阴日阴时血在前,气在后兮脉归泉。
阳日阳时针左转,先取阳经腑病看；
阴日阴时针右转,行嘱阴经脏腑痊。

## 生成数歌（阴不过阳、阳不过阴）

天一生水地六成,地二生火天七成,
天三生木地八成,地四生金天九成,
天五生土地十成。
此是河图五行生成之数,一三五七九者,奇也,属之天；二四六八十者,偶也,属之地。一二三四五六七八九十者,数,何以能生出五行来？盖自天开地辟之后,落下便有水,此天一地六所生成也。如父母生子,头生男女第行曰一,故曰一六也；第二胎生男女第行曰二,是二七生火,余皆如此。曰生成者,生如父子资始；曰成者,如母之胎育也。

## 刺法启玄歌

十二阴阳气血,凝滞全凭针焫,
细推十干五行,谨按四时八节,
出入要知先后,开合慎毋妄别。
左手按穴分明,右手持针亲刺,
刺荣无伤卫气,刺卫毋伤荣血。
循扪引道之因,呼吸调和寒热,
补即慢慢出针,泻即徐徐闭穴,
发明《难》《素》玄微,俯仰岐黄秘诀。
若能劳心劳力,必定愈明愈哲,
譬如闭户造车,端正出门合辙。
倘逢志士细推,不是知音莫说,
了却个人规模,便是医中俊杰。

## 提气法歌

提气临时最有功,祛除顽痹与诸风,
分明漏泄神仙诀,留此玄微在世中。
又曰：转针千遭,其病自消。

## 过关歌

苍龙先摆尾,赤凤后摇头,
上下伸提切,关节至交流。

## 流气歌

痃癖气块病初遭,时时发热病煎熬,
手中在为流注法,腹间气块渐渐消。

## 纳气歌

纳气还与进气同,一般造化两般工,
手中用气丁宁死,妙理玄玄在手中。

## 提针歌

提针之时最有功,祛除顽痹与诸风,
寻思得遇真仙诀,行针妙诀在其中。

## 进针歌

进针八法可用心,欲能除病与通灵,
此法秘传休妄说,论价还当抵万金。

## 龙虎交战歌

天降真龙从此起,克木白虎真全体,
反覆离宫向北飞,消息阴阳九六里。

## 龙虎飞腾歌

龙虎飞腾捻妙玄,气通上下似连山,
得师口诀分明说,目下教君病自痊。

## 阳针男歌

午前要知寒与热,左捻为补右为泻,
提针为热插为寒,此是神仙真妙诀。

## 阴针女歌

午后要知寒与热,右捻为补左为泻,
插针为热提为寒,女人反此须分别。

## 烧山火歌

四肢逆冷最难禁,憎寒不住病非轻,
拨忙运起烧山火,患人时下得安宁。

## 透天凉歌

浑身却似火来烧,不住时时热上焦,
若还依法行针刺,搜除热毒病能消。

## 苍龙摆尾歌

苍龙摆尾气交流,血气奋飞遍体周,
任君疼痛诸般疾,一插须交万病休。

## 赤凤摇头歌

下水船中一舵游,犹如赤凤上摇头,
迎随顺逆须明辨,休得劳心苦外求。

## 子午捣臼歌

子午捣臼达者稀,九入七出莫更移,
万病自然合天数,故教病者笑微微。

## 梓岐风谷飞经走气撮要金针赋

观夫针道,捷法最奇,须要明于补泻,方可起于倾危。先分病之上下,次定穴之高低,头有病而足取之,左有病而右取之。男子之气,早在上而晚在下,取之必明其理;女子之气,早在下而晚在上,用之必识其时。午前为早属阳,午后为晚属阴,男女上下,凭腰分之。手足三阳,手走头而头走足;手足三阴,足走腹而胸走手。阴升阳降,出入之机。逆之者为泻为迎,顺之者为补为随。春夏刺浅者以瘦,秋冬刺深者以肥。更观原气厚薄,浅深之刺尤宜。

原夫补泻之法,妙在呼吸手指。男子者,大指进前左转,呼之为补,退后右转,吸之为泻,提针为热,插针为寒;女子者,大指退后右转,吸之为补,进前左转,呼之为泻,插针为热,提针为寒,左与右有异,胸与背不同,午前者如此,午后者反之。是故爪而切之,下针之法;摇而退之,出针之法;动而进之,催针之法;循而取之,行气之法;搓则去病,弹则补虚,肚腹盘旋,扪为穴闭。重沉豆许曰按,轻浮豆许曰提。一十四法,针要所备。补者一退三飞,真气自归;泻者一飞三退,邪气自避。补则补其不足,泻则泻其有余。有余者,为肿为痛,曰实;不足者,为痒为麻,曰虚。气速效速,气迟效迟。死生贵贱,针下皆知,贱者硬而贵者脆,生者涩而死者虚,候之不至,必死无疑。

且夫下针之法,先须爪按重而切之,次令咳嗽一声,随咳下针,凡补先呼气,初针至皮内,乃曰天才;少停进针至肉内,是曰人才;又停进针至于筋骨之间,名曰地才,此为极处,就当补之。再停良久,却须退针至人之分,待气沉紧,倒针朝病,进退往来,飞经走气,尽在其中矣。凡泻者吸气,初针至天,少停进针直至于地,得气泻之;再停良久,欲须退针,复至于人,得气沉紧,倒针朝病,法同前矣。其或晕针者,神气虚也,以针补之,以袖掩之,口鼻气回,热汤与之,略停少顷,依前再施。

及夫调气之法,下针至地之后,复人之分,欲气上行,将针右捻;欲气下行,将针左捻;欲补先呼后吸,欲泻先吸后呼。气不至者,以手循摄,以爪切掐,以针摇动,进捻搓弹,直待气至。以龙虎升腾之法,按之在前,使气在后;按之在后,使气在前,运气走至疼痛之所,以纳气之法,扶针直插,复向下纳,使气不回。若关节阻涩,气不过者,以龙虎龟凤,通经接气,大段之法,驱而运之,仍以循摄爪切,无不应矣。此通仙之妙。

况夫出针之法,病势既退,针气微松,病未退者,针气始根,推之不动,转之不移,此为邪气吸拔其针,乃真气未至,不可出之;出者,其病即复,再须补泻,停以待之,直待微松,方可出针豆许,摇而停之。补者吸之去疾,其穴急扪;泻者呼之去徐,其穴不闭。欲令腠密,然后吸气,故曰:下针贵迟,太急伤血;出针贵缓,太急伤气。已上总要,于斯尽矣。

方夫治病,其法有八:一曰烧山火,治顽麻冷痹,先浅后深,用九阳而三进三退,慢提紧按,热至,紧闭,插针,除寒之有准。二曰透天凉,治肌热骨蒸,先深后浅,用六阴而三出三入,紧提慢按,寒至,徐徐举针,退热之可凭。皆细细搓之,退热准绳。三曰阳中引阴,先寒后热,自浅而深,以九六之法,先补后泻也。四曰阴中引阳,先热后寒,自深而浅,以九六之方,则先泻后补也。补者直须热至,泻者务待寒侵,犹如搓线,慢慢转针,法在浅则用浅,法在深则用深,二者不可兼而紊之也。五曰子午捣臼,水蛊膈气,落穴之后,调气均匀,针行上下,九入六出,左右转之,十遭自平。六曰进气之诀,腰背肘膝痛,浑身走注疼,刺九分,行九补,卧针五七吸,待气上下,亦可龙虎交战,左捻九而右捻六,是亦住痛之针。七曰留气之诀,痃癖癥瘕,刺七分,用纯阳,然后乃直插针,气来深刺,提针再停。八曰抽添之诀,瘫痪疮癞,取其要穴,使九阳得气,提按搜寻,大要运气周遍,扶针直插,复向下纳,回阳倒阴,指下玄微,胸中活法,一有未应,反复再施。

若夫过关过节催运气,以飞经走气,其法有四:一曰青龙摆尾,如扶船舵,不进不退,一左一右,慢慢拨动。二曰白虎摇头,似手摇铃,退方进圆,兼之左右,摇而振之。三曰苍龟探穴,如入土之象,一退三追,钻剔四方。四曰赤凤迎源,展翅之仪,入针至地,提针至天,候针自摇,复进其原,上下左右,四围飞旋,病在上吸而退之,病在下呼而进之。

至夫久患偏枯,通经接气之法,已有定息寸数,手足三阳,上九而下十四,过经四寸;手足三阴,上七而下十二,过经五寸,在乎摇动出纳,呼吸同法,驱运气血,顷刻周流,四下通接,可使寒者暖而热者凉,痛者止而胀者消。若开渠之决水,立时见功,何倾危之不起哉?虽然,病有三因,皆从气血,针分八法,不离阴阳。盖经脉昼夜之循环,呼吸往来之不息,和则身体康健,否则疾病竞生。譬天下国家地方,山海田园,江河溪谷,值岁时风雨均调,则水道疏利,民安物阜。其或一方所,风雨不均,遭以旱潦,使水道涌竭不通,灾伤遂至。人之气血,受病三因,亦犹方所之于旱潦。盖针贬所以通脉,均血气浊邪扶正,故曰捷法最奇者哉。

## 子午流注逐日按时定穴歌

甲日戌时胆窍阴,丙子时中前谷荥,
戊寅陷谷阳明俞,返本丘墟木在寅,
庚辰经注阳溪穴,壬午膀胱委中寻,
甲申时纳三焦水,荥合天干取液门。

乙日酉时肝大敦,丁亥时荥少府心,
己丑太白太冲穴,辛卯经渠是肺经,
癸巳肾宫阴谷合,乙未劳宫水穴荥。

丙日申时少泽当,戊戌内庭治胀康,
庚子时在三间俞,本原腕骨可祛黄,
壬寅经水昆仑上,甲辰阳陵泉合长,
丙午时受三焦火,中渚之中仔细详。

丁日未时心少冲,己酉大都脾土逢,
辛亥太渊神门穴,癸丑复溜肾水通,
乙卯肝经曲泉合,丁巳包络大陵中。

戊日午时厉兑先,庚申荥穴二间迁,
壬戌膀胱寻束骨,冲阳土穴必还原,
甲子胆经阳辅是,丙寅小海穴安然,
戊辰气纳三焦脉,经火支沟刺必痊。

己日巳时隐白始,辛未时中鱼际取,
癸酉太溪太白原,乙亥中封内踝比,
丁丑时合少海心,己卯间使包络止。

庚日辰时商阳居,壬午膀胱通谷之,
甲申临泣为俞木,合谷金原返本归,
丙戌小肠阳谷穴,戊子时居三里宜,
庚寅气纳三焦合,天井之中不用疑。

辛日卯时少商本,癸巳然谷何须忖,
乙未太冲原太渊,丁酉心经灵道引,
己亥脾合阴陵泉,辛丑曲泽包络准。

壬日寅时起至阴,甲辰胆脉侠溪荥,
丙午小肠后溪俞,返求京骨本原寻,
三焦寄在阳池穴,反本还原是的亲,
戊①申时注解溪胃,大肠庚戌曲池真,
壬子气纳三焦寄,井穴关冲一片金,
关冲属金壬属水,子母相生恩义探。

癸日亥时井涌泉,乙丑行间穴必然,
丁卯俞穴神门是,本寻肾水太溪原,
包络大陵原并过,己巳商丘内踝边,
辛未肺经合尺泽,癸酉中冲包络连,
子午截时安定穴,留传后学莫忘言。

上《流注歌》,徐氏所撰,还原化本之理,血气所纳之穴,斯昭昭矣。

## 孙真人十三鬼穴歌

百邪癫狂所为病,针有十三穴须认,
凡针之体先鬼宫,次针鬼信无不应,
一一从头逐一求,男从左起女从右。
一针人中鬼宫停,左边下针右出针;
第二手大指甲下,名鬼信刺三分深;
三针足大指甲下,名曰鬼垒入二分;
四针掌后大陵穴,入寸五分为鬼心;
五针申脉名鬼路,火针三下七锃锃;
第六却寻大杼上,入发一寸名鬼枕;
七刺耳垂下五分,名曰鬼床针要温;
八针承浆名鬼市,从左出右君须记;
九针间使鬼路上;十针上星名鬼堂;
十一阴下缝三壮,女玉门头为鬼藏;
十二曲池名鬼臣,火针仍要七锃锃;
十三舌头当舌中,此穴须名是鬼封。
手足两旁相对刺,若逢孤穴只单通,
此是先师真妙诀,狂猖恶鬼走无踪。

## 八法手诀歌

春夏先深而后浅,秋冬先浅而后深,

---

① 戊:原误作"戌",据《针灸大全》改。

随处按之呼吸轻,迎而吸之寻内关,
补虚泻实公孙是,列缺次当照海深,
临泣外关和上下,后溪申脉用金针。
先深后浅行阴数,前三后二却是阴;
先浅后深阳数法,前二后三阳数定。
临泣公孙肠中病,脊头腰背申脉攻,
照海咽喉并小腹,内关行处治心疼。
后溪前上外肩背,列缺针时脉气通。
急按慢提阴气升,急提慢按阳气降。
取阳取阴皆六数,达人刺处有奇效。

## 八法飞腾定十干八卦歌

壬甲之日公孙乾,乙癸坤宫申脉连,
庚日外关属震卦,丙从艮位内关便,
戊日临泣坎象卦,后溪辛日巽宫迁,
丁日兑宫针照海,己应列缺与离前。

## 三阴三阳歌

丙手太阳壬足阳,庚手阳明戊足乡,
焦手少阳甲足类,辛手太阴己足详,
丁手少阴癸足论,心包厥阴乙足量。
一论甲窍阴,胆足少阳经。
乙木是大敦,肝经足厥阴。
丙少泽小肠,名为手太阳。
丁心少冲穴,少阴手中央。
戊厉兑胃穴,足上阳明诀。
己隐白脾乡,太阴足中绝。
庚商阳大肠,阳明在手乡。
辛少商为肺,太阴掌上详。
壬至阴膀胱,原是足太阳。
涌泉肾经穴,足上少阴乡。
三焦为父手少阳,包络足上厥阴母。
甲胆原来属窍阴,三焦足是少阳经。
乙木属肝名大敦,包络同归踝厥阴,
丙似少阳少泽乡,壬属膀胱足太阳,
辛属肺经少商穴,己隐脾足太阴详,
丁少冲来却属心,涌泉肾足少阴精,
庚似商阳大肠络,戊属厉胃足阳明。

## 血忌歌

行针须要明血忌,正丑二寅三之未,
四申五卯六酉宫,七辰八戌九居巳,
十亥十一月午当,腊子更加逢日闭。

## 逐日人神歌

初一、十一、二十一起,足拇鼻柱手小指。
初二、十二、二十二日,外踝发际外踝位。
初三、十三、二十三,股内牙齿足及肝。
初四、十四、二十四右,腰间胃脘阳明手。
初五、十五、二十五并,口内遍身足阳明。
初六、十六、二十六同,手掌胸前又在胸。
初七、十七、二十七,内踝气冲及在膝。
初八、十八、二十八辰,腕内股内又在阴。
初九、十九、二十九,在尻在足膝胫后。
初十二、十三、十日。腰背内踝足跌觅。

## 九宫尻神歌

尻神所在足跟由,坤内外踝圣人留,
震宫牙腨分明记,巽位还居乳口头,
中宫肩骨连尻骨,面目背从乾上游,
手膊兑宫难砭灸,艮宫腰项也须休,
离宫膝肋针难下,坎肘还连肚脚求,
为医精晓尻神法,万病无干禁忌忧。

## 太乙人神歌

立春艮上起天留,戊寅己丑右足求。
春分左胁仓门震,乙卯日见定为仇。
立夏戊辰己巳巽,阴洛宫中左手愁。
夏至上天丙午日,正值应喉离首头。
立秋玄委宫右手,戊申己未坤上游。
秋分仓果西方兑,辛酉还从右胁谋。
立冬左足加新洛,戊戌己亥乾位收。
冬至坎方临叶热,壬子腰尻下窍流。
五脏六腑并脐腹,招摇诸戊己中州。

溃治痈疽当须避,犯其天忌疾难瘳。

## 杂病十一穴歌

攒竹丝空主头疼,偏正皆宜向此针,
更去大都除泻动,风池针刺三分深;
曲池合谷先针泻,永与除疴病不侵,
依此下针无不应,管教随手便安宁。

头风头痛与牙疼,合谷三间两穴寻,
更向大都针眼痛,太渊穴内用针行;
牙疼三分针吕细,齿疼依前指上明,
更推大都左之右,交互相迎仔细迎。

听会兼之与听宫,七分针泻耳中聋,
耳门又泻三分许,更加七壮灸听宫;
大肠经内将针泻,曲池合谷七分中,
医者若能明此理,针下之时便见功。
肩背并和肩膊疼,曲池合谷七分深,
未愈尺泽加一寸,更于三间次第行;
各入七分于穴内,少风二府刺心经,
穴内浅深依法用,当时蠲疾两之经。
咽喉以下至于脐,胃脘之中百病危,
心气痛时胸结硬,伤寒呕哕闷涎随;
列缺下针三分许,三分针泻到风池,
二指三间并三里,中冲还刺五分依。
汗出难来到腕骨,五分针泻要君知,
鱼际经渠并通里,一分针泻汗淋漓;
二指三间及三里,大指各刺五分宜,
汗至如若通遍体,有人明此是良医。
四肢无力中邪风,眼涩难开百病攻,
精神昏倦多不语,风池合谷用针通;
两手三间随后泻,三里兼之与太冲,
各入五分于穴内,迎随得法有神功。
风池手足指诸间,右瘫偏风左曰瘫,
各刺五分随后泻,更灸七壮便身安;
三里阴交行气泻,一寸三分量病看,
每穴又加三七壮,自然瘫痪即时安。
肘痛将针刺曲池,经渠合谷共相宜,
五分针刺于二穴,疟病缠身便得离;

未愈更加三间刺,五分深刺莫忧疑,
又兼气痛憎寒热,间使行针莫用迟。
腿胯腰疼痞气攻,髋骨穴内七分穷,
更针风市兼三里,一寸三分补泻同;
又去阴交泻一寸,行间仍刺五分中,
刚柔进退随呼吸,去疾除疴捻指工。
肘膝疼时刺曲池,进针一寸是相宜,
左病针右右针左,依此三分泻气奇;
膝痛三寸针犊鼻,三里阴交要七吹,
但能仔细寻其理,却病之功在片时。

## 《神应经》腧穴证治歌

**风**

半身不遂患偏风,肩髃曲池列缺同,
阳陵泉兮手三里,合谷绝骨丘墟中,
环跳昆仑照海穴,风市三里委中攻。
足无膏泽治上廉。左瘫右痪曲池先,
阳谷合谷及中渚,三里阳辅昆仑痊。
肘不能屈治腕骨。偏风却治冲阳窟,
身体反折肝俞中,中风肘挛内关突。
目戴上治丝竹空,吐涎百会丝竹同。
不识人治水沟穴,临泣合谷三穴攻。
脊反折兮治风府,并治哑门真有补。
风痹天井曲泽中,少海委中兼阳辅。
惊痫①神庭与百会,前顶涌泉丝竹类,
神阙一壮鸠尾三,七穴治之斯为贵。
风劳曲泉、膀胱俞,只有膀胱七壮宜。
风疰肾俞膀胱穴,三壮百会肝与脾。
风眩临泣与阳谷,再有申脉同腕骨。
风痛临泣百会攻,肩井肩髃曲池窟,
兼治天井并内间,通前七穴不可忽。
口眼㖞斜治太渊,列缺申脉与二间,
内庭行间地五等,水沟颊车合谷连,
复有通谷不可失,十一穴治病即痊。
喑哑间使与支沟,合谷鱼际并复溜,
灵道阴谷然谷穴,兼治通谷疾即瘳。
凡人口噤不可开,颊车承浆合谷该。

---

① 惊痫:此下取穴乃《神应经》中"风痫"证主穴。

风痫疾发僵仆地,风池百会灸无灾。
又曰:
半身不遂云中风,七处各灸三壮同,
如风在左灸在右,患右灸左艾气通。
寻穴须从百会起,次及耳前之发际,
第三肩井四风市,六是绝骨五三里,
乃若曲池居第七,灸之神效无可比。
二椎五椎各七壮,状如半枣核大炷,
以此同灸二椎上,中风目戴不能语。

## 伤寒
身热头疼攒竹穴,大陵神门与少泽,
合谷鱼际中渚间,液门委中与太白。
洒淅恶寒栗鼓颔,治之宜在鱼际端。
身热陷谷针吕细,三里复溜兼涌泉,
公孙太白委中穴,兼治侠溪病自安。
寒热风池与少海,鱼际少冲合谷在,
复溜太白临泣中,八穴治之病自差。
伤寒汗不出风池,鱼际二间兼经渠。
过经不解期门上;余热不尽先曲池,
次及三里与合谷,二穴治之余热除。
腹胀三里内庭中,阴证伤寒神阙攻,
灸壮须及二三百,庶几能保命不终。
大热曲池及三里,复溜不失患者起。
呕哕百会曲池中,间使劳宫商丘底。
腹寒热气少冲中,商丘太冲行间同,
三阴交兮与隐白,阴陵三壮炷火红。
发狂间使与百劳,合谷复溜四穴焦。
不省人事中渚穴,三里大敦二穴烧。
秘塞照海与章门;小便不通阴谷焚,
更兼阴陵通二穴,治之患者效自臻。

## 痰喘咳嗽
咳嗽列缺与经渠,须用百壮灸肺俞,
尺泽鱼际少泽穴,前谷解溪昆仑隈,
膻中七壮不可少,再兼三里实相宜。
咳嗽饮水治太渊;引两肋痛肩俞间;
引尻痛兮鱼际上;咳血列缺三里湾,
肺俞百劳乳根穴,风门肺俞咳血关。
唾血内损治劳宫,间使神门太渊同,
鱼际泻兮尺泽补,曲泉太溪只在中,
肝脾三壮肺俞兮,终及然谷与太冲。

唾血振寒治太溪,三里列缺太渊宜;
呕血曲池神门穴,鱼际通前三穴医。
吐脓不愈治膻中;吐浊尺泽间使攻,
列缺少商与前穴,此患治之四穴同。
呕食不化治太白;呕吐通里怀曲泽,
劳宫阴陵太溪中,照海太冲大都穴,
通谷胃俞与肺俞,再兼一穴是隐白。
患者呕逆治大陵,呕哕太渊治之宁,
喘呕欠伸经渠上,治之无恙乐升平。
上喘曲泽大陵中,神门鱼际三间攻,
商阳解溪昆仑穴,膻中肺俞十穴同。
喘嗽膈食治膈俞;喘满三间商阳宜。
肺胀气抢胁下痛,阴都太渊肺俞除。
喘息难行治中脘,期门上廉三穴善。
诸虚百损等极病,五劳七伤失精证,
大椎膏肓脾胃肺,下脘三里首肩井。
传尸骨蒸肺痿法,膏肓肺俞四花穴。
干呕间使三十壮,胆俞通谷及隐白,
乳下寸半要识真,灸之神效胜服药。
噫气劳宫与大敦,少商太渊与神门,
太溪陷谷与太白,八穴治之神效臻。
痰涎阴谷与前谷,复溜三穴不可忽。
结积留饮病不瘳,膈俞五壮通谷灸。
数嗽而喘治太渊,一穴治之病自痊。

## 诸积聚
气块冷气一切气,气海针灸病可愈。
心气连胁里大陵,支沟上脘兼百会。
结气上喘及伏梁,中脘治之病自愈。
更有心下如杯形,须治中脘及百会。
胁下积气治期门;章期中脘疗贲豚,
气海百壮不可少,巨阙五穴通前论。
气逆商丘与尺泽,三阴交兮与太白,
喘逆神门足临泣,阴陵昆仑不可失。
太冲神门二穴中,噫气下逆病可攻。
支沟前谷攻咳逆,大陵曲泉三里同,
陷谷前谷行间交,临泣肺俞十穴通。
患者咳逆无所出,三里取之为第一;
后取太白与太渊,鱼际太渊不可失,
窍阴之穴及肝俞,通前七穴斯为毕。
咳逆振寒治少商,更兼天突灸三壮。

久病咳兮少商穴，天柱三壮病即康。
厥气冲腹及解溪，天突通前二穴宜。
短气大陵尺泽上；少气间使神门医，
大陵少冲三里穴，下廉行间兼肺俞，
然谷至阴与气海，十一穴治病自除。
欠气通里及内庭；诸积三里治之宁，
阴谷解溪通谷穴，上脘肺俞膈俞应。
脾俞三焦俞上治，九穴治之命不倾。
腹中气块穴头针，二寸半分二七焚，
块中一穴针三寸，灸之二七块犹存，
块尾一穴针三寸，灸至七壮块渐分。
胸中膨胀气又喘，合谷期门乳根善。

### 哮

医者若欲灸人哮，天突尾穷骨尖高。
又法背上有一穴，量穴须用线一条，
环颈垂下至鸠尾，尖上截断牵脊背，
线头尽处是穴端，灸至七壮真为贵。

### 腹痛胀满

腹痛三里与内关，阴陵复溜太溪连，
昆仑阴谷陷谷穴，太白中脘与行间，
气海膈俞脾俞穴，兼治肾病即痊。
食不下兮治内关，鱼际三里三穴间。
小腹急痛不可忍，兼治小肠吊外肾，
疝气心痛诸气痛，足之大指次指下，
中节横纹灸五壮，男左女右无虚假；
两足并灸无所分，细按神经亦云可。
小腹胀痛气海焚，绕脐痛兮治水分。
小腹痛兮治阴市，承山下廉及中封，
复溜小海关元穴，肾俞随年壮大敦。
夹脐痛兮治上廉；脐痛中封与曲泉，
再兼水分通三穴；太冲太白引腰痉。
少商阴市腹满法，三里曲泉昆仑穴，
隐白大都陷谷中，商丘通谷与太白，
行间一穴不可遗，十二穴治胜服药。
腹肋满兮治阳陵，三里上廉三穴精。
心腹胀满绝骨上，更兼一穴是内庭。
小腹胀满痛中封，然谷内庭大敦中。
腹胀阴市与尺泽，三里曲泉阴谷穴，
阴陵商丘公孙中，内庭太溪与太白，
厉兑膈俞及肾俞，中脘大肠俞太白，
胀而胃满治膈俞；腹坚大兮治丘墟，
三里阴陵解溪上，冲阳期门水分宜，
此病治之通九穴，更有神阙膀胱俞。
寒热坚大冲阳焚；鼓胀复溜与公孙，
中封太白三阴交，更兼一穴是水分。
腹寒不食阴陵烧，痰癖腹寒三阴交。
腹鸣寒热复溜上，一穴治之命坚牢。
胸腹膨胀气鸣疾，合谷三里期门高，

### 心脾胃

心痛间使与曲池，内关大陵神门医，
太渊太溪通谷穴，巨阙百壮通心俞。
心痛食不化中脘；胃脘痛兮治太渊，
鱼际三里两乳下，一寸三十壮为便，
膈俞肺俞独肾俞，随年壮兮病即痊。
心烦阳溪与神门，鱼际腕骨少商焚，
解溪穴与太白穴，更兼至阴与公孙。
烦渴心热与曲泽，心烦怔忡鱼际穴。
卒心疼兮不可忍，吐冷酸水难服药，
此患灸足最为良，得效最速不虚谑，
大指次指内纹中，各一壮炷如小麦。
思虑过多无心绪，少力忘前失后起，
寻穴须从百会中，患者灸之病自除。
心风灸心俞中脘，患者烦闷腕骨观。
虚烦口干肺俞攻；烦闷不卧治太渊，
公孙隐白阴陵泉，肺俞三阴交六穴，
治之何患病不痊；烦心喜噫治少商，
再兼太溪陷谷康；心痹悲恐神门穴，
大陵鱼际定吉昌；懒惰须治照海中；
心惊恐兮曲泽攻，天井灵道神门穴，
大陵鱼际二间同，液门百会厉兑上，
通谷巨阙与少冲，章门通前十四穴，
治之立见有神功。嗜卧百会与天井，
二间三间太溪顶，照海厉兑及肝俞；
嗜卧不言膈俞应。不得卧兮治太渊，
公孙隐白阴陵泉，并治三阴交穴上，
通宵得寝期安然。支满不食治肺俞，
振寒不食冲阳宜，胃热不食下廉穴，
胃胀不食水分宜。心中恍惚天井上，
再兼巨阙与心俞。心喜笑兮阳溪中，
阳谷神门大陵同，列缺鱼际复溜上，

再兼肺俞与劳宫。胃痛太渊与鱼际，
三里肾俞肺俞治，胃俞再兼两乳下，
一寸二十一壮病即愈。翻胃下脘取之先，
后取三里泻宜然，胃俞脾俞及中脘，
膈俞百壮患者安。噎食不下治劳宫，
少商太白公孙同，三里中脘中魁穴，
膈俞心俞胃俞中，三焦俞兮大肠俞，
食兮下咽有神功。不能食兮治胃俞，
少商三里然谷宜，再及大肠膈俞穴，
通前六穴皆常医。若不嗜食治中封，
然谷内庭厉兑中，隐白阴陵泉上穴，
脾俞胃俞小肠同。食多身疲脾胃俞；
脾寒二间与中渚，液门合谷商丘中，
中封照海陷谷里，太溪至阴腰俞端，
兼治三阴交乃止。乃若胃热治悬钟，
胃寒不瘥膈俞攻。脾虚腹胀谷不消，
只治三里最为高。脾病溏泄若不愈，
此病须治三阴交。脾虚不便治商丘，
三阴交灸三十休。胆虚呕逆兼带热，
若治气海病即瘳。

## 心邪癫狂

心邪癫狂攒竹穴，阳溪间使与尺泽。
癫狂肺俞至百壮，曲池一七里所当，
小海少海间使穴，阳溪阳谷大陵方，
京骨合谷与鱼际，腕骨神门与冲阳，
液门穴与行间穴，十六穴灸斯为臧。
癫痫攒竹神门中，天井小海金门同，
商丘行间与通谷，心俞后溪鬼眼攻，
通前总计十一穴，心俞百壮前神功。
鬼击间使与支沟；癫疾上星百会头，
风池曲池与尺泽，阳溪腕骨与商丘，
解溪后溪及申脉，昆仑然谷通谷求，
承山针三分速出，灸至百壮疾即瘳。
狂言阳溪与太渊，并及昆仑与下廉；
狂言不乐太阳穴；多言用治百会尖。
痫狂言语无尊卑，唇里中央肉缝宜，
灸上一壮如小麦，又用钢刀割断奇。
患者狂言数回顾，宜治阳谷液门穴。
喜笑阳溪及大陵，并及水沟与列缺。
喜哭百会水沟中，目妄视兮风府攻。

鬼邪须治间使穴，仍针后起鬼宫，
试问鬼宫何所在？要识此穴即人中；
二鬼信兮手大指，甲下入肉三分是；
三鬼垒兮足大指，甲下入肉二分是；
四鬼心兮即太渊，治之须至入寸半，
男从左兮女从右，起针之法依此等；
五鬼路兮即申脉，火针七锃三分下；
六鬼枕兮大椎上，入发一寸非虚假；
耳前发际七鬼床；八鬼市穴即承浆；
九鬼营即劳宫穴；上星穴是入鬼堂，
火针七锃鬼堂用，鬼藏阴下缝三壮；
十二鬼臣即曲池，火针亦与曲池宜；
十三轮该是鬼封，即是舌下一寸缝，
依次而行针灸备，二者兼到有神功。
假如见鬼治阳溪，凡人魇梦商丘宜。
中恶不省水沟穴，中脘气海当兼医。
不省人事用三里，大敦一穴相兼治。
发狂少海间使中，合谷后溪丝竹空，
并兼复溜穴在内，治之立待有神功。
狂走风府阳谷安；狐魅神邪狂与痫，
两手两足大拇指，甩绳缚定灸四尖，
要识此穴名鬼眼，灸至三壮病必痊。
小儿奶痫惊痫证，亦依此法一壮燃。
卒狂间使合谷中，并及后溪三穴攻。
瘈疭指掣哑门穴，阳谷腕骨与劳宫，
带脉一穴并四穴，通前五穴收全功。
呆痴神门少商宜，涌泉一穴与心俞。
登高而歌摄衣走，久狂神门及后溪，
并及冲阳共三穴，等闲感应似神祇。
瘛惊百会解溪头，暴惊下廉一穴求。
癫疾前谷后溪穴，解溪金门及水沟，
再兼一穴是申脉，按穴治之此疾瘳。

## 霍乱

霍乱阴陵承山穴，次及解溪与太白。
霍乱吐泻治关冲，支沟三里与尺泽，
再及太白一穴内，三穴治之胜服药。
霍乱呕吐支沟中，霍乱转筋支沟同，
逆数大都太白穴，公孙丘墟解溪攻，
再及中封承山穴，阴陵阳辅与关冲。

## 疟疾

疟疾百会与经渠,前谷三穴实相宜。
温疟中脘大椎穴,乃若痎疟治腰俞。
假如疟疾发寒热,合谷液门商阳别。
痎疟寒热后溪穴,兼治合谷随即歇。
疟疾振寒治上星,丘墟陷谷得安宁。
头痛脘骨神效得,寒疟三间治之精,
假如心烦治神门。寒疟不食治公孙,
内庭厉兑共三穴;久疟中渚商阳焚,
此疾兼治丘墟space。叮咛医者识此文,
热多寒少间使中,再兼三里有神功。
脾寒发疟大椎穴,间使乳根三穴同。

### 肿 胀
浑身浮肿治曲池,合谷三里内庭医,
行间三阴交六穴,治之此病绝根株。
水肿列缺腕骨医,合谷间使阳陵宜,
阴谷三里曲泉穴,复溜陷谷与解溪,
公孙厉兑冲阳穴,阴陵水分并胃俞,
再兼神阙十八穴,速除此疾无毫厘。
四肢浮肿曲池中,通里合谷中渚同,
液门三里三阴交;风肿身浮解溪攻。
肿水气胀满复溜,并兼神阙功效收。
水胀胁满阴陵泉,遍身肿满疾久缠,
更兼饮食又不化,肾俞百壮病即痊。
凡人消瘅治太溪,伤饱身黄章门医。
红瘅合谷与百会,委中三里与曲池。
黄瘅百劳腕骨中,三里涌泉中脘同,
然谷太冲复溜穴,膏肓大陵与劳宫,
还有脾俞兼在内,太溪一穴在中封。

### 汗
多汗合谷补之先,次泻复溜汗即干。
少汗先泻合谷穴,次补复溜病即痊。
有汗列缺与曲池,少商昆仑冲阳宜,
然谷大敦涌泉穴。无汗上星哑门医,
中冲阳谷腕骨穴,然谷风府与风池,
中渚液门及鱼际,合谷支沟与经渠,
大陵少商商阳等,大都委中与侠溪,
陷谷厉兑二十二穴,仔细治之病自除。
汗不出兮曲泽烧,鱼际少泽上星高,
曲泉复溜昆仑穴,侠溪窍阴九穴焦。

### 痹 厥
风痹尺泽阳辅区,积癖痰痞治膈俞,
寒厥太渊液门穴,假如痿厥治丘墟。
尸厥如死不知事,须灸三壮于厉兑。
身寒痹治曲池穴,列缺环跳与风市,
委中商丘及中封,再兼临泣八穴攻。
厥逆①列缺与中冲,金门大都内庭中,
厉兑隐白大敦穴,须治八穴为有功。
四肢尺泽与支沟,少海前谷三里头,
三阴交与曲泉穴,照海内庭太溪丘,
行间大都十二穴,次第详治病即瘳。

### 肠痔大便
肠鸣三里陷谷焚,公孙太白与章门,
神阙胃俞三焦俞,三阴交兮与水分。
肠鸣而泄神阙穴,并治三间与水分。
食泄上廉与下廉,暴泄须治隐白痊。
洞泄宜治肾俞穴;溏泄太冲与神阙,
并治一穴三阴交;泄不止兮亦神阙;
泄不觉兮治中脘。痢疾曲泉太溪便,
太冲丹田与脾俞,兼治小肠俞最善。
便血承山并复溜,太冲太白四穴求。
大便不禁丹田穴,兼治大肠俞即瘳。
大便不通治太溪,承山照海太冲宜,
小肠俞穴与太白,章门穴与膀胱俞。
大便下重治承山,解溪太白带脉间。
闭塞照海与太白,兼治章门如神丹。
泻泄曲泉隐白宜,阴陵然谷三焦俞,
京骨中脘脾俞穴,肩俞大肠俞天枢。
五痔承山与委中,飞扬阳辅复溜同,
侠溪气海会阴穴,长强之穴与太冲。
肠风百壮灸尾穷。假如大小便不通,
三百壮灸胃脘穴,功效最速如神通。
肠痈痛治太白中,陷谷大肠俞与同。
乃若脱肛治百会,灸至七壮是尾穷,
此疾须用治三穴,随年壮兮灸脐中。
患者血痔泄腹痛,承山复溜二穴攻。
若是痔疾骨疽蚀,承山商丘收神功。
久痔宜治二白间,须兼长强与承山。

---

① 厥逆:此下取穴系《神应经》中"尸厥"证主治穴。"厥逆"证取穴文字脱。

## 疝

寒疝腹痛阴市宜,并及太溪与肝俞。
疝瘕须治阴跷穴;卒疝大敦与丘墟,
兼治阴市与照海,四穴不失大效随。
㿗疝曲泉与中封,再兼商丘与太冲。
小腹下痛目疝癖,大溪三里脾俞同,
三阴交穴曲泉穴,宜兼阴陵六穴攻。
腹中之病云疝瘕,阴陵太溪丘墟佳,
更兼照海通四穴,从此治之无所差。
肠癖㿗疝小肠痛,灸至百壮通谷用,
京骨穴与大肠俞,三穴治之有神应。
偏坠木肾治归来,大敦三阴交穴该。
阴疝太冲大敦穴,三穴治之绝无灾。
疝癖膀胱小肠事,医家宜把燔针刺,
五枢气海及三里,气门百壮三交愈。
阴肿大小便数兮,或阴入腹大敦宜。
阴肿曲泉太溪穴,大敦三阴交肾俞。
阴茎肿痛治曲泉,阴陵阴谷与行间,
太冲大敦太溪穴,肾俞中极三阴痊。
阴茎痛兮阴汗出,太溪鱼际与中枢,
更治一穴三阴交,四穴治之多有力。
转胞不溺只淋沥,关元疗病真可必。
肾脏虚冷日渐羸,阴疼少气遗精疲,
不须别求疗此病,只治一穴是肾俞。
遗精白浊肾俞烧,关元穴与三阴交。
梦泄百壮曲泉穴,中封太冲至阴高,
膈俞脾俞肾俞准,关元三焦三阴交。
寒热气淋阴陵宜;淋漓曲泉然谷医,
阴陵行间大敦穴,涌泉气门小肠俞。
小便黄赤阴谷中,太溪肾俞气海同,
膀胱俞穴宜兼治,五穴无缺有神功。
小便五色治委中,须把前谷第二攻。
小便不禁上承浆,阴陵委中太冲间,
膀胱俞穴大敦穴,通治六穴患者安。
小便赤如血大陵,兼治关元病始轻。
妇人胞转小便艰,二七壮兮治关元。
遗溺神门鱼际穴,太冲大敦及关元。
阴痿丸骞阴谷中,然谷三阴交中封,
兼治大敦通五穴,此病立待有神功。
阴挺出兮治太冲,少府照海曲泉同。

疝气偏坠用小绳,患者口角量一形,
分作三折成三角,如△样为权衡,
一角安在脐心上,两角安在脐下平,
两角尽处是灸穴,患左患右灸反更,
各三七壮病立愈,二穴俱灸亦安宁。
膀胱气攻胁脐下,阴肾入腹病染增,
自脐量下至六寸,两旁各寸是穴中,
患左患右灸反覆,炷如小麦大相应。

## 头 面

头痛百会上星中,风府攒竹小海攻,
阳溪后溪合谷穴,腕骨中渚丝竹空,
风池昆仑阳陵等,再兼一穴是中冲。
头强痛兮治颊车,并治肩井及风池,
少海穴兮兼在内,通计五穴至后溪。
头偏痛者针头维,脑泻囟会通谷医。
头风上星前顶穴,百会阳谷合谷宜,
通前通后共八穴,昆仑关元与侠溪。
脑痛上星风池中,脑空天柱少海攻。
头风面目赤何治?通里解溪真有功。
头风牵引脑项痛,上星百会合谷同。
偏正头风百会穴,前顶神庭上星通,
风池合谷头维等,攒竹穴与丝竹空。
醉后头风治印堂,攒竹三里三穴当。
头风眩晕治合谷,次及丰隆解溪方,
再兼风池通四穴,垂手著膝著腿双,
两般皆灸虎口内,更详此处宜灸壮。
面肿水沟与上星,攒竹支沟间使应,
中渚液门解溪穴,行间厉兑谵谞灵,
再兼天牖风池等,十三穴内治之精。
面痒肿兮治迎香,再兼合谷治之良。
患者头面项俱痛,百会项后合谷强。
假如头风冷泪出,攒竹合谷治无失。
脑昏目赤攒竹中;头旋目窗百会同,
申脉至阴络却穴,通前五穴治有功。
至若面肿与项强,鼻生息肉治承浆。
头肿上星前顶穴,大陵出血公孙央。
若人颊肿治颊车;颐颔肿者阳谷宜,
腕骨前谷商阳等,侠溪手三里丘墟。
风动如虫行迎香,颈项强急风府央。
若人头面目浮肿,宜治陷谷与目窗。

眼睑瞷动治头维,再兼一穴攒竹医。
脑风而疼治少海,头肿身热是肾俞。
眉棱痛兮肝俞穴,毛发焦燥治下廉;
面浮肿兮厉兑穴,面肿若灸水分痊。
头目眩疼反肿者,兼生白屑灸囟会。

## 咽 喉

凡人喉痹治颊车,合谷少商与经渠,
大陵二间与尺泽,再兼前谷与阳溪。
假如鼓颔治少商,咽中如鲠间使当,
再兼一穴三间穴;咽肿中渚太溪央。
咽外肿兮液门攻,咽食不下灸膻中。
咽中闭者治合谷,再有曲池二穴同。
咽喉肿痛又闭塞,水粒不下合谷得,
少商兼以三棱针,刺手大指背头吉,
节上甲根不可差,排刺三针斯为毕。
双蛾玉液与金津,又兼少商三穴焚。
单蛾少商合谷等,并治廉泉病绝根。
复有咽喉肿闭甚,治之以细三棱针,
把针藏在笔端内,以药点肿给患人,
却将笔端点肿处,刺之立愈病除根。
续添一证是咽痛,若治风府效如神。

## 耳 目

耳鸣百会与听宫,听会耳门络却中,
阳溪阳谷前谷穴,后溪腕骨中渚同,
液门商阳肾俞顶,总算十四穴里攻。
聤耳生疮有脓汁,耳门翳风合谷窟。
重听无所闻耳门,翳风风池侠溪焚,
听会听宫通六穴,治之此患定不存。
凡人目赤目窗针,大陵合谷液门临,
上星丝竹空攒竹,七穴治之病绝根。
目风赤烂阳谷烧;赤翳攒竹后溪高,
再兼液门通三穴,斯病可待无根苗。
目赤肤翳治太渊,侠溪攒竹风池前。
目翳膜者治合谷,临泣角孙液门巅,
后溪中渚睛明穴;白翳临泣肝俞痊。
睛痛内庭与上星;假如冷泪治睛明,
临泣风池腕骨穴,四穴不失医者精。
迎风有泪治头维,睛明临泣与风池。
眼泪出治临泣穴,百会液门与后溪,
通前通后共八穴,必是前谷与肝俞。

风生卒生瞖膜引,两目痛兮不可忍,
睛明穴及手中指,本节间尖三壮准。
眼睫毛倒丝竹空;青盲无见肝俞中,
并及商阳通二穴,患左患右左右攻。
眼眦急痛三间医;假如目昏治头维,
攒竹睛明目窗穴,百会风府与风池,
合谷肝俞丝竹空,再兼一穴是肾俞。
目眩临泣风府中,风池阳谷中渚同,
通前通后共八穴,液门鱼际丝竹空。
目痛阳溪二间精,次及三间与大陵,
前后总算六穴治,须兼前谷与上星。
目眶烂见风泪流,宜治头维颧髎头。
眼痒眼痛光明泻,兼治五会痒痛休。
目生翳者治肝俞,命门瞳子髎穴宜,
外眦五分得气泻,再兼合谷商阳医。
小儿雀目不见物,手拇指甲后一寸,
宜在内廉外纹头,白肉际各一壮稳。

## 鼻 口

鼻有息肉治迎香,衄血风府风池良,
合谷二间三间穴,后溪前谷委中强,
申脉昆仑并厉兑,兼治上星隐白长。
鼽衄风府与二间,再兼一穴是迎香。
鼻塞上星临泣烧,百会前谷厉兑高,
通前通后共七穴,兼治合谷迎香焦。
鼻流清涕治人中,上星风府三穴攻。
脑泻鼻中臭涕出,曲差上星治有功。
鼻衄上星二七壮,兼治绝骨囟会康;
又法灸项后发际,两筋中间宛宛央。
久病流涕出不禁,百会灸之病绝根。
口干尺泽与曲泽,大陵二间少商穴,
再兼一穴是商阳,仔细治之效自获。
咽干太渊鱼际中。消渴水沟承浆通,
金津玉液曲池穴,太冲行间与劳宫,
商丘然谷隐白穴,百日以上不可攻。
唇干有涎治下廉,舌干涎出复溜尖。
唇干饮食又不下,三间少商治之痊。
假如唇动如虫行,水沟一穴治之宁。
唇肿宜治迎香穴;口㖞眼斜颊车精,
水沟列缺太渊穴,合谷二间丝竹空,
兼治地仓极有效,感应最速如神灵。

口噤颊车与支沟，外关列缺内庭头，
再兼厉兑通六穴，次第治之病自瘳。
失口不语治间使，支沟灵道兼鱼际，
合谷阴谷复溜穴，再治然谷病即愈。
舌缓太渊合谷中，冲阳内庭风府同，
通前通后共七穴，三阴交穴昆仑攻。
舌强哑门少商穴，鱼际二间与中冲，
再兼阴谷然谷等，七穴治之为有功。
假如舌黄治鱼际，齿寒少海实为贵。
齿痛商阳一穴医；齿龋恶风合谷利，
再兼厉兑二穴攻，医者寻趁须仔细。
齿龋厉兑少海宜，小海阳谷合谷奇，
液门二间内庭等；眼痛角孙少海居。
舌齿腐兮承浆穴，须兼劳宫二穴医。
牙疼少海与曲池，阳谷二间与阳溪，
更兼内庭与吕细，并及液门与颊车。
上牙疼兮治人中，太渊吕细三穴通，
臂上起肉中五疰，灸之立待有神功。
下牙疼者龙玄穴，侧腕交叉脉是斯，
并及承浆合谷穴，腕上五寸两筋间，
灸至五壮病必痊。不能嚼物角孙强；
牙疳蚀烂至生疮，疰如小箸头样大，
七壮须灸在承浆。

**胸背胁**
胸满经渠与阳溪，后溪三间间使宜，
阳陵三里曲泉穴，足临泣等九穴医。
假如胸痹治太渊，胸膊闷兮肩井痊。
胸胁痛者天井穴，支沟间使太白连，
三里大陵丘墟等，阳辅八穴实为便。
胸中淡者间使宜；胸满支肿治膈俞，
再兼内关通二穴，得效最速定不迟。
胸胁引满腹下廉，丘墟侠溪肾俞连。
假如胸烦期门穴，胸中烦者膻中安。
肩背酸疼治风门，肩井中渚支沟焚，
后溪腕骨委中空，次第治之病不存。
心胸痛者治尺泽，内关大陵三穴著。
胸满血膨有积块，霍乱肠鸣喜噫带，
三里期门向外针，二寸不补亦不泻。
假如胁满章门奇；胁痛阳谷腕骨宜，
支沟膈俞及申脉；缺盆肿足临泣医。

胁与脊引肝俞烧，背膊项急大椎焦。
腰背强直难转侧，腰俞肺俞二穴高。
腰脊痛楚委中头，再兼一穴是复溜。
腰背伛偻风池穴，并治肺俞病即瘳。
背拘急者治经渠，肩背相引二间宜，
商阳委中昆仑穴；假如偏胁背痛痹，
须治鱼际委中穴，可保此病无根株。
背痛鱼际与经渠，昆仑京骨及丘墟。
脊膂强痛委中穴；腰背俱疼治风池，
天髎合谷昆仑等，四穴善治身不疲。
脊肉牵疼难屈伸，合谷复溜昆仑真。
胸连胁痛期门穴，宜于此处先入针，
章门穴与丘墟穴，行间涌泉须细寻。
肩痹痛者治肩髃，宜兼天井与曲池，
并治关冲与阳谷，五穴仔细疾不居。

**手足腰腋女人**
手臂痛难举曲池，须兼尺泽与肩髃，
三里少海太渊等，阳池阳谷与阳溪，
前谷合谷液门穴，外关腕骨次第医。
臂寒曲泽与神门，臂内廉痛太渊焚，
臂腕侧痛治阳谷，手腕摇动曲泽存。
腋痛少海间使宜，少府阳辅与丘墟，
须兼申脉足临泣。腕劳天井治曲泽，
间使中渚与阳溪，阳谷太渊腕骨等，
列缺液门十穴医。手腕无力列缺中；
肘臂痛者肩髃攻，曲池通里手三里，
四穴能除肘臂疼。肘挛曲泽及肩髃，
少海间使与后溪，复兼大陵鱼际等，
七穴驯治病自除。肩背酸重治支沟；
肘臂手指难屈忧，曲池三里外关等，
兼治中渚病即瘳。手臂麻木天井宜，
外关支沟与曲池，阳陵腕骨上廉等，
再兼合谷与经渠。手臂冷痛肩井中，
曲池下廉三穴攻。手指拘挛并筋紧，
曲池阳谷合谷同。手热曲池与内关，
曲泽列缺经渠间，太渊中冲少冲等，
劳宫九穴病必安。臂肿经渠曲池中，
通里中渚合谷同，并兼液门手三里，
治之立待有神功。风痹手挛不举证，
尺泽曲池合谷应。差点拘挛皆不安，

偏风瘾疹喉痹等,胸肋膜满及筋缓,
无力皮肤枯燥病,曲池先泻后补宜,
肩髃手三里为证。肩膊烦疼治肩髃,
兼带肩井与曲池。五指皆疼外关穴,
手挛皆疼少商医。掌中热者列缺巅,
宜兼经渠与太渊。腋肘肿兮治曲泽,
小海间使大陵痊。腋下肿者阳辅宜,
足临泣兮与丘墟。腰痛肩井环跳穴,
阴市三里委中煨,承山阳辅昆仑穴,
复兼腰俞与肾俞。两腿如水阴市中;
挫闪腰疼胁肋疼,尺泽曲池合谷穴,
三阴交穴与阴陵,行间三里手三里;
腰疼难动风市攻,再兼委中行间穴,
三穴治之诚有功。腰脊强痛治腰俞,
委中涌泉小肠俞,膀胱俞穴宜兼治。
腰脚痛者环跳宜,风市阴市委中等,
承山昆仑申脉医。腰膝内痛治委中,
三里三阴交穴同。腿膝酸痛环跳穴,
阳陵丘墟三穴攻。脚膝痛者委中烧,
三里曲泉阳陵焦,风市昆仑解溪等,
已上七穴最为高。膝胻股肿治委中,
三里阳辅解溪同,再及承山通五穴;
腰如坐水阳辅攻。足疾不收治复溜;
风痹脚胻麻木忧,宜治环跳风市攻;
足麻痹等环跳丘,阴陵阳辅太溪穴,
兼治至阴五穴瘳。脚气肩井膝眼中,
风市三里承山同,太冲丘墟行间穴,
髀枢痛者环跳攻,阳陵丘墟共三穴,
病者治此为有功。足寒热兮治三里,
委中阳陵复溜底,然谷委中宽骨焦,
下廉风市共七穴。足寒如水肾俞高。
浑身战悼及胻疼,承山金门二穴观;
足胻寒者复溜穴,兼治申脉厉兑端。
足挛肾俞阳陵烧,阳辅绝骨皆宜焦。
月事不利治中极,再兼一穴三阴交。
过时不止隐白巅,下经冷来治关元。
假如女人漏不止,太冲三阴交为便。
血崩气海与大敦,阴谷太冲然谷焚,
三阴交穴与中极,七穴治之病不存。
癥聚关元病必除;赤白带治白环俞,

带脉关元气海等,间使三阴交为宜。
小腹坚治带脉中;绝子商丘中极攻。
因产恶露或不止,气海关元必有功。
产后诸病期门宜;乳痈下廉三里医,
鱼际少泽委中穴,足临泣兮与侠溪。
乳肿痛治足临泣;难产合谷补无失,
再泻一穴三阴交,兼治太冲期为毕。
横生死胎治太冲,合谷三阴交穴同;
假如横生手先出,右足小指尖上攻,
三壮五壮为灸数,炷如小麦大有功。
子上逼心气欲绝,这难须当攻巨阙,
三阴交泻合谷补,产妇端的无险跌。
假如子手掬母心,生下男女左右痕,
或在手心或脑后,不在脑后人中寻。
产后血晕不认人,支沟三里三阴交;
堕胎手足如冰厥,肩井五分针病消,
觉闷急针三里穴;胎衣不下中极高,
兼治一穴是肩井;阴挺出者曲泉焦,
照海大敦共三穴;无乳膻中少泽烧。
血块曲泉复溜中,三里气海丹田同,
复带三阴交一穴,医人须当仔细攻。
妇人经事若正行,与夫交感瘦渐形,
寒热往来精血竞,此病若把虚劳名。
宜治百劳肾俞等,风门中极气海并。
再兼三阴交在内,如此治之功必成。
诸节皆疼治阳辅;假如妇人腨腓病,
承山昆仑穴相应。足缓阳陵冲阳中,
太冲①丘墟四穴定。乃若脚弱治委中,
三里承山三穴同。两脚红肿更疼痛,
膝关委中三里攻,再兼阴市通四穴,
次第治之极有功。若患穿跟草鞋风,
昆仑丘墟商丘红,并及照海通四穴,
如此妙术医者通。足不能行治曲泉,
三里委中阳辅巅,复溜冲阳然谷等,
申脉行间脾俞连,三阴交穴带在内,
十一治之病即痊。脚腕酸者委中临,
再兼一穴是昆仑。足心疼痛取昆仑。
脚筋短急足重沉,鹤膝历节风肿侵,

---

① 太冲:原无,据《神应经》补。

恶发不能起床榻,此等宜于风市寻。
假如腰重不可忍,转侧起卧不便窘,
冷痹脚筋又挛急,如此复兼难屈伸,
两脚曲瞅两纹头,四处三壮一同灸,
两人两边用同次,待至火灾效可候,
午时若灸挨至晓,听得脏腑或鸣吼,
不鸣或行一二次,此病痊愈时可守。
腰痛不能举仆参,二穴跟骨下陷寻,
拱足取之三壮灸,指日可保病不侵。
膝以上病灸环跳,再兼一穴风市疗;
膝下病者灸犊鼻,膝关三里阳陵效。
足踝上灸三阴交,绝骨昆仑三穴高;
足踝以下灸照海,再兼申脉病绝苗。
假如腿痛宽骨康,脚气风市或五壮,
或五十壮百壮灸,次及伏兔针为藏,
针止三分切忌灸,三四犊鼻膝眼当,
第五三里百壮灸,数至第六上廉央,
惟有第七今已阙①,终至第八绝骨良。
脚筋转时不可忍,宜于脚踝灸为准;
内筋急兮灸在内,外筋急兮灸外稳,
脚筋多年不愈者,如此灸之病即泯。

## 妇　人

月脉不调气海中,三阴交穴中极攻,
带脉一壮不可过,再及肾俞②斯有功。
女子月事若不来,面黄呕吐身无胎,
三阴交兮曲池穴,支沟三里治无灾。
经脉过多通里高,行间穴与三阴交。
欲断产兮治合谷,右足内踝上寸烧,
脐下二寸三分灸,灸至三壮阳气消,
复有肩井带在内,从此妊孕绝根苗。
一切冷惫灸关元,不时漏下三阴交。
月水不调结成块,用针关元水自调。

## 小　儿

大小五痫水沟存,百会神门与金门,
须带昆仑及巨阙;惊风腕骨最为真,
瘈疭五指掣阳谷,兼治腕骨与昆仑。
风痫目戴上百会,复兼昆仑丝竹空。
脱肛百会长强穴,假如卒病治太冲,
角弓反张百会穴,大凡泻痢神阙攻。
赤游风者治百会,兼治委中诚有功。

秋深冷痢灸脐穴,二寸三寸动脉中。
假如吐乳灸中庭,一寸六分下膻中。
卒痫猪痫灸巨阙,灸至三壮收全功。
假如口有疮蚀龈,秽臭冲人难看管,
劳宫二穴各一壮,用心仔细须寻篡。
卒患肚痛皮青黑,肚脐四边各半寸,
各灸三壮皆完全,鸠尾一寸三壮益。
惊痫顶上旋毛中,须于此处三壮攻,
耳后青络三壮烧,炷如小麦大有功。
风痫屈指如数物,鼻上发际治之不。
一二岁者目赤眦,大指小指间后寻,
一寸半灸三壮没。夜啼百会灸三壮;
囟门不合各有方,脐上脐下各五分,
三穴各灸止三壮;灸疮未发囟门合,
患者试之必然康。肾肿偏坠是关元,
灸止三壮诚宜然,大敦七壮真果便,
若此治之病即痊。猪痫如尸厥吐沫,
巨阙三壮不可忽。寒热洒淅食痫发,
鸠尾上至五分突,宜灸三壮身即安,
不灸三壮病不痊。羊痫九椎下节间,
灸至三壮如服丹;又法大椎上三壮,
可保小儿无灾难。牛痫三壮鸠尾穴,
大椎三壮透过间。马痫治之自有方,
仆参二穴各三壮,风府脐中各三灸,
依此妙法得安康。假如犬痫两手心,
足太阳与肋户寻,各灸一壮病必愈。
鸡痫足诸阳三壮,牙疳蚀烂治之强,
或针或灸须承浆。遍身生疮曲池穴,
合谷三里绝骨良,通前通后共五穴,
须兼膝眼二七壮。假如腋肿马刀疡,
要知此是头中疮,宜治阳辅太冲穴;
热风瘾疹肩髃臧,曲池曲泽环跳等,
须带合谷涌泉康。疡肿振寒少海中;
疥癣疮兮曲池攻,支沟阳溪阳谷等,
大陵合谷后溪同,委中三里阳辅穴,
昆仑穴与行间通,三阴交穴百虫窠,
十四穴治为有功。

---

① 现行本《神应经》第七穴为"下廉"穴。
② 肾俞:原作"肩俞",据《神应经》改。

## 疗疮 溺死 犬伤 蛇伤 脉绝 痈疽

疗生面上与口角，须灸合谷疮即落。
若生手上灸曲池；若生背上肩井索，
三里委中临泣中，八穴灸之不可错，
行间通里少海兼，复带太冲无病恶。
假如瘰疬少海寻，此穴皮上宜先针，
三十六息椎针入，入内须当定浅深，
追核大小勿出核，三上三下乃出针，
天池章门临泣等，支沟阳辅百壮真，
复兼肩井手三里，肩井随年壮为吟。
痈疽发背肩井攻，再兼一穴是委中，
以蒜片贴疮上灸，如不疼兮灸至疼，
愈多愈好是此病；若疼宜灸至不疼。
溺水死者虽经宿，细按神经亦可救，
即解死人衣带开，速急把他脐中灸。
假如被狂犬伤，当时须灸咬处疮。
凡人若是蛇伤者，亦把咬处灸三壮，
仍以蒜片贴咬处，灸在蒜上即安康。
人脉微细不见临，或时无有不可寻，
少阴经兮复溜穴，此穴宜刺圆利针，
针至骨处顺针去，下刺候回阳脉临，
阳脉生时方稳当，方乘此际可出针。
痈疽疮毒实难医，患人须将竹马骑，
薄篾用量患人手，尺泽横纹头比齐，
起循肉指至中指，尖上截断斯为宜，
竹杠两头置凳上，患人去衣方可骑，
须当以足微点地，比篾头安竹杠皮，
循肉直上篾尽处，医者须当墨点记；
只是取中非灸区，更以薄篾量中指，
中节两纹为一寸，将篾以墨点为主，
点上两傍各一寸，是穴各灸五七炷，
或五或七不可多，此法灸之无不愈。

### 附 辨

或问：睛明迎香承泣丝竹空，皆禁灸何也？曰：四穴近目，目畏火，故禁灸也。以是推之，则知："睛明可灸"，王注误矣。

或问：迎而夺之，随而济之，此固言补泻也，然其义何如？曰：迎者逢其气之方来，如寅时气来注于肺，卯时气来注大肠，此时肺大肠气方盛而夺泻之也。随者随其气之方去，如卯时气去注大肠，辰时气去注于胃，肺与大肠此时正虚而补泻之也，余仿此。

或问：髎穴针入几分，留几呼之说。曰：愚以为初不如是相拘。盖肌肉有浅深，病去有迟速，若肌肉厚实处则可深，浅薄处则宜浅，病去则速出针，病滞则久留针为可耳。故曰：刺虚者，须其实；刺实者，须其虚也。

或问：孙氏以灸为闭门赶贼何如？曰：夫以火泻者，疾吹其火，则火气与邪气去矣，此《内经》火泻法也。又胡为而闭其门乎？至于气针虽微，妄加无病，则气之泻，若河决下流，不可以其微而轻之也。孙氏之云，特归重于火针耳。要之，言不能无弊，故曰立言难。

或问：人神随年岁巡历于身，尻神逐日坐临于人。若人死，此神与之俱死乎？抑出于人之身，飘流于天地间而失所依乎？抑别求人而附之乎？若别欲依人，则人人自有神矣。将飘流天地间，无人可依，神亦离散矣。既曰神，则灵变莫测者也，何必求人而附之乎？人之心为君主之官，神明出焉，胡不驱此神，使身安而不为针灸所犯乎？曰人神，曰尻神，后世术家之言，《素》、《难》未有也，何足信哉。

或问：胃之大络，名曰虚里，其动应衣，脉宗气也。而不系于补泻之列，岂以偏穴而废之欤？曰：此固气之所聚，血之盛会，灸刺之禁地也，其过与不及，自有其道焉。盖中焦之气盛衰，而宗气为之盈缩，取之三里，以下其气，而宗气之盈者消；调之三里，以补其气，而宗气之耗者滋，则其气未尝不补泻也。特以非别走他经，故不在诸络之例。此所以举丰隆而不厉虚里也欤。

或问：《素问》《难经》论针之旨何如？曰：《素问》博而详，《难经》精而约，其道则一而已。孟子谓：博学详说，将以反说约。二书不可偏废也。

或问：古人补泻在井荥俞经合，然睛明瞳子髎治目疼，听会治耳聋，迎香治鼻，地仓治口㖞，风池头维治头项，不系井荥俞经合何也？曰：以其病在上取之上，其高者因而越之之意也。

《素问》补遗注云：动气至而即出针。今针入穴，邪气吸拔，推之不前，引之不后，转之不移,必俟气衰,然后退针豆许,如此者三而可出也。若仅能转针而遽出之,则血随针泻,在于多气少血之经,尤所当忌。吾尝谓遗篇之补,出于后人之托,其经注一律出于一人之手,由是观之,岂特注说未当而已邪?

十二经络髎穴,各有流注衰王之时,按时补泻固是。今病在各经络者,或按时亦能去病。盖病著于经,其经自有虚实,补虚泻实,亦自中病也。病有一针而愈,有数针始愈,盖病有新故浅深。新且浅,一针可愈;若深痼者,必屡针可去。如服药然,有一二剂病退,有多服至四五十剂,或累百而愈。

或问:针形至微,何以能泻有余补不足,曰:如气球然。方其未有气也,则餍塌不堪蹴踢,及从窍吹之,则气满起胖,此虚则补之义也。去其窍之所塞,则气从窍出,复餍塌矣,此实则泻之之义也。

或问:《素》《难》长沙东垣窦汉卿窦桂芳针法何如?曰:《素问》犹五经之载道,《难经》犹《易》之十翼;发明《素问》,长沙东垣则如濂洛关闽之精思力践;二窦犹老列荀扬文,虽曰体道,不能无偏倚驳杂。要之《素问》长沙东垣如美玉,而二窦诚为有瑕之璧也。

或问:《医经小学》云:出针不可猛出,必须作三四次,徐徐转而出之,则无血;若猛出必见血也。《素问》补遗篇注云:动气至而即出针,此猛出也。二说将孰从哉?曰:经络有凝血,与欲大泻者,当猛出;若寻常补泻,必当从《医经小学》也。

或问:《铜人》《千金》等书空穴多,《十四经发挥》所载空穴少,如风市督俞金津玉液等,彼有此无,不同何也?曰:《十四经发挥》,据《素问·骨空篇论》及王注,若《铜人》《千金》纂偏书,非岐黄正经也。

**按:** 高武指出"世俗喜歌赋,以其便于记诵也。今类聚各书歌赋,置之末卷"。本篇汇集了当时流行的各类针灸歌赋,有介绍腧穴穴名、位置、特定穴位群组的"十四经穴歌"、"十四经步穴歌"、"经脉交会八穴歌"、"十五络穴歌"、"十二原穴歌"、"八会穴歌"、"脏腑七募穴歌"、"薛真人天星十二穴歌"、"八法八穴歌"、"徐秋夫鬼病十三穴歌"、"回阳九针歌"、"四总穴歌"、"孙真人十三鬼穴歌"等;介绍经脉循行的"十二经脉歌"、"奇经八脉歌"、"十二经脉昼夜流注歌"等;介绍针法的"补泻雪心歌"、"提气法歌"、"流气歌"、"纳气歌"、"提针歌"、"进针歌"、"龙虎交战歌"、"阳针男歌"、"阴针女歌"、"烧山火歌"、"透天凉歌"、"苍龙摆尾歌"、"赤凤摇头歌"、"子午捣臼歌"、"八法手诀歌"等;介绍子午流注针法的"流注指微赋"、"六十六穴阴阳二经相合相生养子流注歌"、"十二经纳天士歌"、"五子元建歌"、"周身血气歌"、"脚不过膝手不过肘歌"、"生成数歌"、"刺法启玄歌"、"梓岐风谷飞经走气撮要金针赋"、"子午流注逐日按时定穴歌"、"八法龙腾定十干八卦歌"、"三阴三阳歌"等;介绍针灸临床的"标幽赋"、"通玄指要赋"、"灵光赋"、"席弘赋"、"玉龙赋"、"拦江赋"、"肘后歌"、"百证赋"、"天元太乙歌"、"铜人指要赋"、"行针指要赋"、"禁针穴歌"、"禁灸穴歌"、"血忌歌"、"逐日人神歌"、"九宫尻神歌"、"太乙人神歌要"、"杂病十一穴歌"、"杂病歌"等等。

其中,金代何若愚写成"流注指微赋"一篇,阎明广加以注解,并收集有关资料扩展成为《子午流注针经》一书(1153年),这是子午流注法的初期著作。《标幽赋》是金代窦汉卿著。标幽,是把幽微、深奥的针灸原理标而明之的意思。赋文首谈经络、递次为候气、论针、取穴、标本论治等内容。《通玄指要赋》与《标幽赋》同为窦汉卿所著,但本赋侧重于治疗取穴的论述,是对针灸临床有参考价值的文献。《灵光赋》、《席弘赋》是高武取自徐凤《针灸大全》；《玉龙赋》全名《一百二十穴玉龙歌》，出元代王国瑞编《扁鹊神应针灸玉龙经》，是把《玉龙歌》的精要部分用赋的体裁写成，便于诵读。关于《拦江赋》高武谓："不知谁氏所作，今自凌氏所编集写本针书表录于此。"拦江，盖有拦截水流即截用要穴的意思。内容主要讲八脉八穴及合谷、复溜、期门等临床运用。《肘后歌》首见《针灸聚英》，名称仿《肘后备急方》，意在取用方便。《天元太乙歌》高武注：为臞仙所撰，臞仙为明代太祖朱元璋之子朱权别号，《天元太乙歌》内容实际取自《神应经》。

# 铜人腧穴针灸图经

宋·王惟一 撰

牛淑平 校注

# 导读

## 一、作者及成书年代

《铜人腧穴针灸图经》，宋·王惟一著。王惟一的籍贯、生平、生卒年代不见于史册。也有书称"王惟德"著，此乃避宋真宗讳而改。据专家从其成书年代来推测，生活在公元987～1067年间。宋仁宗时（公元1023－1063年）曾任翰林医官、朝散大夫、殿中省尚药奉御等职。王惟一熟悉方药针灸，天圣初年（公元1023年）奉敕编撰《铜人腧穴针灸图经》，于1026年完成该书。后又于1027年设计并主持铸造铜人针灸孔穴模型二具，与书配合，"使观者烂然而有第，疑者焕然而冰释"。随后，《铜人腧穴针灸图经》又被政府刻于石碑而颁行全国，这是首次国家级的经穴大整理，总结了北宋以前针灸腧穴的主要成就，为针灸图经的传播和针灸学的发展，做出了很大贡献。数十年后，王氏还校正了《黄帝八十一难》，今称《难经集注》。

通篇考察《铜人腧穴针灸图经》内容可以推测，该书非出于一人之手，王惟一仅为本书的主编。原刊本为三卷，"天圣石刻"也为三卷，以后的传本卷数有差异。三卷本中，上卷首载正、伏、侧三人十二经脉及起止穴图（即拓本所题"十二经脉气穴经络图"）。然后记录《灵枢·经脉》中的十二经脉内容，在各经之后，均列有所属经穴的穴名、部位。最后，则有《难经》督、任脉循行内容及分部所列相应腧穴。中卷首载《灵枢》中针法内容及针灸避忌图，然后按照先上后下，先中央后两侧的顺序，分部记述头面躯干部腧穴的定位、刺灸方法及主治病证。下卷首载十二经脉流注孔穴图，然后按经记载四肢部腧穴内容。另外，宋石刻还于卷下后附载"穴腧都数"、"修明堂诀式"、"避针灸诀"三篇。其中，"避针灸诀"是对中卷"针灸避忌之图"的文字说明。"穴腧都数"，即腧穴总数之义，是为便于点穴时用的简要文本，所载定位内容与上卷相近，但与中、下卷有较大出入，可能编"穴腧都数"时，中、下卷尚未完稿，故尔依照上卷编定，或者"都数"系直接由上卷的编者编写。

《铜人腧穴针灸图经》的三卷（或包括"穴腧都数"在内的四卷）本在南宋以后，直到明代中期以前在国内已很罕见。这主要是因为在南宋时期的北方地区出现了一种经过改编的五卷金人刻本（即后述的《补注铜人腧穴针灸图经》）。这种五卷本的流传虽然在一定程度上代替了三卷本，但流传范围也不够广泛。现存明刊《铜人腧穴针灸图经》三卷本，载有明正统八年英宗御序，据此有学者或认为此书初刻于正统八年，即仿宋重刻《铜人腧穴针灸图经》石碑的，同时由太医院雕版刊印。经黄龙祥教授考察，现明刊三卷本实源出于一种石刻拓本，而非直接出自正统石刻。首先，某些见于现存拓本中的挖补之文也见于现行三卷本刻本，而且明拓本中某些整行文字漫漶处，明三卷本亦缺如，例如拓本"正营"穴下有二行残损，字迹难辨，明刊三卷本同样缺此二行文字。最能说明问题的是，现存日本蓬佐文库藏的一部明石刻拓本，在装裱时将卷下"修明堂诀式"篇次序接错，而明刊三卷本该篇次序恰与此拓本同，则其初刻年代当晚于该拓本装裱年代，约在明隆庆、万历间。明太医院未曾刊印此书。现存各种明刊三卷本《铜人图经》均为坊刻本。

总之，《铜人腧穴针灸图经》的北宋石刻，经过辗转保存到明代中叶时已有所残损，所以在1443年（正统8年）明政府重新铸制针灸铜人时，也仿照天圣时的旧例。将其重新刻于石碑，颁行国内。明英宗序："宋天圣中，创作《铜人腧穴针灸图经》三卷刻诸石。……于今四百余年，石刻漫灭而不完,铜像昏暗而难辨。……乃命砻石范铜、仿前重作,加精致焉。"并同时也将此书镂刻木版,即正统间(正统8年前后)刊本,只是正统刊本在清中叶以后,国内已不复见,但在正统刊本基础上产生了多种明代复刻本及抄本并传了下来,所以现存有多种明清版本,1955~1956年人民卫生出版社出版了影印本,1956~1957年人民卫生出版社有铅印本。

### 二、王惟一的针灸学术思想主要体现在以下方面

#### 1. 首次国家级的经穴标准化研究

王惟一是奉敕编书,针对当时腧穴的名称、定位、归经、主治等在不同的医书中有不同的记载,而且有些差异较大等情况,在总结、参考前人文献的基础上,对腧穴理论进行了考察,由政府雕印颁行,影响深远。据序中所称,《铜人腧穴针灸图经》一书是在前代文献的基础上,"纂集旧闻,订正讹谬"。王氏对腧穴的考证,主要集中在四方面:

一是统一取穴方法,并修订了骨度法。王惟一创铸铜人时,在《灵枢·骨度》基础上,对于骨度作了部分修订,并增加了一些新内容。另外,宋以前取穴有尺量、绳量及同身寸折量等方法,众多取穴方法及不同折量标准的存在,使得取穴难以有一个统一标准,同一腧穴的定位因此也说法不一。为此,王惟一以《太平圣惠方·明堂》中所载的"取中指内纹为一寸"的同身寸取穴方法为统一标准,并用没有收缩的竹片为折量工具,从而,将同身寸的方法及折量工具都作了明确规定。

二是统一腧穴归经。腧穴归经经历了一个漫长的过程,同一腧穴在不同文献中归于不同经脉,使得腧穴理论显得尤为混乱。鉴于此,王惟一根据前人论述,将手足十二经脉及任督二脉的腧穴进行了归经。如将中府、云门归于手太阴肺经,将缺盆、头维二穴归于足阳明胃经等等,不一而足。大部分腧穴归经自此以后被延续下来。本书首创全身腧穴(经穴)的十四经分类法,在本书中虽然还没有"十四经"一称,但在全身经穴的整理归纳方面已开始利用了十四经(十二经加督、任脉)的系统作为分类的标准,由于这种方法较过去按照经穴的局部位置或单纯归纳为十二经脉的分类法更为全面、实用,故自宋代以后一直广泛地为各种针灸学著作所采用。

三是增补新穴及增加腧穴主治。晋代皇甫谧的《针灸甲乙经》载穴349,到《铜人腧穴针灸图经》则载354穴。王惟一从前代文献中选取了阳关、厥阴俞等四穴归于经穴中,除此外,他还将一些腧穴的主治进行补充,如本神穴补充了"癫疾,呕吐涎沫",上星穴补充了"痰疟振寒,热病汗不出,目睛痛,不能远视"。原书中的"今附"、"新附"条下的主治证应是王氏所增补。

四是考订腧穴定位及刺灸方法。王惟一不是一味简单地摘录前代医书,承袭旧说,而是在参阅以前明堂著述的基础上,对存在不同说法的腧穴定位及刺灸方法进行了重新考订,如前顶穴,《铜人腧穴针灸图经》中说:"前顶一穴,在囟会后一寸五分骨陷中,甄权《针经》云是一寸,今即依《素问》一寸五分为定。"又如五处穴,《针灸甲乙经》中称不可灸,而王惟一则云可灸三壮。

#### 2. 首次开创性铸造教学模具——针灸铜人

本书中的"正、伏人脏图",是我国现存最早的人体内脏解剖图像之一,也是世界人体解剖学史上最早的一种,它有力地推动了北宋解剖学的发展。尽管宋以前明堂图就已经存在,但是,因为许多内容诸家说法不一,所以,所绘制的明堂图也众说纷纭,莫衷一是。因此,王惟一不但编纂《铜人腧穴针灸图经》将腧穴理论进行考证并规范,并在书中绘制十二经穴图十二幅及经脉三人图各一幅,而且,为了更直观地观察人体周身的腧穴分布及经脉归属等,还设计并铸造了针灸铜人,外刻经络腧穴,内置脏腑,"用此以试医者,其法外涂黄蜡,中实以汞,俾医工以分折寸,按穴试针。中穴则针入而汞出,稍差则针不可入矣"。

王氏铸针灸铜人,与《铜人腧穴针灸图经》交相参照,其目的主要是为了弄清腧穴的位置。因为除了用文字表述腧穴的位置并用图来表达外,铸造铜人并在上面标明腧穴位置,非常有助于准确

判断腧穴的定位,这对于提高针灸医者的技艺大有裨益。不但如此,所铸铜人,还是当时医生考试的一个重要而有效的工具。应该说,王氏开创了医学模型的先河,促进了针灸学向规范经标准化方向发展,为针灸人才的培养开辟了新径。

宋天圣王氏铜人早已失传,但经黄龙祥等学者在系统考察明代"正统铜人"沿革的基础上,确认了现藏于俄罗斯圣·彼得堡国立艾尔米塔什博物馆的针灸铜人为明"正统铜人",其性质是仿宋"天圣铜人",可视为宋代国家针灸经穴标准《铜人腧穴针灸图经》文本的权威解释。

### 三、研读《铜人腧穴针灸图经》应注意的问题

1.《铜人腧穴针灸图经》代表宋代国家级针灸经穴标准,在阅读时要努力参照书中的明堂图及当时的针灸铜人模具实物(没条件则宜尽量参照相关图片)。

2. 本书大致体例基本由正文、注文、附文、附图四部分构成。正文摘录于《外台秘要》、《甲乙经》、《千金要方》等所录《黄帝明堂》经文及《太平圣惠方》卷九十九、一百所录的《针经》《明堂》等;注文主要是用来注明腧穴及少量引文出处、注释穴名、注明异文、补充说明、阐明编者的学术观点等。附文是王惟一根据针灸古验方,特别是根据当时医家针灸临床经验所总结出的腧穴主治症及针灸法内容,多附于正文之后,或夹于正文之中,文前均冠以"今附"字样。关于附图,现存明拓本、明刻本、元翻刻金大定本诸本均载有经脉或经穴图。需要指出的是,宋天圣原刊本《铜人图经》及宋天圣石刻均只附有三幅三人经络图。二者在造型上完全相同,但在表现内容上二者有所不同,宋刊本所载系人体体表线条图,而宋石刻图为体表、骨骼、脏腑线条图。宋石刻原图被逼真地保存于明正统石刻拓本中,宋刊本原图则转载于元代翻刻金大定本《铜人图经》中,重刻后的图在图形态上与原图稍有出入,不过完全可参照明拓本附图,复原宋刊本原图。其他各本《铜人图经》所载附图均非原图,不可混淆。

3. 全书三卷关于经穴的描述,前后有重复。尤其上卷、中下卷及"穴腧都数"这三部分,在内容、体例及采用文献方面均不尽相同,这可能因为此书由多人同时编辑,加之时间仓促,没能察觉到由多人同时编写而产生的难以避免的问题,以致于一些明显的不和谐、不统一的痕迹残留在原书中,应注意互相参照分析。尤其书中的一些失误被沿用至今,这些负面的影响也应引起我们足够的重视。

### 四、本次校勘整理的原则

1. 以明正统石刻拓本为底本,旁据北宋残石佚文及光绪影金刊五卷本,并《甲乙经》诸书加以校勘,仍以保存石刻本貌为旨。

2. 繁体字、古今字、俗字及因刊刻所致的明显误字径改为规范简体字,穴位名称等以现通行写法适当规范,此外凡有改动者均出校注说明。

牛淑平<br>2008 年 1 月

# 御制《铜人腧穴针灸图经》序

　　天以保民之任付诸圣人，圣人建保民之教，诏于万世。为政化以全其性，为医药以济其生，一仁道之施也。医肇于三皇，继有明者因之，启其奥，发其秘，窈而彰，精而密，愈久愈备。具于简册，使人赖之以免于夭阏，圣贤之能事，生民之至幸也。人之生，禀阴阳五行而成，故人之身，皆应乎天。人身经脉十二，实应天之节气。周身气穴三百六十，亦应周天之度数，其理微矣。而医家砭焫之功，尤神且速，欲后之人造其深奥，识其微妙，厥亦难哉。宋天圣中，创作《铜人腧穴针灸图经》三卷，刻诸石，复范铜肖人，分布腧穴于周身，画焉窍焉。脉络条贯，纤悉明备，考经案图，甚便来学。其亦心前圣之心，以仁夫生民者矣。于今四百余年，石刻漫灭而不完，铜象昏暗而难辨。朕重民命之所资，念良制之当继，乃命砻石范铜，仿前重作，加精致焉。建诸医官，式广教诏。呜呼！保民者，君人之事，医虽其道之一端，然民命所系，故圣人肇之，历代尚之。夫使斯民，皆获保终其天年者，宜必资于此。斯朕所为惓惓体前圣之仁，以贻无穷也。来者尚敬之哉，故引诸其端。

大明正统八年三月二十一日

# 新铸《铜人腧穴针灸图经》序①

翰林学士兼侍读学士景灵宫判官起复朝奉大夫尚书左司郎中知制诰判集贤院权尚书都省柱国泗水县开国男食邑三百户赐紫金鱼袋臣夏竦奉圣旨撰

臣闻圣人之有天下也,论病以及国,原诊以知政。王泽不流,则奸生于下,故辨淑慝以制治;真气不荣,则疢动于体,故谨医砭以救民。昔我圣祖之问岐伯也,以为善言天者,必有验于人。天之数十有二,人经络以应之,周天之度,三百六十有五,人气穴以应之。上下有纪,左右有象,督任有会,腧合有数,穷妙于血脉,参变乎阴阳,始命尽书其言,藏于金兰之室。泊雷公请问其道,乃坐明堂以授之,后世之言明堂者以此。由是关灸针刺之术备焉,神圣工巧之艺生焉。若越人起死,华佗愈躄,王纂驱邪,秋夫疗鬼,非有神哉,皆此法也。去圣寝远,其学难精,虽列在经诀,绘之图素,而粉墨易糅,豕亥多讹,丸艾而坏肝,投针而失胃,平民受弊而莫赎,庸医承误而不思。非夫圣人,孰救兹患。洪惟我后,勤哀兆庶,迪帝轩之遗烈,祗文母之慈训,命百工以修政令,敕大医以谨方技。深惟针艾之法,旧列王官之守,人命所系,日用尤急,思革其谬,永济于民。殿中省尚药奉御王惟一,素授禁方,尤工厉石,竭心奉诏,精意参神,定偃侧于人形,正分寸于腧募,增古今之救验,刊日相之破漏,总会诸说,勒成三篇。上又以古经训诂至精,学者封执多失,传心岂如会目,著辞不若案形,复令创铸铜人为式。内分腑脏,旁注溪谷,井荥所会,孔穴所安,窍而达中,刻题于侧,使观者烂然而有第,疑者涣然而冰释。在昔未臻,惟帝时宪,乃命侍臣为之序引,名曰《新铸铜人腧穴针灸图经》,肇颁四方,景式万代,将使多瘠咸诏,巨刺靡差。案说蠲疴,若对谈于涪水;披图洞视,如旧饮于上池,保我黎烝,介乎寿考。昔夏后叙六极以辨疾,帝炎问百药以惠人,固当让德今辰,归功圣域者矣。

时天圣四年岁次析木秋八月丙申谨上

---

① 正统石刻未载此序,今自五卷本转录。

# 目录①

## 卷上
十二经脉气穴经络图 …………… (144)
手太阴肺经② ……………………… (145)
手阳明大肠经 …………………… (145)
手少阴心经 ……………………… (145)
手太阳小肠经 …………………… (146)
手厥阴心包经 …………………… (146)
手少阳三焦经 …………………… (146)
足太阴脾经 ……………………… (147)
足阳明胃经 ……………………… (147)
足厥阴肝经 ……………………… (148)
足少阳胆经 ……………………… (149)
足少阴肾经 ……………………… (150)
足太阳膀胱经 …………………… (150)
督脉 ……………………………… (152)
任脉 ……………………………… (152)

## 卷中
针灸避忌之图 …………………… (154)
偃伏头部中行凡一十穴 ………… (154)
偃伏第二行左右凡一十四穴 …… (156)
偃伏第三行左右凡一十二穴 …… (156)
侧头部左右凡二十六穴 ………… (157)
正面部中行凡六穴 ……………… (157)
面第二行左右凡一十穴 ………… (158)
面第三行左右凡一十穴 ………… (158)
面第四行左右凡八穴 …………… (159)
侧面部左右凡一十六穴 ………… (159)
肩髆部左右凡二十六穴 ………… (160)
背腧部中行凡一十三穴 ………… (161)
背腧第二行左右凡四十四穴 …… (161)
背腧第三行左右凡二十八穴 …… (163)
侧颈项部左右凡一十八穴 ……… (164)
膺腧部中行凡七穴 ……………… (165)

膺腧第二行左右凡一十二穴 …… (165)
膺腧第三行左右凡一十二穴 …… (166)
膺腧第四行左右凡一十二穴 …… (166)
侧腋左右凡八穴 ………………… (166)
腹部中行凡一十五穴 …………… (167)
腹第二行左右凡二十二穴 ……… (168)
腹第三行左右凡二十四穴 ……… (169)
腹第四行左右凡一十四穴 ……… (169)
侧胁左右凡一十二穴 …………… (170)

## 卷下
旁通十二经络流注孔穴图 ……… (172)
手太阴肺经左右凡一十八穴 …… (172)
手阳明大肠经左右凡二十八穴 … (173)
手少阴心经左右凡一十八穴 …… (174)
手太阳小肠经左右凡一十六穴 … (174)
手厥阴心主脉左右凡一十六穴 … (175)
手少阳三焦经左右凡二十四穴 … (176)
足厥阴肝经左右凡二十二穴 …… (176)
足少阳胆经左右凡二十八穴 …… (177)
足太阴脾经左右凡二十二穴 …… (178)
足阳明胃经左右凡三十穴 ……… (179)
足少阴肾经左右凡二十穴 ……… (180)
足太阳膀胱经左右凡三十六穴 … (180)

## 穴腧都数
仰人头面部 ……………………… (183)
侧部 ……………………………… (183)
伏人头部 ………………………… (183)
颈项部 …………………………… (184)
伏人背部 ………………………… (184)

---

① 目录：原无，据正文补。
② 手太阴肺经：此篇并以下十一经及督、任脉篇目均无，参照五卷本补，以便检索。

| | |
|---|---|
| 侧肩膊部 …………………（185） | 伏人长七尺五寸 …………………（190） |
| 胸部 ………………………（185） | 侧人长七尺五寸 …………………（190） |
| 腋胁部 ……………………（186） | 横广阔狭相去远近 ………………（190） |
| 腹部 ………………………（186） | 五脏六腑大小形状 ………………（190） |
| 腹胁部 ……………………（186） | **避针灸诀** |
| 十二经穴 …………………（187） | 人神 ………………………（192） |

**修明堂诀式**

正面长七尺五寸 …………（190）　避太一法 …………………（192）

　　　　　　　　　　　　　　　血忌 ………………………（192）

# 铜人腧穴针灸图经卷上

《黄帝内经》云：凡人两手足各有三阴脉三阳脉，以合为十二经脉也。手之三阴从脏走至手，手之三阳从手走至头。足之三阳从头下走至足，足之三阴从足上走入腹。络脉传注，周流不息，故经脉者，行血气，通阴阳，以荣于身者也。其始从中焦注手太阴阳明，阳明注足阳明太阴，太阴注手少阴太阳，太阳注足太阳少阴，少阴注手心主少阳，少阳注足少阳厥阴，厥阴复注手太阴。其气常以平旦为纪，以漏水下百刻，昼夜行流，与天同度，终而复始也。

## 十二经脉气穴经络图

黄帝问曰：余闻气穴三百六十五以应一岁，未知其所，愿卒闻之。岐伯稽首再拜，对曰：窘乎哉问也！其非圣帝，孰能穷其道焉？因请溢意尽言其处。

雷公问曰：禁服之言。凡刺之理，经脉为始。愿闻经脉之始生。帝答曰：经脉者，所以决死生，处百病，调虚实，不可不通矣。

## 手太阴肺经

手太阴之脉，起于中焦，下络大肠，还循胃口，上膈属肺。从肺系横出腋下，下循臑内，行少阴心主之前，下肘中，循臂内上骨下廉，入寸口，上鱼循鱼际，出大指之端。其支者，从腕后直出次指内廉，出其端。是动则病肺胀满膨膨而喘咳，缺盆中痛，甚则交两手而瞀，是为臂厥。主肺所生病者，咳嗽上气，喘喝烦心，胸满，臑臂内前廉痛，掌中热。气盛有余则肩背痛风，汗出中风，小便数而欠；气虚则肩背痛寒，少气不足以息，溺色变。

凡十二经之病，盛则泻之，虚则补之，热则疾之，寒则留之，陷则灸之，不盛不虚以经取之。其十二经皆仿此也。

### 手太阴肺经左右凡二十二穴①

少商二穴在手大指端内侧，去爪甲角如韭叶。

鱼际二穴在手大指本节后内侧散脉中。

太渊二穴在掌后陷中。

经渠二穴在寸口脉中。

列缺二穴在腕后一寸五分。

孔最二穴去腕上七寸。

尺泽二穴在肘约纹中。

侠白二穴在天府下，去肘上五寸。

天府二穴在腋下三寸，臂内廉。

云门二穴在巨骨下，夹气户旁各二寸陷中，动脉应手，举臂取之。

中府二穴在云门下一寸，乳上三肋间动脉应手。

## 手阳明大肠经

手阳明之脉，起于大指次指之端，循指上廉，出合谷两骨之间，上入两筋之中，循臂上廉，入肘外廉，循臑外前廉上肩，出髃骨之前廉，上出柱骨之会上，下入缺盆，络肺下膈，属大肠。其支别者，从缺盆上颈贯颊，下入齿缝中，还出夹口交人中，左之右，右之左，上夹鼻孔。是动则病齿痛，颔肿。是主津所生病者，目黄，口干，鼽衄，喉痹，肩前臑痛、大指次指痛不用也。

### 手阳明大肠经左右凡四十穴②

商阳二穴一名绝阳。在手大指次指内侧，去爪甲角如韭叶。

二间二穴一名间谷。在手大指次指本节前内侧陷中。

三间二穴一名少谷。在手大指次指本节后内廉侧陷中。

合谷二穴一名虎口。在大指歧骨间。

阳溪二穴一名中魁。在腕中上侧两筋陷中。

偏历二穴在腕中后三寸。

温留二穴在腕后，小士六寸，大士五寸。

下廉二穴在辅骨下，去上廉一寸。

上廉二穴在三里下一寸。

三里二穴在曲池下二寸。

曲池二穴在肘外辅骨，屈肘曲骨之中。

肘髎二穴在肘大骨外廉陷中。

五里二穴在肘上三寸脉中。

臂臑二穴在肘上七寸。

肩髃二穴在肩端两骨间。

巨骨二穴在肩端上行两叉骨间。

天鼎二穴在颈缺盆直扶突后一寸。

扶突二穴在气舍③后一寸五分。

禾髎二穴一名长频。直鼻孔夹水沟旁五分。

迎香二穴一名冲阳。在禾髎上鼻孔旁。

## 手少阴心经

手少阴之脉，起于心中，出属心系，下膈络小肠。其支者，从心系，上夹咽，系目。其直者，复从心系却上肺，出腋下，下循臑内后廉，行太阴、心主之后，下肘内廉，循臂内后廉，抵掌后兑骨之端，入掌内廉，循小指之内出其端。是动则病嗌干，心痛，渴而欲饮，是谓臂厥。是主心所生病者，目黄，胁痛，臑臂内后廉痛厥，掌中热也。

---

① 本书所载肺经腧穴数与现代通行认识一致。
② 本书所载大肠经腧穴数与现代通行认识一致。
③ 气舍：卷下《都数》同。卷中作"人迎"，铜人同，当据改。

### 手少阴心经左右凡一十八穴①

少冲二穴一名经始。在手小指内廉端，去爪甲如韭叶。

少府二穴在手小指本节后陷中，直劳宫。

神门二穴一名兑冲，一名中都。在掌后兑骨端。

阴郄二穴在掌后脉中，去腕五分。

通里二穴在腕后一寸。

灵道二穴在掌后一寸五分，或曰一寸。

少海二穴一名曲节。在肘内廉节后陷中。

青灵二穴在肘上三寸。

极泉二穴在臂内腋下筋间动脉入胸。

## 手太阳小肠经

手太阳之脉，起于小指之端，循手外侧上腕，出踝中直上，循臂骨下廉，出肘内侧两骨之间，上循臑外后廉，出肩解，绕肩胛，交肩上，入缺盆，向腋络心，循咽下膈抵胃，属小肠。其支别者，从缺盆循颈上颊至目锐眦，却入耳中。其支者，别颊上䪼②，抵鼻至目内眦，斜络于颧。是动则病嗌痛颔肿，不可回顾，肩似拔，臑似折。是③主液所生病者，耳聋目黄，颊颔肿，肩臑肘臂外后廉痛也。

### 手太阳小肠经左右凡三十八穴④

少泽二穴一名少吉。在小指之端，去爪甲下一分。

前谷二穴在手小指外侧本节前陷中。

后溪二穴在手小指外侧本节后陷中。

腕骨二穴在手外侧腕前起骨下陷中。

阳谷二穴在手外侧腕中兑骨下陷中。

养老二穴在踝骨上一空，在后一寸陷中。

支正二穴在腕后五寸，别走少阴。

小海二穴在肘内大骨外，去肘端五分陷中。

肩贞二穴在肩曲胛下两骨解间。

臑腧二穴在夹肩髎后大骨下胛上廉陷中。

天宗二穴在秉风后大骨下陷中。

秉风二穴在天髎外，肩上小髃后，举臂有空。

曲垣二穴在肩中央曲胛陷中。

肩外腧二穴在肩胛上去脊三寸。

肩中腧二穴在肩胛内廉去脊二寸。

天窗二穴一名窗笼。在颈大筋前，曲颊下，扶突后动脉陷中。

天容二穴在耳下曲颊后。

颧髎二穴在面𩑶骨下廉。

听宫二穴在耳中，珠子大如小豆是。

## 手厥阴心包经

手厥阴之脉，起于胸中，出属心包，下膈历络三焦。其支者，循胸出胁，下腋三寸，上抵腋下，下循臑内，行太阴、少阴之间，入肘中，下臂行两筋之间，入掌中，循中指出其端。其支别者，从掌中循小指次指出其端。是动则病手心热，臂肘挛急，腋肿，甚则胸胁支满，心中澹澹大动，面赤，善笑不休，目黄。是主心包脉所生病者，烦心，心痛，掌中热也。

### 手厥阴心包经左右凡一十八穴⑤

中冲二穴在手中指之端，去爪甲如韭叶。

劳宫二穴在掌中央，屈无名指取之。

大陵二穴在掌后两筋间陷中。

内关二穴在掌后去腕二寸。

间使二穴在掌后三寸两筋间陷中。

郄门二穴在掌后去腕五寸。

曲泽二穴在肘内廉陷中，屈肘得之。

天泉二穴一名天湿。在曲腋下去臂二寸，举臂得之。

天池二穴一名天会。在腋下乳后一寸，著胁撅肋间。

## 手少阳三焦经

手少阳之脉，起于小指次指之端，上出次指之间，循手表腕，出臂外两骨之间，上贯肘，循臑外上肩，交出足少阳之后，入缺盆，交膻中，散络心包，下膈遍属三焦。其支者，从膻中上出缺

---

① 本书所载心经腧穴数与现代通行认识一致。
② 䪼：音拙。滑伯仁："目下为䪼"。
③ 是：原无，据五卷本及《圣济总录》卷一九一补。
④ 本书所载小肠经腧穴数与现代通行认识一致。
⑤ 本书所载心包经腧穴数与现代通行认识一致。

盆，上项夹耳后直上，出耳上角以屈下颊至䪼。其支者，从耳后入耳中，走出耳前，过客主人前交颊，却出至目锐眦。是动则病耳聋耳鸣嘈嘈①，嗌肿，喉痹。是主气所生病者，汗出，目锐眦痛，耳后、肩臑、肘臂外皆痛，小指次指不用也。

### 手少阳三焦经左右凡四十六穴②

关冲二穴在手小指次指之端，去爪甲如韭叶。

液门二穴在手小指次指陷中。

中渚二穴在手小指次指本节后间。

阳池二穴一名别阳。在手表腕上陷中。

外关二穴在腕后二寸，别走心主。

支沟二穴在腕后三寸两骨之间。

会宗二穴在腕后三寸空中。

三阳络二穴在臂上大交脉，支沟上一寸。

四渎二穴在肘前五寸外廉陷中。

天井二穴在肘外大骨之后，肘上一寸陷中。

清冷渊二穴在肘上二寸。

消泺二穴在肩下臂外间腋腋斜肘分下行。

臑会二穴在肩前廉，去肩头三寸。

肩髎二穴在肩端臑上，举臂取之。

天髎二穴在肩缺盆中，上毖骨之际陷中。

天牖二穴在颈大筋外，缺盆上，天容后，天柱前，完骨下，发际上。

翳风二穴在耳后尖角陷中。

瘛脉二穴在耳本鸡足青脉中。

颅息③二穴耳后青脉中。

角孙二穴在耳郭中间上，开口有空。

丝竹空二穴一名目髎。在眉后陷中。

和髎二穴在耳前兑发陷中。

耳门二穴在耳前起肉，当耳中缺者。

## 足太阴脾经

足太阴之脉，起于大指之端，循指内侧白肉际，过核骨后，上内踝前廉，上腨内，循胻骨后，交出厥阴之前，上循膝股内前廉，入腹属脾络胃，上膈夹咽，连舌本，散舌下。其支别者，复从胃别，上膈注心中。是动则病舌本强，食则吐，胃脘痛，腹胀善噫，得后出余气则快然而衰，身体皆重。是主脾所生病者，舌本痛，体不能动摇，食不下，烦心，心下急痛，寒疟，溏瘕，泄水下，黄疸不能卧，强欠④，股膝内肿，厥，大指不用也。

### 足太阴脾之经左右凡四十二穴⑤

隐白二穴在足大指内侧端，去爪甲角如韭叶。

大都二穴在足大指本节后陷中。

太白二穴在足内侧核骨下陷中。

公孙二穴在足大指本节之后一寸。

商丘二穴在足内踝下微前陷中。

三阴交二穴在内踝上三寸骨下陷中。

漏谷二穴在内踝上六寸骨下陷中。

地机二穴一名脾舍。在别走上一寸空中，膝下五寸。

阴陵泉二穴在膝下内侧，辅骨下陷中。

血海二穴在膝膑上内廉白肉际二寸。

箕门二穴在鱼腹上越筋间，阴股内动脉。

冲门二穴去大横五寸，在府舍下横骨端。

府舍二穴在腹结下三寸。

腹结二穴一名肠窟。在大横下三分。

大横二穴在腹哀下三寸五分。

腹哀二穴在日月下一寸五分。

食窦二穴在天溪下一寸六分。

天溪二穴在胸乡下一寸六分。

胸乡二穴在周荣下一寸六分。

周荣二穴在中府下一寸六分陷中。

大包二穴在渊腋下三寸，九肋间。

## 足阳明胃经

足阳明之脉，起于鼻交䪼中，下循鼻外，入上齿中，还出夹口环唇，下交承浆，去循颐后下廉，出大迎，循颊车上耳前，过客主人，循发际至额颅。其支别者，从大迎前下人迎，循喉咙入缺

---

① 耳鸣嘈嘈：五卷本、《圣济总录》卷一九一、《素问要旨论》卷六均作"烨烨焞焞"。
② 本书所载三焦经腧穴数与现代通行认识一致。
③ 颅息：此穴卷中记作"足少阳脉气所发"。
④ 欠：《甲乙经》、《灵枢·经脉》及影印本均为"立"。
⑤ 本书所载脾经腧穴数与现代通行认识一致。

盆，下膈属胃络脾。其直行者，从缺盆下乳内廉，下夹脐入气冲中。其支者，起胃下口，循腹里下至气冲中而合，以下髀关抵伏兔，下入膝髌中，下循胻外廉，下足跗，入中指内间。其支者，下膝三寸而别，以下入中指外间。其支者，别跗上入大指间，出其端。是动则病凄凄然振寒，善伸数欠，颜黑。病主①恶人与火，闻木音则惕然而惊，心欲动，独闭户牖而处，甚则欲上高而歌，弃衣而走，贲响腹胀，是为骭厥。是主血所生病者，狂疟温淫，汗出，鼽衄，口喎唇胗，颈肿喉痹，腹水肿，膝髌肿痛，循膺乳、冲股、伏兔、胻外廉、足跗上皆痛，中指不用。气盛则身以前皆热。其有余于胃则消谷善饥，溺色黄；气不足则身以前皆寒栗，胃中寒则胀满。盛也②。

**足阳明胃经左右凡九十穴③**

厉兑在足大指次指端，去爪甲如韭叶。

内庭二穴在足大指次指外间陷中。

陷谷二穴在足大指次指之间本节陷中，去内庭二寸。

冲阳二穴一名会源。在足跗上五寸骨间动脉上，去陷谷三寸。

解溪二穴在冲阳后一寸半腕上陷中。

丰隆二穴在外踝上八寸，下廉胻外廉间，别走太阴。

下巨虚二穴一名下廉。在上廉下三寸。

条口二穴在下廉上一寸。

上巨虚二穴一名上廉。在三里下三寸。

三里二穴在膝下三寸胻骨外大筋内宛宛中。

犊鼻二穴在膝髌下，胻骨上骨解大筋中。

梁丘二穴在膝上二寸两筋间。

阴市二穴一名阴鼎。在膝上三寸，伏兔下。

伏兔二穴在膝上六寸起肉是。

髀关二穴在膝上伏兔后交分中。

气冲二穴在归来下，鼠鼷上一寸动脉中。

归来二穴在水道下二寸。

水道二穴在大巨下三寸。

大巨二穴在外陵下一寸。

外陵二穴在天枢下一寸。

天枢二穴一名长溪，一名谷门。在肓腧旁一寸五分，夹脐二寸。

滑肉门二穴在太一下一寸。

太一二穴在关门下一寸。

关门二穴在梁门下一寸。

梁门二穴在承满下一寸。

承满二穴在不容下一寸。

不容二穴在幽门旁相去各一寸五分，下同。

乳根二穴在乳中下一寸四分④陷中，仰而取之。

乳中二穴当乳中是。

膺窗二穴在屋翳下一寸六分。

屋翳二穴在库房下一寸六分陷中。

库房二穴在气户下一寸六分陷中。

气户二穴在巨骨下腧府两旁相去各二寸陷中，下同。

缺盆二穴一名天盖。在肩下横骨陷中。

气舍二空在颈，直人迎下，夹天突陷中。

水突二穴一名水门。在颈大筋前，直人迎下，气舍上。

人迎二穴一名五会。在颈大脉动应手，夹结喉旁一寸五分，以候五脏气。

大迎二穴在曲颔前一寸三分⑤陷中动脉。

地仓二穴一名胃维。夹口吻旁四分。蹻脉、足阳明之交会。

巨髎二穴夹鼻旁八分，直目瞳子。

四白二穴在目下一寸，直目瞳子。

承泣二穴在目下七分，直目瞳子。

颊车二穴在耳下曲颊端陷中。

下关二穴在上关下，合口有空。

头维二穴在额角发际本神旁一寸五分。

## 足厥阴肝经

足厥阴之脉，起于大指聚毛之上，循足跗上

---

① 《甲乙经》《灵枢·经脉》及影印本均作"至"。
② 盛也：五卷本作"盛者，人迎大三倍于寸口……"拓本各经均无此类文字，故此处"盛也"二字当删。足厥阴肝经病候最后一"盛"字也为衍文。
③ 本书所载胃经腧穴数与现代一致，但颈面个别腧穴排序与现代稍有异。
④ 一寸四分：《都数》同，中卷作"一寸六分"，与铜人定穴合，义长，当据改。
⑤ 一寸三分：《都数》同，中卷作"一寸二分"。

廉，去内踝一寸，上踝八寸，交出太阴之后，上腘内廉，循股入阴毛中，环阴器，抵少腹，夹胃属肝络胆，上贯膈，布胁肋，循喉咙之后，上入颃颡，连目系，上出额，与督脉会于巅。其支者，从目系，下颊里环唇内。其支者，复从肝别贯膈，上注肺。是动则病腰痛不可俯仰，丈夫㿗疝，妇人少腹肿，甚①嗌干，面②脱色。是主肝所生病者，胸满，呕逆，洞泄，狐疝，遗溺，癃。盛③。

**足厥阴肝经左右凡二十六穴**④

大敦二穴在足大指端，去爪甲如韭叶。

行间二穴在足大指间动脉应手。

太冲二穴在足大指本节后二寸，或一寸半动脉中。

中封二穴在足内踝前一寸，仰足而取之。

蠡沟二穴在内踝上五寸。

中都二穴一名中郄。在内踝上七寸。

膝关二穴在犊鼻下二寸中陷中。

曲泉二穴在膝内辅骨下，大筋上，小筋下陷中。

阴包二穴在膝上四寸，股内廉两筋间。

五里二穴在气冲下三寸，阴股中动脉。

阴廉二穴在羊矢下，去气冲二寸。

章门二穴一名长平、一名胁髎。在大横外直脐端。

期门二穴在不容旁一寸五分，直乳第二肋端。

## 足少阳胆经

足少阳之脉，起于目锐眦，上抵角，下耳后，循颈行手少阳之脉前，至肩上却交出少阳之后，入缺盆。其支别者，从耳中出走耳前，至目锐眦后。其支别者，目⑤锐眦下大迎，合手少阳于䪼，下加颊车，下颈，合缺盆，下胸中，贯膈络肝属胆，循胁里，出气冲，绕毛际，横入髀厌中。其直者，从缺盆下腋，循胸过季胁，下合髀厌中，以下循髀太阳，出膝外廉，下外辅骨之前，直下抵绝骨之端，下出外踝之前，循足跗上，入小指次指之间。其支别者，从跗上入大指，循歧骨内出其端，还贯入爪甲，出三毛。是动则病口苦，善太息，心胁痛不能转侧，甚则面微尘，体无膏泽，足外反热，是为阳厥。是主骨⑥所生病者，头痛，目锐眦痛，缺盆中肿痛，腋下肿，马刀夹瘿，汗出振寒，疟，胸中、胁肋、髀膝外至胻绝骨外踝前及诸节皆痛，小指次指不用也。

**足少阳胆经左右凡八十六穴**⑦

窍阴二穴在足小指次指端，去爪甲如韭叶。

侠溪二穴在足小指次指歧骨间本节前。

地五会二穴在足小指次指本节后。

临泣二穴在足小指次指本节后间陷中，去侠溪一寸半。

丘墟二穴在中外踝下如前，去临泣三寸。

悬钟二穴在外踝上三寸。

阳辅二穴在外踝上四寸，辅骨前，绝骨端如前三分。

光明二穴在外踝上五寸。

外丘二穴在外踝上七寸。

阳交二穴一名别阳。在外踝上七寸。

阳陵泉二穴在膝下一寸，外廉陷中。

阳关二穴在阳陵泉上三寸。

中渎二穴在髀骨外，膝上五寸。

环跳二穴在髀枢中。

居髎二穴在章门下八寸三分。

维道二穴在章门下五寸三分。

五枢二穴在带脉下三寸，水道旁一寸五分。

带脉二穴在季肋下一寸八分。

京门二穴一名气府，一名气腧。在监骨腰中，夹脊季肋外。

日月二穴在期门下五分，直乳第二肋下。

辄筋二穴在腋下三寸，腹前行一寸著胁。

渊腋二穴在腋下三寸宛宛中。

肩井二穴在肩上陷解中，缺盆上，大骨前。手足少阳、阳维之会。

风池二穴在颞颥后发际陷中。

---

① 甚：此后五卷本有"则"字。
② 面：此后五卷本有"尘"字。
③ 盛：此为衍文。《甲乙经·十二经脉络脉支别》作"盛者则寸口大一倍于人迎，虚者则寸口反小于人迎也。"影金本同。
④ 现代肝经腧穴数左右共二十八穴，多"急脉"左右二穴。
⑤ 目：《子午流注针经》作"别"。《素问要旨论》卷六"目"字前有"从"字。
⑥ 骨：原无，据五卷本及《圣济总录》卷一九一补。
⑦ 现代胆经腧穴数左右共八十八穴，多"风市"左右二穴。

脑空二穴一名颞颥。在承灵后一寸五分，夹玉枕骨下陷中。

承灵二穴在正营后一寸五分。

正营二穴在目窗后一寸。

目窗二穴一名至荣。在临泣后一寸。

临泣二穴当目上直入发际五分。

阳白二穴在眉上一寸，直目瞳子。

本神二穴在曲差旁一寸五分，入发际。

完骨二穴在耳后入发际四分。

窍阴二穴在完骨上，枕骨下。

浮白二穴在耳后入发际一寸。

天冲二穴在耳后入发际二寸。

率谷二穴在耳上入发际一寸五分。

曲鬓二穴在耳上发际曲隅陷中，鼓颔有空。

悬厘二穴在曲周上颞颥下。

悬颅二穴在曲周上颞颥中。

颔厌二穴在曲周颞颥上廉。

客主人二穴一名上关。在耳前上廉起骨，开口有空。

听会二穴在耳前陷中，开口有空。

瞳子髎二穴在目外眦五分。

## 足少阴肾经

足少阴之脉，起于小指之下，斜趋①足心，出然谷之下，循内踝之后，别入跟中，上腨内，出腘内廉，上股内后廉，贯脊属肾络膀胱。其直者，从肾上贯肝膈，入肺中，循喉咙，夹舌本。其支者，从肺出络心，注胸中。是动则病饥不欲食，面黑如漆柴，咳唾则有血，喝喝而喘，坐而欲起，目睆睆如无所见，心如悬若饥，气不足则善恐，心惕惕如人将捕，是为骨厥。是主肾所生病者，口热舌干，咽肿上气，嗌干及痛，烦心心痛，黄疸，肠澼，脊臀股内后廉痛，痿厥，嗜卧，足下热而痛也。

### 足少阴肾之经左右凡五十四穴②

涌泉二穴一名地冲。在足心陷中，屈足卷指宛宛中。

然谷二穴一名龙渊。在足踝前大骨下陷中。

太溪二穴在足内踝后跟骨上动脉陷中。

大钟二穴在足跟后冲中。

照海二穴在足内踝下，阴跷脉所生。

水泉二穴去太溪下一寸，在内踝下。

复溜二穴一名伏白，一名昌阳。在足内踝上二寸。

交信二穴在内踝上二寸，少阴前，太阴后。

筑宾二穴在内踝上腨分中，阴维之郄。

阴谷二穴在膝内辅骨后，大筋下，小筋上。

横骨二穴在大赫下一寸。

大赫二穴一名阴维，一名阴关。在气穴下一寸。

气穴二穴一名子户。在四满下一寸。

四满二穴一名髓府。在中注下一寸。

中注二穴在肓腧下一寸。

肓腧二穴在商曲下一寸，去脐旁五分。

商曲二穴在石关下一寸。

石关二穴在阴都下一寸，足少阴之会。

阴都二穴一名食宫。在通谷下一寸。

通谷二穴在幽门下一寸。

幽门二穴一名上门③。在巨阙旁相去各五分。

步郎④二穴在神封下一寸六分。

神封二穴在灵墟下一寸六分。

灵墟二穴在神藏下一寸六分。

神藏二穴在或中下一寸六分。

或中⑤二穴在腧府下一寸六分陷中。

腧府二穴在巨骨下璇玑旁二寸陷中。

## 足太阳膀胱经

足太阳之脉，起于目内眦，上额交巅上。其支别者，从巅至耳上角。其直行者，从巅入络脑，还出别下项，循肩髆内，夹脊抵腰中，入循膂，络肾属膀胱。其支别者，从腰中下贯臀入腘中。其支别者，从髆内左右别下贯胛，夹脊内过

---

① 趋：原作"趣"，今改作通行字。

② 五十四：原作"三十四穴"，与正文穴数不合，据五卷本、《圣济总录》卷一九一改。足踝部个别腧穴排序与现代不一致。

③ 上门：原作"上关"，与足少阳经穴名重，据《圣济总录》卷一九一、五卷本改。

④ 步郎：本书各卷及其他宋以前文献均同。今作"步廊"。

⑤ 或中：卷中、卷下《都数》同。现多从《甲乙经》作"彧中"。

髀枢，循髀外后廉下合腘中，下贯腨内，出外踝之后，循京骨至小指外侧端。是动则病头痛似脱，项似拔，脊痛腰似折，髀不可回转，腘如结，腨如裂，是为踝厥。是主筋所生病者，痔疟，癫疾，头项痛，目黄泪出，鼽衄，项背、腰、尻、腘、腨脚皆痛，小指不用也。

### 足太阳膀胱经左右凡一百二十六穴①

至阴二穴在足小指外侧，去爪甲角如韭叶。

通谷二穴在足小指外侧，本节前陷中。

束骨二穴在足小指外侧，本节后陷中。

京骨二穴在足外侧大骨下赤白肉际。

金门二穴一名关梁。在足外踝下。

申脉二穴在外踝下陷中，阳跷脉所生。

仆参二穴一名安邪。在跟骨下陷中。

昆仑二穴在足外踝后，跟骨上陷中。

付阳二穴在外踝上三寸。

飞阳二穴一名厥阳。在外踝上七寸。

承山二穴一名鱼阳，一名伤山，一名肉柱。在兑腨肠下分肉间。

承筋二穴一名腨肠。在腨肠中央陷中。

合阳二穴在膝约中央下二寸。

委中二穴在腘中约纹中动脉。

委阳二穴在承扶下六寸，屈身取之。

浮郄二穴在委阳上一寸。

殷门二穴在肉郄下六寸。

承扶二穴一名肉郄，一名阴关，一名皮部。在尻臀下股阴下冲纹中央。

秩边二穴在第二十一椎下两旁各三寸陷中。

胞肓二穴在第十九椎下两旁各三寸。

志室二穴在第十四椎下两旁各三寸。

肓门二穴在第十三椎下两旁各三寸。

胃仓二穴在第十二椎下两旁各三寸。

意舍二穴在第十一椎下两旁各三寸。

阳纲二穴在第十椎下两旁各三寸。

魂门二穴在第九椎下两旁各三寸。

膈关二穴在第七椎下两旁各三寸陷中。

譩譆二穴在肩膊内廉夹脊第六椎下，两旁各三寸。

神堂二穴在第五椎下两旁各三寸。

膏肓腧二穴在第四椎下，近五椎上两旁各三寸。出《千金》、《外台》附经。

魄户二穴在第三椎下两旁各三寸。

附分二穴在第二椎下内廉，两旁相去各三寸。

会阳二穴一名利机。在阴尾骶骨两旁。

下髎二穴在第四空夹脊陷中。

中髎二穴在第三空夹脊陷中。

次髎二穴在第二空夹脊陷中。

上髎二穴在第一空腰髁下一寸，夹脊陷中下两旁。

白环腧二穴在二十一椎下两旁各一寸五分。

中膂内腧二穴在第二十椎下，夹脊两旁各一寸五分，上同。

膀胱腧二穴在第十九椎下，两旁各一寸五分。

小肠腧二穴在第十八椎下，两旁各一寸五分。

大肠腧二穴在第十六椎下，两旁各一寸五分。

肾腧二穴在第十四椎下，两旁各一寸五分。

三焦腧二穴在第十三椎下，两旁各一寸五分。

胃腧二穴在第十二椎下，两旁各一寸五分。

脾腧二穴在第十一椎下，两旁各一寸五分。

胆腧二穴在第十椎下，两旁各一寸五分。

肝腧二穴在第九椎下，两旁各一寸五分。

膈腧二穴在第七椎下，两旁各一寸五分。

心腧二穴在第五椎下，两旁各一寸五分。

厥阴腧二穴在第四椎下，两旁各一寸五分。出《山眺②》附经。

肺腧二穴在第三椎下，各夹脊相去一寸五分。

风门二穴一名热府。在第二椎下两旁各一寸五分。

大杼二穴在第一椎下，两旁相去各一寸五分。下同。

天柱二穴在颈大筋外廉，夹项发陷中。

玉枕二穴在络却后一寸五分，夹脑户旁一寸三分。

络却二穴一名强阳，一名脑盖。在通天后一寸五分。

通天二穴一名天伯③。在承光后一寸五分。

---

① 现代膀胱经腧穴数是一百三十四穴，多"关元俞"、"气海俞"、"督俞"、"眉冲"左右共八穴。

② 山眺：原作"山跳"，据卷中"厥阴俞"原文改。

③ 天伯：五卷本、《圣济总录》卷一九一并同。《甲乙经》卷三、《医心方》卷二作"天白"，义长。

承光二穴在五处后二寸。

五处二穴夹上星旁一寸五分。

曲差二穴夹神庭旁一寸五分，入发际。

攒竹二穴一名员柱，一名始光，一名光明。在两眉陷中。

睛明二穴在目内眦。手足太阳、少阳、阳明五脉之会。

## 督脉

督脉者起于下极之腧，并于脊里，上至风府，入脑上巅，循额至鼻柱，属阳脉之海也。中行凡二十七穴①。

### 鼻柱下

素髎一穴在鼻柱上端。

水沟一穴一名人中。在鼻柱下人中。督脉、手阳明之交会。直唇取之也。

兑端一穴在唇上端。

龈交一穴在唇内齿上。督、任二脉之会。

### 额上行

神庭一穴直鼻上入发际五分。督脉、足太阳、阳明三脉之会。

上星一穴在神庭后，入发际一寸。

囟会一穴在上星后一寸。

前顶一穴在囟会后一寸五分。

百会一穴一名三阳五会。在前顶后一寸五分，顶中央旋毛中，陷容豆。督脉、足太阳之交会。

### 顶后至项

后顶一穴一名交冲。在百会后一寸五分。

强间一穴一名大羽。在后顶后一寸五分。

脑户一穴一名匝风，一名合颅。在枕骨上，强间后一寸五分。督脉、足太阳之会。

风府一穴一名舌本。入项发际一寸，脑户后一寸五分，项大筋内宛宛中。

哑门一穴在风府后五分，入发际五分，入系舌本，阳维②之会。仰头取之。

### 背脊下

大椎一穴在第一椎上陷中。三阳、督脉所发。

陶道一穴在项大椎节下间。督脉、足太阳之会。俯而取之。

身柱一穴在第三椎节下间，俯而取之。

神道一穴在第五椎节下间，俯而取之。

灵台一穴在第六椎节下间，俯而取之。

至阳一穴在第七椎节下间，俯而取之。

筋缩一穴在第九椎节下间，俯而取之。

脊中一穴在第十一椎节下间，俯而取之。禁不可灸，令人伛偻。

悬枢一穴在第十三椎节下间，伏而取之。

命门一穴在第十四椎节下间，伏而取之。

阳关一穴在第十六椎节下间，伏而取之。

腰腧一穴在第二十一椎节下间。

长强一穴在脊骶端。

## 任脉

任脉者，起于中极之下，以上毛际，循腹里上关元，至咽喉，属阴脉之海也。中行凡二十四穴。

### 颐前

承浆一穴一名天池。在颐前唇下陷中。足阳明之会。

### 颔下

廉泉一穴在颔下结喉上舌本。阴维、任脉之会。仰而取之。

### 膺腧

天突一穴一名五户。在项结喉下四寸宛宛中。

璇玑一穴在天突下一寸陷中。

华盖一穴在璇玑下一寸。

紫宫一穴在华盖下一寸六分。

玉堂一穴一名玉英。在紫宫下一寸六分。

膻中一穴一名元儿。在玉堂下一寸六分，两乳间。

中庭一穴在膻中下一寸六分。

### 腹中行

鸠尾一穴在蔽骨之端（言其骨垂下如鸠尾形，故以为名），膻前蔽骨下五分。人无蔽骨者，从歧骨之际下行一寸是。

巨阙一穴在鸠尾下一寸，心之募也。

上脘一穴在巨阙下一寸五分，去蔽骨三寸。任

---

① 二十七穴：现代督脉腧穴数是二十八穴，多"中枢"一穴。

② 阳维：此前当据卷中补"督脉"二字。

脉、手太阳、足阳明之会也。

中脘一穴在脐上四寸。胃募，三阳、任脉之会，谓上纪也。

建里一穴在中脘下一寸。

下脘一穴在建里下一寸。足太阴、任脉之会，为幽门。

水分一穴在下脘下一寸。

神阙一穴在脐中。

阴交一穴在脐下一寸。

气海一穴一名脖胦，一名下肓。在阴交下五分。

石门一穴在脐下二寸。三焦募，女子禁灸。

关元一穴在脐下三寸。小肠募，谓下纪也。三阴、任脉之会。

中极一穴在脐下四寸。一名气原，一名玉泉。足三阴之会。

曲骨一穴一名回骨。在横骨之上陷毛际中，动脉应手。任脉、足厥阴之会。

会阴一穴在大便前，小便后。一名屏翳。两阴间是也。

**按**：本卷记载了正背屈伸人形尺寸图，十二经脉与任、督二脉经穴图等，其次按手、足阴阳十二经及任、督二脉顺序，逐经记述了经脉循行部位、走向、主病及其所属经穴的位置。

腧穴是人们在长期的医疗实践中被发现的治病部位。古代的人们在劳动中，由于肢体的某一部位被小树枝之类的东西刺扎了一下，使原有的某种病痛消除了或明显地减轻了，如此之类的情况发生若干次之后，人们就会想到某一部位与某种病痛之间可能存在着某种的联系，以后再发生类似病痛时，人们就会有意识地刺扎那个部位，如果若干次有意识地刺扎的结果都有一定的感应和疗效，于是一个针灸穴位就被发现了。同样的过程人们发现了其他一系列的穴位，再对这些穴位进行归纳，进一步验证，找出规律，形成经络理论。所以说，从阿是穴，到奇穴，到经穴，反映了经穴发展的过程。从《内经》的160左右穴位，到《针灸甲乙经》的349穴，到王惟一《铜人腧穴针灸图经》的354穴，再到今天的360穴左右。随着历史的发展，经过长期的大量医疗实践，腧穴被不断确定部位，明确主治，赋予名称，系统归类归经，其数目是由少到多地发展着的。

但增补经穴的过程不是随意的。王惟一在《甲乙经》所载349穴的基础上，增补了阳关、灵台、膏肓腧、厥阴腧、青灵。经黄龙祥教授考证，其中"青灵"乃"清冷渊"的别名，而不是新穴，故实际只比《甲乙经》增加了四个穴。从《黄帝明堂经》成书至王惟一编《铜人图经》已越千年，这其间，历代医家发现出了不少新的腧穴，但历次修订《黄帝明堂》，整理针灸文献者从不轻易增加一穴，例如唐代孙思邈虽然对"膏肓腧"一穴十分重视，以大量文字详述该穴取穴方法及主治病证，称此穴"无疾不愈"，但却未将其增入卷二十九《明堂》腧穴中，而只是载入附录，王焘编《外台·明堂》同样将此穴载入附录。王惟一虽然只将五穴归入经穴，但却为后人继续增补经穴起到了示范作用。

# 铜人腧穴针灸图经卷中

黄帝曰：余闻九针于夫子众多，不可胜数，余推而论之，以为一纪。余试诵之，子听其理，非则语余，请受其道，令可久传，后世无患，得其人乃传，非其人勿言。岐伯稽首再拜曰：请听圣王之道。帝曰：用针之理，必知形气之所在，左右上下，阴阳表里，血气多少，行之逆顺，出入之会。诛伐有过，雪污解结，知补虚泻实。上下之气门，通于四海，审其所在，寒热淋露，荥腧异处。审于调气，明于经隧，左右支络，尽知其会。寒与热争，能合而调之。虚与实邻，决而通之。左右不调，犯①而行之。明于逆顺，乃可治之。阴阳不奇，故知起时。审于本末，察其寒热，知邪所在，万刺不殆。知官九针，刺道毕矣。

凡针灸避忌之法，谨按《黄帝内经》《灵枢经》。《甲乙经》云：子午为经，卯酉为纬。二十八宿为制度，太阴亏盈为法则，并太一血忌，纂成一图，有所治疗，悉皆避之。

若遇暴卒之疾，仍须急速救疗，洞达名工，亦不拘于此法。即如禁穴，诸医未愈，《明堂》中亦许灸一壮至三壮。

## 针灸避忌之图②

**偃伏头部中行凡一十穴**
神庭　上星　囟会　前顶　百会　后顶
强间　脑户　风府　哑门

**偃伏第二行左右凡一十四穴**
曲差　五处　承光　通天　络却　玉枕
天柱

**偃伏第三行左右凡一十二穴**
临泣　目窗　正营　承灵　脑空　风池

**侧头部左右凡二十六穴**
颔厌　悬颅　悬厘　天冲　率谷　曲鬓
角孙　窍阴　浮白　颅息　瘈脉　完骨
翳风

**正面部中行凡六穴**
素髎　水沟　兑端　龈交　承浆　廉泉

**面第二行左右凡一十穴**
攒竹　睛明　巨髎　迎香　禾髎

**面第三行左右凡一十穴**
阳白　承泣　四白　地仓　大迎

**面第四行左右凡八穴**
本神　丝竹空　瞳子髎　颧髎

**侧面部左右凡一十六穴**
头维　客主人　下关　和髎　听会　耳门
听宫　颊车

## 偃伏头部中行凡一十穴

神庭一穴，在鼻直入发际五分。督脉、足太阳、阳明三脉之会。治癫疾风痫，戴目上不识人，头风目眩，鼻出清涕不止，目泪出，惊悸不得安寝。可灸二七壮，至七七壮止。岐伯曰：凡欲疗风，勿令灸多，缘风性轻，多即伤，惟宜灸七壮，至三七壮止。禁不可针，针即发狂。忌生冷、鸡、猪、酒、面动风物等。

上星一穴，在鼻直上入发际一寸陷中。督脉气所发。治头风面虚肿，鼻塞不闻香臭，目眩，痰疟③振寒，热病汗不出，目睛痛不能远视。以细三棱针刺之，即宣泄诸阳热气，无令上冲头目。可灸七壮，不宜多灸，若频灸即拔气上，令人目不明。忌如前法。

囟会一穴，在上星后一寸陷中，可容豆。督脉气所发。治目眩面肿，鼻塞不闻香臭，惊痫，戴目上不识人。可灸二七壮至七七壮。初灸即不痛，病去即痛，痛即罢灸。若是鼻塞，灸至四

---

① 犯：《灵枢·官能》《甲乙经·针道》作"把"。
② 此图的文字说明见原书卷下"避针灸诀"篇。图中最外圈为"日人神禁忌"，中圈为"血忌日"，内圈为"避太一神法"。
③ 痰疟：系"痎疟"之形误。

日渐退，七日顿愈。针入二分，留三呼，得气即泻。头风，生白屑，多睡，针之弥佳。针讫以末盐、生麻油相和，揩发根下，头风即永除。若八岁以下，即不得针。盖缘囟门未合，刺之不幸令人夭。忌热面、猪、鱼物等。

前顶一穴，在囟会后一寸五分骨陷中。督脉所发（据甄权《针经》云，是一寸。今即依《素问》①一寸五分为定）。疗头风目眩，面赤肿，小儿惊痫，风痫瘛疭，发即无时，鼻多清涕，顶肿痛。针入一分，可灸三壮，至七七壮即止。忌如前法。

百会一穴，一名三阳五会。在前顶后一寸五分，顶中央旋毛中，可容豆。督脉、足太阳交会于巅上。治小儿脱肛久不瘥，风痫，中风，角弓反张，或多哭，言语不择，发即无时，盛即吐沫，心烦惊悸，健忘，痎疟，耳鸣耳聋，鼻塞不闻香臭。可针入二分，得气即泻。可灸七壮，至七七壮即止。唐·秦鸣鹤刺微出血，头痛立愈。凡灸头顶不得过七七壮，缘头顶皮肤浅薄，灸不宜多。

后顶一穴，一名交冲。在百会后一寸五分枕骨上。督脉气所发。治目䀮䀮，颈项恶风寒，目眩，头偏痛。可灸五壮，针入二分。

强间一穴，一名大羽。在后顶后一寸五分。督脉气所发。治脑旋目运，头痛不可忍，烦心，

---

① 素问：指《素问》王冰注。

呕吐涎沫，发即无时，颈项强，左右不得回顾。可灸七壮，针入二分。

脑户一穴，一名合颅。在枕骨上，强间后一寸五分。督脉、足太阳之会。禁不可针，针之令人哑不能言。治目睛痛不能远视，面赤目黄，头肿。可灸七壮，亦不可妄灸，令人失喑。

风府一穴，一名舌本。在项发际上一寸大筋内宛宛中。疾言其肉立起，言休立下。督脉、阳维之会。禁不可灸，不幸使人失喑。治头痛，颈项急不得回顾，目眩，鼻衄，喉咽痛，狂走，目妄视。针入三分。

哑门一穴（一作瘖），一名舌横，一名舌厌。在项中央，入发际五分宛宛中。督脉、阳维之会。入系舌本，仰头取之。禁不可灸，灸之令人哑。治颈项强，舌缓不能言，诸阳热气盛，鼻衄血不止，头痛，风汗不出，寒热风痉，脊强反折，瘛疭，癫疾头重①。针入二分。

## 偃伏第二行左右凡一十四穴

曲差二穴，在神庭旁一寸五分，入发际。足太阳脉气所发。治心中烦满，汗不出，头项痛，身体烦热，目视不明。针入二分，可灸三壮。

五处二穴，在上星旁一寸五分。足太阳脉气所发。治目不明，头风目眩，瘛疭，目戴上不识人。针入三分，留七呼，可灸三壮。

承光二穴，在五处后一寸五分②。足太阳脉气所发。治鼻塞不闻香臭，口㖞，鼻多清涕，风眩头痛，呕吐，心烦，目生白膜。针入三分，禁不可灸。忌如前法。

通天二穴，在承光后一寸五分。足太阳脉气所发。治颈项转侧难，鼻塞闷，偏风口㖞，鼻多清涕，衄血，头重。针入三分，留七呼，可灸三壮。

络却二穴，一名强阳，又名脑盖。在通天后一寸五分。足太阳脉气所发。治青风内障，目无所见，头旋耳鸣。可灸三壮。

玉枕二穴，在络却后一寸五分③，夹脑户旁一寸三分起肉枕骨④，入发际上三寸。足太阳脉所发。治目痛不能视，脑风疼痛不可忍。可灸三壮。

天柱二穴，夹项后发际大筋外廉陷中。足太阳脉气所发。治足不任身体，肩背痛欲折，目瞑视。**今附**⑤：治颈项筋急不得回顾，头旋脑痛。针入五分，得气即泻，立愈。

## 偃伏第三行左右凡一十二穴

临泣二穴，在目上直入发际五分陷中。足太阳、少阳之会。治卒中风不识人，目眩鼻塞，目生白翳，多泪。针入三分，留七呼，得气即泻。忌如前法。

目窗二穴，在临泣后一寸。足少阳、阳维之会。治头面浮肿，痛引目外眦赤痛，忽头旋，目䀮䀮，远视不明。针入三分，可灸五壮。**今附**：三度刺，目大明。

正营二穴，在目窗后一寸。足少阳、阳维之会。治牙齿痛，唇吻急强，齿龋痛，头项偏痛。针入三分，可灸五壮。

承灵二穴，在正营后一寸五分。足少阳、阳维之会。治脑风头痛，恶风寒，鼽衄，鼻塞息不利。可灸三壮。

脑空二穴，一名颞颥。在承灵后一寸五分，夹玉枕骨下陷中。足少阳、阳维之会。治脑风头痛不可忍，目瞑心悸，发即为癫，风引目眇，劳疾羸瘦，体热，颈项强，不得回顾。针入五分，得气即泻，可灸三壮。魏公苦患头风，发即心闷乱，目眩，华佗当针而愈。忌如前法。

风池二穴，在颞颥⑥后发际陷中。足少阳、

---

① 哑门一穴……头重：此段文字系抄自《外台秘要》卷三十九。宋本《外台》"哑门"穴下错入了"五处"穴的部位、灸法及主治症文字，王惟一竟不加考察，将其中"五处"穴部位、灸法文字删去，而仍将其主治症，即"诸阳热气……头重"一节抄于"哑门"穴下，后人遂无法识别这一原本十分明显的错误。

② 一寸五分：卷上及卷下《都数》均作"二寸"。关于"承光"穴部位，宋以前文献有二说：一为"二寸"，一为"一寸"。此处又作"一寸五分"，盖折衷二说。

③ 一寸五分：宋以前文献均作"七分半"。

④ 枕骨：此后当据卷下《都数》补"上"字。

⑤ 今附：凡"今附"以下文字为王惟一新增内容。

⑥ 颞颥：指脑空穴。

阳维之会。治洒淅寒热，温病汗不出，目眩，苦头痛，痎疟，颈项痛不得回顾，目泪出，欠气多，鼻衄衂，目内眦赤痛，气发耳塞，目不明，腰伛偻，引项筋无力不收。针入七分，留七呼，可灸七壮。

## 侧头部左右凡二十六穴

颔厌二穴，在曲周下颞颥上廉。手足少阳、阳明之交会。治头风眩，目无所见，偏头痛引目外眦急，耳鸣，多嚏，颈项痛。针入七分，留七呼，可灸三壮。忌如前法。

悬颅二穴，在曲周上颞颥中。足少阳脉气所发。治热病烦满，汗不出，头偏痛引目外眦赤，身热齿痛，面肤赤痛。针入三分，留三呼，可灸三壮。忌如前。

悬厘二穴，在曲周上颞颥下廉。手足少阳、阳明之交会。治热病汗不出，头偏痛，烦心不欲食，目锐眦赤痛。针入三分，可灸三壮。

天冲二穴，在耳上如前三分①。治头痛癫疾，风痉，牙龈肿，善惊恐。可灸七壮，针入三分。

率谷二穴，在耳上入发际一寸五分。足太阳、少阳之会。治膈胃寒痰，伤酒风发，脑两角弦痛，不能饮食，烦满，呕吐不止。可灸三壮，针入三分。

曲鬓二穴，在耳上发际曲隅陷中，鼓颔有空。足太阳、少阳之会。治颊颔肿，引牙车不得开，急痛，口噤不能言。灸亦良，可灸七壮，针入三分。

角孙二穴，在耳郭中间上，开口有空。手足少阳之会。治目生肤翳，齿龈肿。可灸三壮。《明堂》别无疗病法。

窍阴二穴，在枕骨下，摇动有空。足太阳、少阳之会。治营疽②发厉，项痛引头目痛。针入三分，可灸七壮。

浮白③二穴，在耳后入发际一寸。足太阳、少阳之会。治发寒热，喉痹，咳逆痰沫，胸中满不得喘息，耳鸣嘈嘈无所闻，颈项痛肿及瘿气，肩背不举，悉皆治之。针入五分，可灸七壮。

颅息二穴，在耳后间青络脉。足少阳脉气所发。治身热头重，胁痛不得转侧，风痉、耳聋，小儿发痫瘈疭，呕吐涎沫，惊恐失精，瞻视不明。不宜针，即可灸七壮。

瘈脉二穴，一名资脉。在耳本后鸡足青络脉。刺出血如豆汁，不宜出血多。治头风耳鸣，小儿惊痫瘈疭，呕吐、泄痢无时，惊恐，眵䁾，目睛不明。可灸三壮，针入一分。

完骨二穴，在耳后入发际四分。治头痛烦心，癫疾，头面虚肿，齿龋，偏风，口眼㖞斜，颈项痛不得回顾，小便赤黄，喉痹颊肿。针入五分，可灸七壮。

翳风二穴，在耳后陷中，按之引耳中。手足少阳之会。治耳聋，口眼㖞斜，失欠脱颔，口噤不开，吃不能言④，颊肿，牙车急痛。针入七分，可灸七壮。

## 正面部中行凡六穴

素髎一穴，一名面正⑤。在鼻柱之端。督脉所发。此穴诸方阙治疗法。《外台》云：不宜灸⑥。《千金》治鼻塞息肉不消，多涕生疮。针入一分。

水沟一穴，在鼻柱下，一名人中。督脉、手阳明之会。治消渴，饮水无度，水气，遍身肿，失笑无时，癫痫，语不识尊卑，乍喜乍哭，牙关不开，面肿唇动，状如虫行，卒中恶。针入四分，留五呼，得气即泻。灸亦得，然不及针。若灸，可小雀粪大为艾炷，日可灸三壮，至七壮即罢。风

---

① 耳上如前三分：此处原被挖改作"耳后入发际二寸"，以与卷上一致。今据《圣济总录》卷一九一改。《资生经》作"三寸"。铜人定位与卷上及卷下《都数》合。
② 营疽：影金本作"劳疽"。
③ 浮白：按此穴内容系抄自《外台秘要》卷三十九。宋本《外台》"浮白"穴下错入了"天容"穴的部位及主治病证文字。王惟一抄录时只抄录了其中"浮白"穴的部位（删去了"天容"穴部位文字）及"天容"穴的主治症，而"浮白"穴的主治症则一字未录，大误。
④ 吃不能言：宋以前文献均作"喑不能言"。
⑤ 面正：宋以前文献均作"面王"，义长。
⑥ 不宜灸：宋本《外台》无此三字。

水面肿,针此一穴,出水尽即顿愈。忌如前法。

兑端一穴,在唇上端。治癫疾吐沫,小便黄,舌干消渴,衄血不止,唇吻强,齿龈痛。针入二分,可灸三壮,炷如大麦(出《千金》、《外台》、《甲乙经》)。

龈交一穴,在唇内齿上龈缝筋中。治面赤心烦痛,颈项急不得回顾,**新附**:治小儿面疮,癣久不除,点烙亦佳。鼻塞不利,目泪眵汁,内眦赤痒痛,生白肤翳,鼻中息肉,蚀疮。针入三分,可灸三壮。

承浆一穴,一名悬浆①。在颐前唇下宛宛中。足阳明、任脉之会。疗偏风口㖞,面肿,消渴,口齿疳蚀生疮。灸亦佳,日可灸七壮,至七七壮止。灸即血脉通宣,其风应时立愈。其艾炷不用大,一依小竹箸头作炷。脉粗细状如细线,艾炷破肉,但令当脉灸,亦能愈疾。凡灸脐下久冷,疝瘕痃癖,气块,伏梁积气,宜艾炷大。故《小品》诸方云:腹背宜灸五百壮,四肢则但去风邪,不宜多,灸七壮,至七七壮止,不得过随年数。如巨阙、鸠尾虽是胸腹之穴,灸不过七七壮。艾炷不须大,以竹箸头作炷,正当脉上灸之。若灸胸腹,艾炷大,灸多,令人永无心力。如头顶穴若灸多,令人失精神。臂脚穴灸多,令人血脉枯竭,四肢细瘦无力,既复失精神,又加于细瘦,即脱人真气。针入三分,得气即泻。忌如前法。

廉泉一穴,一名舌本②。在颔下结喉上。阴维、任脉之会。治舌下肿难言,舌纵涎出,咳嗽上气,喘息呕沫,口噤,舌根急缩,下食难。可灸三壮,针入三分,得气即泻。

## 面第二行左右凡一十穴

攒竹二穴,一名始光,一名光明,一名员柱。在两眉头陷中。足太阳脉气所发。治目眊眊视物不明,眼中赤痛及睑瞤动。针入一分,留三呼,泻三吸,徐徐而出针,不宜灸。宜以细三棱针刺之,宣泄热气。三度刺,目大明。忌如前法。

睛明二穴,一名泪孔。在目内眦。手足太阳、少阳、阳明五脉之会。治攀睛翳膜覆瞳子,恶风泪出,目内眦痒痛,小儿雀目疳眼,大人气眼冷泪,瞳目视物不明,大眦胬肉侵睛。针入一寸五分,留三呼,禁不可灸。雀目者宜可久留针,然后速出针。忌如前法。

巨髎二穴,夹鼻孔旁(一作傍)八分,直目瞳子。跷脉、足阳明之会。治青盲目无所见,远视䀮䀮,白翳覆瞳子,面风寒,鼻頞上肿痈痛,瘈疭口㖞。针入三分,得气即泻。灸亦良,可灸七壮。

迎香二穴,在禾髎上一寸,鼻孔旁五分。手足阳明之会。治鼻有息肉不闻香臭,衄血,偏风口㖞,面痒浮肿,风动叶叶,状如虫行,或唇肿痛。针入三分,留三呼,不宜灸。忌如常法。

禾髎二穴,在鼻孔下,夹水沟旁五分。手阳明脉气所发。治鼻衄血不止,鼻清涕生疮,口噤不开。针入二分。

## 面第三行左右凡一十穴

阳白二穴,在眉上一寸,直目瞳子。足少阳、阳维之会。治头目痛,目眵,背腠寒栗,重衣不得温。可灸三壮,针入二分。

承泣二穴,在目下七分,直目瞳子陷中。跷脉、任脉、足阳明之会。治口眼㖞斜,目瞤面叶叶动,牵口眼,目视䀮䀮,冷泪,眼眦赤痛。禁不宜针,针之令人目乌色。可灸三壮,炷如大麦。忌如常法。

四白二穴,在目下一寸。足阳明脉气所发。治头痛目眩,眼生白翳,微风目瞤动不息。可灸七壮,针入三分。凡用针,稳审方得下针也,若针深,即令人目乌色。

地仓二穴,夹口吻旁四分,外如近下有脉微微动。跷脉、手阳明之交会③(若久患风,其脉亦有不

---

① 一名悬浆:卷上又有"一名天池"四字,当据补。
② 一名舌本:卷下《都数》同。宋以前文献均作"一名本池",义长。因"舌本"已用作"风府"穴别名,再用作他穴别名,易混淆。
③ 跷脉、手阳明之会:此抄自《圣惠方》卷九十九。卷上作"跷脉足阳明之交会",而《甲乙经》、《外台秘要》等书作"跷脉、手足阳明之会"。

动者）。治偏风口㖞，目不得闭，失喑不语，饮食不收，水浆漏落，眼睊动不止。病左治右，病右治左。针入三分，留五呼，得气即泻。灸亦得，日可灸之二七壮，重者七七壮，其艾作炷大小状如粗钗脚大。灸炷若大，口转㖞，却灸承浆七七壮即愈。慎猪、鱼、热面、房劳等。

大迎二穴，在曲颔前一寸二分①骨陷中动脉。又以口下当两肩。足阳明脉气所发。治寒热颈痛，瘰疬，口㖞，齿龋痛，数欠气，风痉口噤，牙疼，颊颔肿，恶寒，舌强不能言。针入三分，留七呼，可灸三壮。今附：风壅面浮肿，目不得闭，唇吻睊动不止。当针之，顿愈。

## 面第四行左右凡八穴

本神二穴，在曲差旁一寸五分。一曰直耳上入发际四分。足少阳、阳维之会。治目眩，颈项强急痛，胸胁相引不得转侧，癫疾，呕吐涎沫。针入三分，可灸七壮。

丝竹空二穴，一名目髎，在眉后陷中。足少阳脉气所发②。禁不可灸，不幸使人目小，又令人目无所见。治目眩头痛，目赤视物䀮䀮，风痫，目戴上不识人，眼睫毛倒，发狂吐涎沫，发即无时。针入三分，留三呼，宜泻不宜补。

瞳子髎二穴，在目外眦五分。手太阳、手足少阳之会。治青盲，目无所见，远视䀮䀮，目中肤翳白膜，头痛，目外眦赤痛。可灸三壮，针入三分。

颧髎二穴，在面颇骨下廉兑骨端陷中。手少阳、太阳之会。治口㖞，面赤目黄，眼睊动不止，颇肿齿痛。针入二分。

## 侧面部左右凡一十六穴

头维二穴，在额角入发际，本神旁一寸五分。足少阳、阳明脉之交会。治头偏痛，目视物不明。今附：治微风眼睑睊动不止，风泪出。针入三分，禁不可灸。

客主人二穴，一名上关。在耳前起骨上廉，开口有空，动脉宛宛中。足阳明、少阳之会。治唇吻强，耳聋，瘈疭，口沫出，目眩，牙车不开，口噤，嚼食鸣，偏风口眼㖞斜，耳中状如蝉声。可灸七壮，艾炷不用大，箸头作炷③。若针必须侧卧，张口取之乃得。禁不可针深。问曰：何以不得针深？岐伯曰：上关若刺深令人欠而不得䫻，下关不得久留针，即䫻而不得欠，牙关急。是故上关不得刺深，下关不得久留针也。

下关④二穴，在客主人下耳前动脉下廉，合口有空，开口即闭。足阳明、少阳之会。疗聤耳有脓汁出，偏风口目㖞，牙车脱臼。其穴侧卧闭口取之。针入四分，得气即泻。禁不可灸。牙龈肿处，张口以三棱针出脓血，多含盐汤，即不畏风。慎如前法。

和髎二穴，在耳前兑发下横动脉。手少阳脉气所发。治牙车引急，头重痛，耳中嘈嘈，颔颊肿。针入七分，可灸三壮。

听会二穴，在耳前陷中，上关下一寸动脉宛宛中，张口得之。手少阳脉气所发⑤。治耳聋，耳中状如蝉声通耳，食⑥，牙车脱臼，相离一二寸。其穴侧卧张口取之。针入七分，留三呼，得气即泻，不须补。灸亦良，日可灸五壮，至二七壮止。十日后，依前报灸之即愈。忌食动风、生冷、猪鱼物等。

耳门⑦二穴，在耳前起肉当耳缺者。治耳有脓汁出，生疮，聤耳聤耳，耳鸣如蝉声，重听无所闻，齿龋。针入三分，留三呼，可灸三壮。

听宫二穴，在耳中珠子大如赤小豆。手足少阳、太阳三脉之会。治耳聋如物填塞无所闻，耳中嘈嘈，心腹满，臂痛失声。针入三分，可灸

---

① 一寸二分：卷上及卷下《都数》均作"一寸三分"，出《素问》王冰注。
② 足少阳脉气所发：卷上将"丝竹空"穴归入手少阳经。
③ 箸头作炷：义即作艾炷如筷头大小。
④ 下关：《外台秘要》卷三十九载此穴下有禁忌症作"耳中有干疕、聤耳有脓，不可灸之"，王惟一将此禁忌症作为主治症误录本穴中，并将此穴误作禁灸穴。
⑤ 手少阳脉气所发：卷上将"听会"穴归入足少阳经。
⑥ 食：此前，王惟一在抄录《圣惠方》卷九十九原文时，脱"牙车急疼痛，不得嚼"八字，而使文义不全。
⑦ 耳门：《外台秘要》卷三十九载"耳门"穴下有禁忌症"耳中有脓及底耳、聤耳，皆不灸"，王惟一将其误作主治症录于本穴中。

三壮。

颊车二穴，在耳下曲颊端陷中。足阳明脉气所发。治牙关不开，口噤不语，失暗，牙车疼痛，颔颊肿，颈强不得回顾。其穴侧卧开口取之。针入四分，得气即泻。灸亦良，日可灸七壮，至七七壮止，炷如大麦。慎如常法。

**肩髆部左右凡二十六穴**
肩井　天髎　巨骨　臑会　肩髃　肩髎
肩贞　臑腧①　天宗　秉风　曲垣
肩外腧　肩中腧

**背腧部中行凡一十三穴**
大椎　陶道　身柱　神道　灵台　至阳
筋缩　脊中　悬枢　命门　阳关　腰腧
长强

**背腧第二行左右凡四十四穴**
大杼　风门　肺腧　厥阴腧　心腧　膈腧
肝腧　胆腧　脾腧　胃腧　三焦腧　肾腧
大肠腧　小肠腧　膀胱腧　中膂内腧
白环腧　上髎　次髎　中髎　下髎　会阳

**背腧第三行左右凡二十八穴**
附分　魄户　膏肓腧　神堂　譩譆
膈关　魂门　阳纲　意舍　胃仓　肓门
志室　胞肓　秩边

## 肩髆部左右凡二十六穴

肩井二穴，在肩上陷②，缺盆上大骨前一寸半，以三指按取之，当中指下陷中者是。一名髆井。手足少阳、阳维之会。治五劳七伤，颈项不得回顾，背髆闷，两手不得向头，或因扑伤腰髋疼，脚气上攻。《甲乙经》云只可针入五分。此髆井，足阳明之会，乃连入五脏气。若刺深则令人闷倒不识人，即速须三里下气，先补不泻，须臾平复如故。凡针肩井皆以三里下其气。若妇人堕胎后手足厥逆，针肩井立愈。若灸更胜针③，可灸七壮。

天髎二穴，在肩缺盆中上毖骨之际陷中央。手少阳、阳维之会。治肩肘痛引颈项急，寒热，缺盆中痛，汗不出，胸中烦满。针入八分，可灸

三壮。

巨骨二穴，在肩端上行两叉骨间陷中。手阳明、蹻脉之会。治背髆痛，胸中有瘀血，肩臂不得屈伸而痛。灸五壮，针入一寸五分。

臑会二穴，一名臑髎。在肩前廉，去肩头三寸。手阳明之络。治项瘿气瘤，臂痛不能举，气肿瘁④痛。针入七分，留十呼，得气即泻，可灸七壮。

肩髃二穴，在肩端两骨间陷者宛宛中，举臂取之。手阳明、蹻脉之会。疗偏风半身不遂，热风瘾疹，手臂挛急，捉物不得，挽弓不开，臂细无力，筋骨酸疼。可灸七壮至二七壮，以瘥为度。若灸偏风不遂，可七七壮止，不宜多灸，恐手臂细。若风病，筋骨无力久不瘥，当灸，不畏细也。刺即泻肩臂热气。唐·库狄钦⑤若⑥患风痹，手臂不得伸引，诸医莫能愈，甄权针肩髃一穴，令将弓箭向垛射之，如故。

肩髎二穴，在肩端臑上陷中，举臂取之。治肩重不可举臂肘。可灸三壮，针入七分。

肩贞二穴，在肩曲胛下两骨解间，肩髃后陷中。治风痹，手臂不举，肩中热痛。针入五分。

臑腧二穴，在肩髎后大骨下胛上廉陷中。手足太阳、阳维、蹻脉之会。治寒热肩肿引胛中痛，臂酸无力。针入八分，可灸三壮。

天宗二穴，在秉风后大骨下陷中。手太阳脉气所发。治肩胛痛，臂肘外后廉痛，颊颔肿。可灸三壮，针入五分，留六呼。

秉风二穴，在肩上小髃后，举臂有空。手太阳、阳明、手足少阳之会。治肩痛不能举。可灸五壮，针入五分。

---

① 臑腧：原在"秉风"穴后，《资生经》卷一同，今据《圣济总录》卷一九一及五卷本移此，与正文合。
② 陷：此后应据卷上补"解中"二字。
③ 若灸更胜针：《圣惠方》卷九十九原文作"若有灼然解针者遣针，不解针者不可遣针，灸乃胜针"，王惟一节录不当，与原文之义不合。
④ 痙：系古俗字"痙"字之讹。
⑤ 唐·库狄钦：库狄钦实为隋人。王惟一据《旧唐书》引录此文，故将其误为唐人。
⑥ 若：系"苦"字形误。

曲垣二穴,在肩中央曲胛陷中,按之应手痛。治肩痛周痹,气注,肩髀拘急疼闷①。可灸三壮。针入五分。

肩外腧二穴,在肩胛上廉,去脊三寸陷中。治肩胛痛热而寒至肘。可灸三壮,针入六分。

肩中腧二穴,在肩胛内廉,去脊二寸陷中。治寒热,目视不明,咳嗽上气,唾血。针入三分,留七呼,可灸十壮。

## 背腧部中行凡一十三穴

大倾一穴（一本作椎,今从页作倾②,余皆仿此）,在第一椎上陷中。手足三阳、督脉之会。疗五劳七伤,温疟痎疟,气疰背髀拘急,颈项强不得回顾,风劳食气。针入五分,留三呼,泻五吸。若灸,以年为壮。《甲乙经》云:大椎下至尾骶骨二十一椎长三尺,折量取腧穴。凡度周身孔穴远近分寸,以男左女右,取中指内纹为一寸,《素问》云同身寸是也。又多用绳度量孔穴,绳多出缩,取穴不准,今以薄竹点量分寸,疗病准的。

陶道一穴,在大椎节下间,俯而取之。督脉、足太阳之会。治头重目瞑,洒淅寒热,脊强,汗不出。可灸五壮,针入五分。

身柱一穴,在第三椎节下间。督脉气所发。治癫疾,瘈疭,怒欲杀人,身热狂走,谵言见鬼。针入五分,灸七七壮。

神道一穴,在第五椎节下间,俯而取之。督脉气所发。治寒热头痛,进退往来,痎疟,恍惚悲愁,健忘惊悸。可灸七七壮,至百壮止。小儿风痫,瘈疭,可灸七壮。

灵台一穴,在第六椎节下间,俯而取之。督脉气所发。经缺疗病法(出《素问》)。

至阳一穴,在第七椎节下间,俯而取之。督脉气所发。治寒热解散③,淫泺胫酸,四肢重痛,少气难言。可灸三壮,针入五分。

筋缩一穴,在第九椎节下间,俯而取之,督脉气所发。治惊痫狂走,癫疾,脊急强,目转上垂④。可灸三壮,针入五分。

脊中一穴,一名神宗。在第十一椎节下间,俯而取之。督脉气所发。治风痫癫邪,温病,积聚,下利。禁不可灸,灸则令人腰背伛偻。针入五分,得气即泻。

悬枢一穴,在第十三椎节下间,伏而取之。督脉气所发。治积气上下行,水谷不化,下利,腰脊强不得屈伸,腹中留积。针入三分,可灸三壮。

命门一穴,一名属累。在第十四椎节下间,伏而取之。督脉气所发。治头痛不可忍,身热如火,汗不出,瘈疭里急,腰腹相引痛。针入五分,可灸三壮。

阳关一穴,在第十六椎节下间,伏而取之。针入五分,可灸三壮。缺疗病法（出《素问》）。

腰腧一穴,一名背解,一名腰柱,一名腰户。在第二十一椎节下间宛宛中,以挺腹地舒身,两手相重支额,纵四体,然后乃取得其穴。督脉气所发。治腰髋疼,腰脊强不得回转,温疟痎疟。针入八分,留三呼,泻五吸,可灸七壮,至七七壮。慎房劳、举重强力。《甲乙经》云:针入二寸,留七呼,可灸七七壮⑤。

长强一穴,一名气之阴郄。督脉络别。《甲乙经》云:在脊骶端。足少阴、少阳所结会。治肠风下血,五种痔,痔蚀,下部䘌⑥。针入三分,抽针以大痛为度。其穴跌地取之乃得。灸亦得,然不及针,日灸三十壮,至二百壮止。此痔根本是冷,慎冷食、房劳。《甲乙经》云:针入二寸,留七呼。

## 背腧第二行左右凡四十四穴

大杼二穴,在项后第一椎下两旁相去各一

---

① 气注,肩髀拘急疼闷:此系《圣惠方》卷九十九载"大椎"穴主治症,王惟一误录于此。
② 倾:宋代以此字表"项椎"之义,故王惟一以此为正字,但书中写法并不统一,今一律改作"椎"字。
③ 解散:系"解㑊"之误。杨上善注《明堂经》曰:"风盛为寒,为疮解㑊"（转引自《医心方》卷二）。
④ 垂:系"插"字俗讹。此乃王惟一沿袭《圣惠方》卷九十九之误。
⑤ 可灸七七壮:《甲乙经》无此五字,盖承上文而衍。《圣惠方》卷九十九原引作"灸三壮",无误。
⑥ 䘌:音特。本义是邪恶。此指阴毒之症。

寸五分陷中。《甲乙经》云：足太阳、少阳之会。疗疟，颈项强不可俯仰，头痛振寒，气实胁满，瘈疭，伤寒汗不出，脊强，喉痹，烦满，风劳气，咳嗽，胸中郁郁，身热目眩。针五分，可灸七壮。

风门二穴，一名热府。在第二椎下两旁相去各一寸五分。督脉、足太阳之会。治伤寒颈项强，目瞑多嚏，鼻鼽出清涕，风劳，呕逆上气，胸背痛，喘气卧不安。针入五分，留七呼，今附：若频刺泄诸阳热气，背永不发痈疽。可灸五壮。

肺腧二穴，在第三椎下两旁相去各一寸五分。足太阳脉气所发。治上气呕吐，支满不嗜食，汗不出，腰背强痛，寒热喘满，虚烦口干，传尸，骨蒸劳，肺痿咳嗽。针入三分，留七呼，得气即泻（出《甲乙》）。甄权《针经》云：在第三椎下两旁以搭手左取右，右取左，当中指末是穴。治胸中气满，背偻如龟，腰强，头目眩，令人失颜色。针入五分，留七呼，可灸百壮。

厥阴腧二穴，在第四椎下两旁相去各一寸五分。治逆气呕吐，心痛，留结，胸中烦闷。针入三分，可灸七七壮（出《山眺经》）。

心腧二穴，在第五椎下两旁相去各一寸五分。治心中风，狂走发痫，语悲泣，心胸闷乱烦满，汗不出，结积寒热，呕吐不下食，咳唾血。针入三分，留七呼，得气即泻，不可灸。

膈腧二穴，在第七椎下两旁相去各一寸五分。治咳而呕逆，膈胃寒痰，食饮不下，胸满支肿，两胁痛，腹胀，胃脘暴痛，热病汗不出，喉痹，腹中积癖，默默嗜卧，四肢怠堕不欲动，身常湿，不能食，食则心痛，周痹，身皆痛。针入三分，留七呼，可灸三壮。

肝腧二穴，在第九椎下两旁相去各一寸五分。治咳引两胁急痛不得息，转侧难，撅胁下与脊相引而反折，目上视，目眩循①，眉头痛，惊狂，衄血，起则目䀮䀮，目生白翳，咳引胸中痛，寒疝少腹痛，唾血短气。针入三分，留六呼，可灸三壮。

胆腧二穴，在第十椎下两旁相去各一寸五分。治心腹胀满，呕则食无所出，口苦舌干，咽中痛，食不下，目黄，胸胁不能转侧，头痛振寒，汗不出，腋下肿。针入五分，可灸三壮。

脾腧二穴，在第十一椎下两旁相去各一寸五分。治腹胀引胸背痛，食饮倍多，身渐羸瘦，黄疸，善欠，胁下满，泄利，体重，四肢不收，痃癖积聚，腹痛不嗜食，痰疟②寒热。针入三分，留七呼，可灸三壮。

胃腧二穴，在第十二椎下两旁相去各一寸五分。治胃中寒，腹胀不嗜食，羸瘦，肠鸣腹痛，胸胁支满，脊痛筋挛。针入三分，留七呼，可灸，随年为壮。

三焦腧二穴，在第十三椎下两旁相去各一寸五分。治肠鸣腹胀，水谷不化，腹中痛欲泄注，目眩头痛，吐逆饮食不下，肩背拘急，腰脊强不得俯仰。针入五分，留七呼，可灸三壮。

肾腧二穴，在第十四椎下两旁相去各一寸五分，与脐平。治虚劳羸瘦，耳聋肾虚，水脏久冷，心腹䐜胀，两胁满引少腹急痛，目视䀮䀮，少气溺血，小便浊出精，阴中疼，五劳七伤，虚惫脚膝拘急，足寒如冰，头重，身热振栗，腰中四肢淫泺，洞泄食不化，身肿如水。针入三分，留七呼，可灸，以年为壮。慎如前法。

大肠腧二穴，在第十六椎下两旁相去各一寸五分。治腰痛，肠鸣腹胀，绕脐切痛，大小便不利，洞泄食不化，脊强不得俯仰。针入三分，留六呼，可灸三壮。慎猪、鱼、酒、面、生冷物等。

小肠腧二穴，在第十八椎下两旁相去各一寸五分。治小便赤涩淋沥，少腹疝痛，脚肿短气，不嗜食，大便脓血出，五痔疼痛，妇人带下。针入三分，留六呼，可灸三壮。

膀胱腧二穴，在第十九椎下两旁相去各一寸五分。足太阳脉气所发。治风劳，腰脊痛，泄利腹痛，小便赤涩，遗溺，阴生疮，少气，足胻寒，拘急，不得屈伸，女子瘕聚，脚膝无力。针入三分，留六呼，可灸三壮。

中膂内腧二穴，一名脊内腧。在第二十椎下两旁相去各一寸五分夹脊起肉。治肠冷赤白痢，肾虚消渴，汗不出，腰脊不得俯仰，腹胀胁

---

① 目眩循：此后王惟一抄录时脱"循然"二字，而使文义不全。应据《外台秘要》卷三十九补。
② 痰疟：系"痎疟"之形误。

痛,针入三分,留十呼,可灸三壮。

白环腧二穴,在第二十一椎下两旁相去各一寸五分。足太阳脉气所发。治腰脊挛急痛,大小便不利。《甲乙经》云针如腰户法同。挺腹地端身,两手相重支额,纵息令皮肤俱缓,乃取其穴。针入八分,得气即先泻,讫,多补之。治腰髋疼,脚膝不遂,温疟,腰脊冷疼不得安卧,劳损风虚。不宜灸,慎房劳,不得举重物。

上髎二穴,在第一空腰髁下夹脊陷中。足太阳、少阳络。治腰膝冷痛,呕逆,鼻衄,寒热疟,妇人绝嗣,阴挺出,不禁①。针入三分,可灸七壮。

次髎二穴,在第二空夹脊陷中。治疝气下坠,腰脊痛不得转摇,急引阴器,痛不可忍,腰以下至足不仁,背膝寒,小便赤淋,心下坚胀。可灸七壮,针入三分。

中髎二穴,在第三空夹脊陷中。厥阴、少阳所结。治丈夫五劳七伤,六极腰痛,大便难,腹胀下利,小便淋涩,飧泄,妇人绝子,带下,月事不调。针入二分,留十呼,可灸三壮。

下髎二穴,在第四空夹脊陷中。足太阳、厥阴所结。治腰痛不得转侧,女子下苍汁不禁,阴②中痛引少腹急疼,大便下血,寒湿内伤。针入二分,留十呼,可灸三壮。

会阳二穴,一名利机。在阴尾骨两旁。督脉气所发。治腹中冷气,泄利不止,久痔,阳气虚乏,阴汗湿。针入八分,可灸五壮。

### 背腧第三行左右凡二十八穴

附分二穴,在第二椎下,附项内廉两旁相去各三寸。手足太阳之会。正坐取之。治肩背拘急,风冷客于腠,颈项强痛不得回顾,风劳臂肘不仁。可灸五壮,针入三分。

魄户二穴,在第三椎下两旁相去各三寸,正坐取之。足太阳脉气所发。治背髆痛,咳逆上气,呕吐烦满,虚劳肺痿,五尸走疰,项强不得回顾。针入五分,得气即泻,又宜久留针。灸亦得,日可灸七壮,至百壮止。忌猪、鱼、酒、面、生冷物等。

膏肓腧二穴,在第四椎下两旁相去各三寸。主无所不疗,羸瘦虚损,梦中失精,上气咳逆,发狂健忘。又取穴之法,令人正坐曲脊,伸两手以臂著膝前,令正直手大指与膝头齐,以物支肘,勿令臂得动摇也。从胛骨上角摸索至骨下头,其间当有四肋三间,灸中间。从胛骨之里去胛,容侧指许,摩膂去表肋间空处,按之自觉牵引于肩中,灸两胛中一处至百壮,多至三百壮。当觉下昔昔然③似流水之状,亦当有所下出,若得痰疾,则无所不下也。如病人已困不能正坐,当令侧卧,俯④上臂令前,取穴灸之。又以右手从左肩上住,指头所不及者是穴也。左取亦然。乃以前法灸之。若不能久坐,当伸两臂,令人挽两胛骨旁相离,不尔,即胛骨覆其穴,灸之无验。此灸讫后,令人阳气康盛,当消息以自补养。论曰:昔在和、缓⑤不救晋侯之疾,其在膏之上,肓之下,针药不能及,即此穴是也。人不能求得此穴,所以宿病难遣。若能用心此方,便求得灸之,无疾不愈(出《千金》、《外台》⑥)。

神堂二穴,在第五椎下两旁相去各三寸,正坐取之。足太阳脉气所发。治肩痛,胸腹满,洒渐寒热,背脊强急。可灸五壮,针入三分。

譩譆二穴,在肩髆内廉夹第六椎下两旁相去各三寸,正坐取之。足太阳脉气所发。以手痛按之,病者言譩譆。针入六分,留三呼,泻五吸。治腋拘挛,暴脉急引胁痛,热病汗不出,温疟,肩背痛,目眩鼻衄,喘逆腹胀,肩髆内廉痛不得俯仰。可灸二七壮,至百壮止。忌苋菜、白酒物等。

膈关二穴,在第七椎下两旁相去各三寸陷中,正坐取之。足太阳脉气所发。治背痛恶寒,脊强俯仰难,食饮不下,呕哕多涎唾,胸中噎闷。

---

① 不禁:此后,王惟一抄录时脱"白沥"二字。
② 阴:原无,《资生经·月事》卷七同。据影金五卷本补。
③ 昔昔然:昔昔,象声词。
④ 俯:《圣济总录》卷一九一同,五卷本作"挽"。
⑤ 和、缓:指医和、医缓二人,而论晋侯膏肓之疾者为医缓。《千金要方》作"秦缓",无误。此处改作"和缓",系承《圣惠方》卷九十九之误,与史实不符。
⑥ 出《千金》、《外台》:实则此段文字抄自《圣惠方》卷九十九。然灸膏肓腧穴法,仍应以《千金要方》所载为准。

可灸五壮,针入五分。

魂门二穴,在第九椎下两旁相去各三寸陷中,正坐取之。足太阳脉气所发。治食饮不下,腹中雷鸣,大便不节,小便赤黄①。可灸三壮,针入五分。

阳纲二穴,在第十椎下两旁相去各三寸陷中,正坐取之。足太阳脉气所发。治腹满膜胀,大便泄利,小便赤涩,身热目黄②。可灸三壮,针入五分。

意舍二穴,在第十一椎下两旁相去各三寸陷中,正坐取之。足太阳脉气所发。治腹满虚胀,大便滑泄,背痛恶风寒,食饮不下,呕吐不止③,消渴目黄。可灸五十壮,至一百壮,针入五分。

胃仓二穴,在第十二椎下两旁相去各三寸。足太阳脉气所发。治腹内虚胀水肿,食饮不下,恶寒,背脊不得俯仰。可灸五十壮,针入五分。

肓门二穴,在第十三椎下两旁相去各三寸叉肋间。《异经》云:与鸠尾相直。治心下肓大坚,妇人乳有余疾。可灸三十壮,针入五分。

志室二穴,在第十四椎下两旁相去各三寸陷中。足太阳脉气所发。治腰脊强痛,食饮不消,腹中坚急,阴痛下肿④,失精,小便淋沥。针入五分,可灸三壮。

胞肓二穴,在第十九椎下两旁相去各三寸陷中,伏而取之。足太阳脉气所发。治腰痛恶寒,少腹坚急,癃闭重⑤,不得小便,涩痛,腰背卒痛。可灸五七壮,针入五分。

秩边二穴,在第二十椎⑥两旁相去各三寸陷中,伏而取之。足太阳脉气所发。治腰背不能俯仰,小便赤涩,腰尻重不能举,五痔发肿。针入五分,可灸三壮。慎如前法。

### 侧颈项部左右凡一十八穴

天容 天牖 天窗 天鼎 扶突 缺盆
人迎 水突 气舍

### 膺腧部中行凡七穴

天突 璇玑 华盖 紫宫 玉堂 膻中
中庭

### 膺腧第二行左右凡一十二穴

腧府 彧中 神藏 灵墟 神封 步郎

### 膺腧第三行左右凡十二穴

气户 库房 屋翳 膺窗 乳中 乳根

### 膺腧第四行左右凡一十二穴

云门 中府 周荣 胸乡 天溪 食窦

### 侧腋左右凡八穴

渊腋 辄筋 天池 大包

## 侧颈项部左右凡一十八穴

天容二穴,在耳下曲颊后。手太阳脉气所发。治喉痹寒热,咽中如鲠。针入一寸,可灸三壮。

天牖二穴,在颈筋缺盆上,天容后,天柱前,完骨下,发际上。手少阳脉气所发。治头风面肿,项强不得回顾。针入一寸,留七呼,不宜补之,亦不宜灸。若灸之面肿眼合。先取谙譩,后针天牖、风池,其病即瘥。若不先针谙譩,即难瘥其疾也。

天窗二穴,一名窗笼。在颈大筋前,曲颊下,扶突后,动脉应手陷中。手太阳脉气所发。治耳鸣,聋无所闻,颊肿,喉中痛,暴喑不能言,肩痛引项不得回顾。可灸三壮,针入三分。

天鼎二穴,在颈缺盆直扶突后一寸。手阳明脉气所发。治暴喑气哽,喉痹,咽肿不得息,饮食不下,喉中鸣。可灸三壮,针入三分。慎如常法。

---

① 食饮不下……小便赤黄:此原系"阳纲"穴主治症,王惟一承《圣惠方》卷九十九之误,录于"魂门"穴中。

② 腹满膜胀……身热目黄:此原系"意舍"穴主治症,王惟一承《圣惠方》卷一百之误,将其抄录于"阳纲"穴中。

③ 背痛恶风寒,食饮不下,呕吐不止:此原系"魂门"穴主治症,王惟一承《圣惠方》卷一百之误,将其录于"意舍"穴中。

④ 治腰脊强痛……阴痛下肿:此系《圣惠方》卷九十九所载"胞肓"穴主治症,王惟一误录于此。

⑤ 癃闭重:《圣济总录》卷一九一、《资生经》卷五并同。五卷本作"癃闭下重",义长。

⑥ 二十椎:此从《圣惠方》卷九十九。卷上足太阳经及卷下《都数》均作"二十一椎",与其他宋以前针灸文献合。

扶突二穴，一名水穴。在人迎①后一寸五分。手阳明脉气所发。治咳多唾，上气，咽引喘息，喉中如水鸡鸣。可灸三壮，针入三分。

缺盆二穴，一名天盖。在肩下横骨陷中。治寒热瘰疬，缺盆中肿，外溃则生。胸中热满，腹大水气，缺盆中痛，汗出，喉痹，咳嗽。可灸三壮，针入三分，不宜刺太深，使人逆息也。

人迎二穴，一名五会。在颈大脉，动脉应手，夹结喉旁，仰而取之。以候五脏气。足阳明脉②气所发。禁不可灸，灸之不幸伤人。治吐逆霍乱，胸满喘呼不得息，项气闷肿，食不下。针入四分。

水突二穴，在颈大筋前，直人迎下气舍上。一名水门。足阳明脉气所发。治咳逆上气，咽喉痈肿，呼吸短气，喘息不得。针入三分，可灸三壮。

气舍二穴，在颈，直人迎，夹天突陷中。足阳明脉气所发。治咳逆上气，瘤瘿，喉痹咽肿，颈项强不得回顾。针入三分，可灸三壮。

## 膺腧部中行凡七穴

天突一穴，在结喉下一夫③宛宛中。阴维、任脉之会。针入五分，留三呼，得气即泻。治咳嗽上气，胸中气噎，喉中状如水鸡声，肺壅咯唾脓血，气咽干，舌下急，喉中生疮不得下食。灸亦得，即不及针。其下针直横下，不得低手，即五脏之气伤，人④。慎如药法及辛酸物等。

璇玑一穴，在天突下一寸陷中，仰头取之。任脉气所发。治胸皮满痛，喉痹咽肿，水浆不下。可灸五壮，针入三分。

华盖一穴，在璇玑下一寸陷中，仰头取之。任脉气所发。治胸胁支满，痛引胸中，咳逆上气，喘不能言。可灸五壮，针入三分。

紫宫一穴，在华盖下一寸六分陷中，仰头取之。任脉气所发。治胸胁支满，胸膺骨疼，饮食不下，呕逆上气，烦心。可灸五壮，针入三分。

玉堂一穴，在紫宫下一寸六分陷中。一名玉英。任脉气所发。治胸满不得喘息，胸膺骨疼，呕吐寒痰，上气烦心。可灸五壮，针入三分。

膻中一穴（一作亶），一名元儿。在玉堂下一寸六分，直两乳间陷中，仰卧取之。任脉气所发。治肺气咳嗽，上喘唾脓，不得下食，胸中如塞。可灸七⑤七壮。**今附**：疗膈气呕吐涎沫，妇人乳汁少。其穴禁不可针，不幸令人夭折。慎猪、鱼、酒、面物等。

中庭一穴，在膻中下一寸六分陷中。任脉气所发。治胸胁支满，噎塞，食饮不下，呕吐食还出。可灸五壮，针入三分。

## 膺腧第二行左右凡一十二穴

腧府二穴，在巨骨下璇玑旁各二寸陷中，仰而取之。足少阴脉气所发。治咳逆上喘，呕吐，胸满不得饮食。可灸五壮，针入三分。

或中二穴，在腧府下一寸六分陷中，仰而取之。足少阴脉气所发。治胸胁支满，咳逆喘不能食饮。针入四分，可灸五壮。

神藏二穴，在或中下一寸六分陷中，仰而取之。足少阴脉气所发。治胸胁支满，咳逆喘不得息，呕吐，胸满不嗜食。可灸五壮，针入三分。

灵墟二穴，在神藏下一寸六分陷中，仰而取之。足少阴脉气所发。治胸胁支满，痛引胸不得息，咳逆呕吐，胸满不嗜食。针入三分，可灸五壮。

神封二穴，在灵墟下一寸六分，仰而取之。足少阴脉气所发。治胸满不得息，咳逆，乳痈，洒淅恶寒。可灸五壮，针入三分。

步郎二穴，在神封下一寸六分陷中，仰而取之。足少阴脉气所发。治胸胁支满，鼻塞不通，呼吸少气喘息，不得举臂。针入三分，灸五壮。

---

① 人迎：上卷作"气舍"。
② 脉：原作"之"，据五卷本及《圣济总录》卷一九一改，与前后文例合。
③ 一夫：原被挖改作"四寸"，五卷本误作"一寸"；《资生经》引作"夫"，旁注有"一"字；明抄本《普济方》卷一五八引作"一夫"，无误；《圣济总录》卷一九一同，据改。
④ 人：《圣惠方》卷九十九作"令人短寿"。
⑤ 七：日本宫内厅书陵部藏明拓本此字被铲去；其余拓本于此处补作"二"字，非。今据《圣济总录》卷一九一、《资生经》卷一补。

## 膺腧第三行左右凡一十二穴

气户二穴,在巨骨下腧府两旁各二寸陷中,仰而取之。足阳明脉气所发。治胸胁支满,喘逆上气,胸背急不得息,不知食味。针入三分,可灸五壮。

库房二穴,在气户下一寸六分陷中,仰而取之,足阳明脉气所发。治胸胁支满,咳逆上气,多唾浊沫脓血。可灸五壮,针入三分。

屋翳二穴,在库房下一寸六分陷中,仰而取之。足阳明脉气所发。治咳逆上气,呼吸多唾浊沫脓血,身体肿,皮肤痛不可近衣,淫泺瘈疭不仁①。可灸五壮,针入三分。

膺窗二穴,在屋翳下一寸六分。足阳明脉气所发。治胸满短气,唇肿乳痈,寒热,卧不安。可灸五壮,针入四分。

乳中二穴,当乳是。足阳明脉气所发。禁不可灸,灸不幸生蚀疮。疮中有清汁脓血可治,疮中有息肉若蚀疮者死。微刺一二分。

乳根二穴,在乳下一寸六分陷中,仰而取之。足阳明脉气所发。治胸下满痛,臂②肿乳痈,凄惨寒痛,不可按抑。可灸五壮,针入三分。

## 膺腧第四行左右凡一十二穴

云门二穴,在巨骨下夹气户旁各二寸陷中,动脉应手。太阴脉气所发。治喉痹,胸中烦满,气上冲心,咳喘不得息,胸胁短气,肩痛不得举臂。《甲乙经》云:可灸五壮,针入三分。刺深使人气逆,故不宜深刺。

中府二穴,肺之募。一名膺中腧。在云门下一寸,乳上三肋间,动脉应手。足太阴之会。治肺系急,胸中痛,悚悚胆热,呕逆上气,咳唾浊涕,肩背痛,风汗出,腹胀食不下,喉痹肩息,肤骨痛,寒热。针入三分,留五呼,可灸五壮。

周荣二穴,在中府下一寸六分陷者中,仰而取之。足太阴脉气所发。治胸胁支满,不得俯仰,饮食不下,咳唾稠脓。针入四分。

胸乡二穴,在周荣下一寸六分陷中,仰而取之。足太阴脉气所发。治胸胁支满,引胸背痛,卧不得转侧。针入四分,可灸五壮。

天溪二穴,在胸乡下一寸六分陷中,仰而取之。足太阴脉气所发。治胸中满痛,乳肿贲膺,咳逆上气,喉中作声。针入四分,可灸五壮。

食窦二穴,在天溪下一寸六分,举臂取之。足太阴脉气所发。治胸胁支满,膈间雷鸣,濇陆濇陆常有小声。针入四分,可灸五壮。

## 侧腋左右凡八穴

渊腋二穴,在腋下三寸宛宛中,举臂得之。治胸满无力,臂不举。禁不宜灸,灸之不幸令人生肿蚀马疡。内溃者死,寒热生马疡可治。针入三分。

辄筋二穴,在腋下三寸,腹③前一寸著胁。足少阳脉气所发。治胸中暴满不得卧,喘息也。可灸三壮,针入六分。

大包二穴,在渊液下三寸。脾之大络,布胸胁中,出九肋间。治腹有大气,气不得息,胸胁中痛,内实则其身尽寒,虚则百节皆纵。可灸三壮,针入三分。

天池二穴,在乳后一寸,腋下三寸,著胁直腋撅肋间。一名天会。手心主、足少阳脉之会。治寒热胸膈烦满,头痛,四肢不举,腋下肿,上气胸中有声,喉中鸣。可灸三壮,针入三分。

**腹部中行凡一十五穴**
鸠尾　巨阙　上脘　中脘　建里　下脘
水分　神阙　阴交　气海　石门　关元
中极　曲骨　会阴

**腹第二行左右凡二十二穴**
幽门　通谷　阴都　石关　商曲　肓腧
中注　四满　气穴　大赫　横骨

---

① 屋翳穴内容系抄自《外台秘要》卷三十九,其中"咳逆上气,呼吸多唾浊沫脓血"系"库房"穴主治症。另"瘈疭",应据《外台》原文作"苛荻"。
② 臂:系"膺"之形误。此乃王惟一承《圣惠方》卷一百之误。
③ 腹:卷下《都数》同。应据《圣济总录》卷一九一及《资生经》卷一作"复"。

腹第三行左右凡二十四穴
不容　承满　梁门　关门　太一　滑肉门
天枢　外陵　大巨　水道　归来　气冲
腹第四行左右凡一十四穴
期门　日月　腹哀　大横　腹结　府舍
冲门
侧胁左右凡一十二穴
章门　京门　带脉　五枢　维道　居髎

## 腹部中行凡一十五穴

鸠尾一穴，一名尾翳，一名𩩲骭。在臆前蔽骨下五分。治心风，惊痫发癫，不喜闻人语，心腹胀，胸中满，咳逆数噫，喘息，喉痹咽壅，水浆不下。不可灸，灸即令人毕世少心力。此穴大难针，大好手方可此穴下针，不然取气多，不幸令人夭。针入三分，留三呼，泻五吸，肥人可倍之。忌如前法。

巨阙一穴，心之募也。在鸠尾下一寸。鸠尾拒者少令强一寸。中人有鸠尾拒之。任脉气所发。治心中烦满，热病，胸中痰饮，腹胀暴痛，恍惚不知人，息贲时唾血，蛔虫心痛，蛊毒霍乱，发狂不识人，惊悸少气。针入六分，留七呼，得气即泻。灸亦良，可灸七壮，至七七壮止。忌猪、鱼、生冷、酒、热面物等。

上脘一穴，在巨阙下一寸①（当一寸五分），去蔽骨三寸。任脉、足阳明、手太阳之会。治心中热烦，贲豚气，胀不能食，霍乱吐利，身热汗不出，三虫②多涎，心风惊悸，心痛不可忍，伏梁气状如覆杯。针入八分，先补后泻之，神验。如风痫热病，宜先泻后补，其疾立愈。灸亦良，日可灸二七壮，至一百壮③，未愈更倍之。忌如常法。

中脘一穴，一名太仓。胃之募也。在上脘下一寸。手太阳、少阳、足阳明所生，任脉之会。上纪者中脘也。治心下胀满，伤饱食不化，霍乱出泄不自知，心痛，温疟，伤寒，饮水过多，腹胀气喘，因读书得贲豚气上攻，伏梁心下状如覆杯，寒癖结气。针入八分，留七呼，泻五吸，疾出针。灸亦良，可灸二七壮，至百壮止。忌猪、鱼、

生冷、酒、面物等。

建里一穴，在中脘下一寸。治心下痛不欲食，呕逆上气，腹胀身肿。针入五分，留十呼，可灸五壮。

下脘一穴，在建里下一寸。足太阴、任脉之会。治腹痛，六腑之气寒，谷不转，不嗜食，小便赤，腹坚硬癖块，脐上厥气动，日渐羸瘦。针入八分，留三呼，泻五吸。灸亦良，可灸二七壮，至二百壮止。

水分一穴，在下脘下一寸，脐上一寸，任脉气之所发。治腹坚如鼓，水肿肠鸣，胃虚胀不嗜食，绕脐痛，冲胸不得息。针入八分，留三呼，泻五吸。若水病灸之大良，可灸七壮，至百壮止。禁不可针，针水尽即毙。

神阙一穴，一名气合。当脐中是也。治泄利不止，小儿奶利不绝，腹大绕脐痛，水肿臌胀，肠中鸣状如流水声，久冷伤惫。可灸百壮，禁不可针。慎如常法。

阴交一穴，一名横户。《素问》云：在脐下一寸。任脉气所发。治脐下疞④痛，寒疝引少腹痛，腰膝拘挛，腹满，女子月事不绝，带下，产后恶露不止，绕脐冷痛。针入八分，得气即泻。可灸百壮⑤止。

气海一穴，一名脖胦，一名下肓。在脐下一寸五分。任脉气所发。治脐下冷气上冲，心下气结成块，状如覆杯，小便赤涩，妇人月事不调，带下崩中，因产恶露不止，绕脐疞痛。针入八分，得气即泻，泻后宜补之，可灸百壮。**今附**：气海者是男子生气之海也。治脏气虚惫，真气不足，一切气疾久不瘥，悉皆灸之。慎如常法。

石门一穴，一名利机，一名精露。在脐下二寸。三焦之募。任脉气所发。治腹胀坚硬，水

---

① 巨阙下一寸：此抄自《圣惠方》卷九十九，当据注文改作"巨阙下一寸五分"，与卷上、卷下《都数》合，并与铜人定位相应。

② 虫：日本二部拓本此字被铲去；中科院图书馆藏明拓本此处据五卷本补作"焦"，非。今据《圣济总录》卷一九一补。

③ 一百壮：此后应据《圣惠方》卷九十九补"止"字。

④ 疞：音绞。

⑤ 可灸百壮：此前漏抄日灸量"日灸三七壮"。

肿支满,妇人因产恶露不止,遂结成块,崩中漏下。灸亦良①,可灸二七壮,至一百壮止。妇人不可针,针之终身绝子。

关元一穴,在脐下三寸。小肠之募,足太阴、少阴、厥阴三阴、任脉之会。下纪者关元也。治脐下疝痛,小便赤涩,不觉遗沥,小便处痛,状如散火,溺血,暴疝痛,脐下结血状如覆杯,转胞不得尿,妇人带下瘕聚,因产恶露不止,月脉断绝,下经冷。针入八分,留三呼,泻五吸。灸亦良,可灸百壮,至三百壮止②。慎如常法。

中极一穴,一名玉泉,一名气原。在关元下一寸。膀胱之募,足三阴、任脉之会。治五淋,小便赤涩,失精,脐下结如覆杯,阳气虚惫,疝瘕水肿,贲豚抢心,甚则不得息,恍惚尸厥,妇人断绪,四度针,针即有子,故却时任针也,因产恶露不止,月事不调,血结成块。针入八分,留十呼,得气即泻,可灸百壮,至三百壮止。

曲骨一穴,在横骨之上毛际陷中,动应手。任脉、足厥阴之会。治少腹胀满,小便淋涩不通,瘙疝少腹痛,妇人赤白带下,恶合③。可灸七壮,至七七壮,针入二寸。

会阴一穴,一名屏翳。在两阴间。任脉别络,夹督脉,冲脉之会。治小便难,窍中热,皮痛,谷道搔痒,久痔相通者死。阴中诸病,前后相引痛,不得大小便。女子经不通,男子阴端寒,冲心佷佷④。可灸三壮。

## 腹第二行左右凡二十二穴

幽门二穴,夹巨阙两旁各五分。冲脉、足少阴之会。治胸中引痛,心下烦闷,逆气里急,支满不嗜食,数咳,健忘,泄利脓血,少腹胀满,呕沫吐涎,喜唾,女子心痛,逆气善吐,食不下。可灸五壮,针入五分。

通谷二穴,在幽门下一寸。冲脉、足少阴之会。治失欠,口喎,食饮善呕,暴哑不能言。针入五分,可灸五壮。

阴都二穴,一名食宫。在通谷下一寸。冲脉、足少阴之会。治身寒热,疟病,心下烦满气逆。可灸三壮,针入三分。

石关二穴,在阴都下一寸。冲脉、足少阴之会。疗脊强,不开⑤,多唾,大便秘涩,妇人无子脏⑥有恶血,上冲腹中,疠痛不可忍。可灸三壮,针入一寸。

商曲二穴,在石关下一寸。冲脉、足少阴之会。治腹中积聚,肠中切痛,不嗜食。可灸五壮,针入一寸。

肓腧二寸,在商曲下一寸,脐旁各五分。冲脉、足少阴之会。治大腹寒疝,大便干燥,腹中切痛。可灸五壮,针入一寸。

中注二穴,在肓腧下一寸。冲脉、足少阴之会。治小腹有热,大便坚燥不利。可灸五壮,针入一寸。

四满二穴,一名髓府。在中注下一寸。冲脉、足少阴之会。治脐下积聚疝瘕,肠澼切痛,振寒,大腹石水,妇人恶血疠痛。针入三分,可灸三壮。

气穴二穴,在四满下一寸。一名胞门,一名子户。冲脉、足少阴之会。治月事不调,泄利不止,贲气上下引腰脊痛。可灸五壮,针入三分。

大赫二穴,一名阴维,一名阴关。在气穴下一寸。冲脉、足少阴之会。治男子阴器结缩,女子赤带。可灸五壮,针入三分。

横骨二穴,在大赫下一寸。此穴诸经缺疗病法。《外台》云:治腹胀小便难,阴器纵,伸痛⑦。可灸三壮。

---

① 灸亦良:《圣惠方》卷九十九是针对"针入八分,留三呼,得气即泻"的刺法而言,今王惟一不录针法,只言灸法,而仍照抄原文"灸亦良",则令人费解。
② 可灸百壮至三百壮止:《圣惠方》卷九十九原作"日灸三十壮,至三百壮止",即十天为一疗程,总灸量为"三百壮",经王惟一改编后,遂与原文之义不合。下"中极"穴灸法之误同此。
③ 恶合:此后,《圣惠方》卷一百原文有"阴阳"二字,于义为顺。
④ 佷:古通"很"。违背,不顺从。佷佷,指逆上冲心的样子。
⑤ 不开:此前,王惟一在抄录《圣惠方》卷一百原文时,脱一"口"字,遂使文义不通。
⑥ 无子脏:"无"字系宋人不解"子脏"之义而误增,此乃王惟一承《圣惠方》之误。
⑦ 伸痛:《外台》卷三十九作"卵中痛"。

## 腹第三行左右凡二十四穴

不容二穴，在幽门两旁各一寸五分，去任脉二寸，直四肋端。足阳明脉气所发。治腹满痃癖，不嗜食，腹虚鸣，呕吐，胸背相引痛，喘咳口干，痰癖，胁下痛，重肋疝瘕。针入五分，可灸五壮。

承满二穴，在不容下一寸。足阳明脉气所发。治肠鸣腹胀，上喘气逆，食饮不下，肩息唾血。可灸五壮，针入三分。

梁门二穴，在承满下一寸。足阳明脉气所发。治胁下积气，食饮不思，大肠滑泄，谷不化。可灸五壮，针入三分。

关门二穴，在梁门下一寸。足阳明脉气所发。治遗溺善满，积气肠鸣，卒痛泄利，不欲食，腹中气游走，夹脐急，痰①疟振寒。针入八分，可灸五壮。

太一二穴，在关门下一寸。足阳明脉气所发。治癫疾狂走，心烦吐舌。可灸五壮，针入八分。

滑门二穴，在太一下一寸。足阳明脉气所发。治癫疾，呕逆吐舌。可灸五壮，针入八分。

天枢二穴，大肠之募。一名长溪，一名谷门。去肓腧一寸五分，夹脐旁二寸。足阳明脉气所发。疗夹脐切痛，时上冲心，烦满呕吐，霍乱，寒疟，泄利，食不化，女子月事不时，血结成块，肠鸣腹痛，不嗜食。可灸百壮，针入八分，留十呼。

外陵二穴，在天枢下一寸。足阳明脉气所发。治腹中痛，心如悬，下引脐腹痛。可灸五壮，针入三分。

大巨二穴，在长溪下二寸。足阳明脉气所发。治少腹胀满，烦渴，痨疝偏枯，四肢不举。可灸五壮，针入五分。

水道二穴，在大巨下三寸。足阳明脉气所发。治少腹满引阴中痛，腰背强急，膀胱有寒，三焦结热，小便不利。可灸五壮，针入二寸五分。

归来二穴，在水道下二寸。治少腹贲豚，卵缩茎中痛，妇人血脏积冷。可灸五壮，针入八分。

气冲二穴，一名气街。在归来下，鼠鼷上一寸，动脉应手宛宛中。足阳明脉气所发。治肠中大热不得安卧，腹有逆气上攻心，腹胀满，淫泺，月水不利，身热，腹中痛，痨疝阴肿，难乳，子上抢心，痛不得息，气冲腰痛，不得俯仰，阴痿，茎中痛，两丸骞痛不可忍。可灸七壮，立愈，炷状如大麦，禁不可针。

## 腹第四行左右凡一十四穴

期门二穴，肝之募。在不容旁一寸五分，直两乳，第二肋端。足太阴、厥阴、阴维之会。治胸中烦热，贲豚上下，目青而呕，霍乱泄利，腹坚硬，大喘不得安卧，胁下积气，女子产余疾，食饮不下，胸胁支满，心中切痛，善噫。若伤寒过经不解，当针期门，使经不传。针入四分，可灸五壮。

日月二穴，胆之募。在期门下五分。足太阴、少阳、阳维之会。治太息善悲，小腹热欲走，多唾，言语不正，四肢不收。可灸五壮，针入七分。

腹哀二穴，在日月下一寸五分。足太阴、阴维之会。治大便脓血，寒中食不化，腹中痛。针入三分。

大横二穴，在腹哀下三寸五分，直脐旁。足太阴、阴维之会。疗大风逆气，多寒善悲。可灸五壮，针入七分。

腹结二穴，在大横下三分。一名肠窟。治绕脐痛，上冲抢心，腹寒泄利，咳逆。针入七分，可灸五壮。

府舍二穴，在腹结下三寸。足太阴、厥阴、阴维之交会（此三脉上下三入腹，络肝脾，结心肺，从胁上至肩）。此太阴郄，三阴、阳明支别。治疝瘕，脾中急痛，循胁上下抢心，腹满积聚，厥气霍乱。针入七分，可灸五壮。

冲门二穴，一名慈宫。上去大横五寸，府舍

---

① 痰：系"痃"之形误。

下横骨两端约中动脉。足太阴、厥阴之会。治腹寒气满，积聚疼淫泺，阴疝，难乳，子上冲心，不得息，针入七分，可灸五壮。

## 侧胁左右凡一十二穴

章门二穴，脾之募，一名长平，一名胁髎。在大横外直脐季肋端，侧卧屈上足伸下足，举臂取之。足厥阴、少阳之会。治肠鸣盈盈然，食不化，胁痛不得卧，烦热口干，不嗜食，胸胁支满，喘息心痛，腰痛不得转侧，伤饱，身黄羸瘦，贲豚腹肿，脊强，四肢懈惰，善恐，少气厥逆，肩臂不举。可灸百壮，针入六分。忌如常法。

京门二穴，肾之募。一名气腧，一名气府。在监骨腰中季肋本夹脊。治腰痛不得俯仰，寒热膜胀，引背不得息，水道不利，溺黄，少腹急肿，肠鸣洞泄，髀枢引痛。可灸三壮，针入三分，留七呼。

带脉二穴，在季肋下一寸八分。治妇人少腹坚痛，月脉不调，带下赤白，里急瘛疭。可灸五壮，针入六分。

五枢二穴，在带脉下三寸，一云在水道旁一寸五分。治男子寒疝，阴卵上入小腹痛。针入一寸，可灸五壮。

维道二穴，在章门下五寸三分。足少阳、带脉之会。治呕逆不止，三焦不调，水肿、不嗜食。针入八分，可灸三壮。

居髎二穴，在章门下八寸三分，监骨上陷中。阳跷、足少阳之会。治腰引少腹痛，肩引胸，臂挛急，手臂不得举而至肩①。灸三壮，针入八分。

> **按**：本卷按头、面、肩、项、膺、腋、股、胁等各部，及经穴排列次序，备述每一经穴的部位、主治疾病、针刺深浅、灸疗壮数和针灸禁忌。中下卷腧穴内容以《外台·明堂》、《太平圣惠方》卷九十九所载《针经》为主体，兼取《太平圣惠方》卷一百之《明堂》、《千金要方》等针灸文献。

> 本卷虽按部论穴，但各部位的腧穴与经络的关系是辩证的：首先，从以痛为腧的阿是穴的产生发展历史看，它反映了经与穴理论产生的相互辩证关系，一定程度地说明了先有腧穴，后有经络的观点。经络是在阿是穴的基础上归纳演绎而成的，从方法学角度说，归纳和演绎是人类思维运动中两种相反相成的思维方法，在科学发展中有着重要的作用。归纳是从个别到一般，演绎是从一般到个别。从一个针灸穴位，到一系列的穴位，再对一系列穴位进行归纳，进一步验证，找出规律，形成经络理论。
>
> 其次，阿是穴的不断产生发展，又不断地丰富完善了经穴理论。从腧穴发展史看，经穴、奇穴都是在阿是穴的基础上发展起来的，从局部取穴的"以痛为腧"，发展到根据穴位的主治作用来选穴；从了解穴位局部疗效，到掌握穴位主治的一定规律性，认识到穴位非但能治疗局部的病痛，还能治疗有关远隔部位的病痛，这是认识上的飞跃过程，也是腧穴理论发展的一条根本规律。经外腧穴不断被归经，阿是穴不断被发现、被反复验证，从而找出规律，进行归纳，使经穴理论不断发展完善。
>
> 第三，阿是穴的产生揭示了腧穴的共性所在，由阿是穴到奇穴、经穴，都是在发展变化着的，从古至今，穴位数由少到多的不断发展，就预示了腧穴数的相对无穷性。如：有人通过对穴位的物理电学特性的研究认为：穴位较非穴位的电阻低而电位高，然而日本学者芹泽石川用固定电容专

---

① 按："居髎"内容抄自《外台秘要》。原书所载"居髎"之后"前腋"穴，因脱漏穴名而与"居髎"穴文字相混。王惟一抄录时，删去"前腋"穴的部位文字，而将其主治症，即"肩引胸……至肩"一并抄于"居髎"穴中，遂使这一十分明显的错误难以识别。

测电阻的皮电仪对健康人除头部以外的皮电点分布图观察证实,与经穴部位一致的皮电点仅占51.5%,这就提示我们"阿是穴"就好比是一块尚未开垦完全的"荒地"。人体的腧穴远不止已被整理出来的数目。

# 铜人腧穴针灸图经卷下

黄帝问曰：十二经中气血多少可得闻乎？岐伯对曰：其可度量者中度也。以经水应十二经脉也，溪谷远近浅深，气血多少各不同。其治以针灸，各调其气血，合而刺之，补虚泻实，皆须尽知其部分也。肝足厥阴经，少气多血。心手少阴经，少血多气。脾足太阴经，少血多气。肺手太阴经，少血多气。肾足少阴经，少血多气。胆足少阳经，多气少血。小肠手太阳经，多血少气。胃足阳明经，多血多气。大肠手阳明经，多血多气。膀胱足太阳经，多血少气。心包络手厥阴经，多血少气。三焦手少阳经，多气少血。视其部中浮络，其色多青则痛，多黑则风痹，黄赤则热多，白则寒，五色皆见，寒热也。感虚乃留于筋骨之间，寒多则筋挛骨痛，热多则骨消筋缓也。

## 旁通十二经络流注孔穴图

|  | 肺 | 心 | 肝 | 脾 | 肾 | 心包络 |
|---|---|---|---|---|---|---|
| 春刺井（木） | 少商 | 少冲 | 大敦 | 隐白 | 涌泉 | 中冲 |
| 夏刺荥（火） | 鱼际 | 少府 | 行间 | 大都 | 然谷 | 劳宫 |
| 仲夏刺腧（土） | 太渊 | 神门 | 太冲 | 太白 | 太溪 | 太陵 |
| 秋刺经（金） | 经渠 | 灵道 | 中封 | 商丘 | 复溜 | 间使 |
| 冬刺合（水） | 尺泽 | 少海 | 曲泉 | 阴陵泉 | 阴谷 | 曲泽 |
|  | **大肠** | **小肠** | **胆** | **胃** | **膀胱** | **三焦** |
| 所出为井（金） | 商阳 | 少泽 | 窍阴 | 厉兑 | 至阴 | 关冲 |
| 所流（一作留）为荥（水） | 二间 | 前谷 | 侠溪 | 内庭 | 通谷 | 液门 |
| 所注为腧（木） | 三间 | 后溪 | 临泣 | 陷谷 | 束骨 | 中渚 |
| 所过为原 | 合谷 | 腕骨 | 丘墟 | 冲阳 | 京骨 | 阳池 |
| 所行为经（火） | 阳溪 | 阳谷 | 阳辅 | 解溪 | 昆仑 | 支沟 |
| 所入为合（土） | 曲池 | 小海 | 阳陵泉 | 三里 | 委中 | 天井 |

## 手太阴肺经左右凡一十八穴

少商　鱼际　太渊　经渠　列缺　孔最
尺泽　侠白　天府

少商二穴，木也。在手大指端内侧，去爪甲角如韭叶。手太阴之脉所出也，为井。治烦心善哕，心下满，汗出而寒，咳逆，痎疟，振寒，腹满，唾沫，唇干引饮，不下膨膨，手挛指痛，寒栗鼓颔，喉中鸣。以三棱针刺之微出血，泄诸脏热凑。唐刺史成君绰忽腮颔肿大如升，喉中闭塞，水粒不下三日，甄权针之立愈。不宜灸。

鱼际二穴，火也。在手大指本节后内侧散脉中。手太阴脉之所流也，为荥。治洒淅恶风寒，虚热，舌上黄，身热头痛，咳嗽，汗不出，痹走胸背，痛不得息，目眩，烦心少气，腹痛不下食，肘挛，支满，喉中干燥，寒栗鼓颔，咳引尻痛溺出，呕血心痹，悲恐。针入二分，留三呼。

太渊二穴，在手掌后陷中。手太阴脉之所

注也,为腧。治胸痹逆气,寒厥,善哕呕,饮水咳嗽,烦怨不得卧,肺胀满膨膨,臂内廉痛,目生白翳,眼眦赤筋,缺盆中引痛,掌中热,数欠,喘不得息,噫气上逆,心痛唾血,振寒咽干,狂言,口噼。可灸三壮,针入二分。

经渠二穴,金也。在寸口陷中,手太阴脉之所行也,为经。治疟寒热,胸背拘急,胸满膨膨,喉痹,掌中热,咳嗽上气,数欠,热病汗不出,暴痹喘逆,心痛,呕吐。针入二分,留三呼,禁不可灸,灸即伤人神。

列缺二穴,去腕侧上一寸五分,以手交叉,头指末筋骨罅中。手太阴络,别走阳明。疗偏风口㖞,手腕无力,半身不随,咳嗽,掌中热,口噤不开,寒疟,呕沫,善笑纵唇口,健忘。针入二分,留三呼,泻五吸,即可灸七壮。慎酒、面、生冷物等。

孔最二穴,在腕上七寸。手太阴郄。治热病汗不出,此穴可灸三壮,即汗出。咳逆,臂厥痛。针入三分,灸五壮。

尺泽二穴,水也。在肘中约上动脉中。手太阴脉之所入也,为合。治风痹肘挛,手臂不得举,喉痹上气,舌干,咳嗽唾浊,四肢暴肿,臂寒,短气。针入三分,可灸五壮。

侠白二穴,在天府下,去肘五寸动脉中。治心痛,干呕。烦满。针入三分,可灸五壮。

天府二穴,在腋下三寸动脉中,以鼻取之。治逆气喘不得息,目眩,远视䀮䀮,卒中恶,鬼疰,不得安卧。禁不可灸,使人逆气。**今附:**刺鼻衄血不止。针入四分,留三呼。

## 手阳明大肠经左右凡二十八穴

商阳　二间　三间　合谷　阳溪　偏历
温留　下廉　上廉　三里　曲池　肘髎
五里　臂臑

商阳二穴,金也,一名绝阳。在手大指次指内侧,去爪甲角如韭叶。手阳明脉之所出也,为井。治胸中气满,喘咳支肿,热病汗不出,耳鸣耳聋,寒热痎疟,口干,颐颔肿,齿痛恶寒,肩背急相引缺盆痛,目青盲。可灸三壮,右取左,左取右,如须食立已。针入一分,留一呼。

二间二穴,水也,一名间谷。在手大指次指本节前内侧陷中。手阳明脉之所流也,为荥。治喉痹颔肿,肩背痛,振寒,鼻鼽衄血,多惊口㖞。针入三分,可灸三壮。

三间二穴,木也,一名少谷。在手大指次指本节之后内侧陷中。手阳明脉之所注也,为腧。治喉痹咽中如鲠,齿龋痛,嗜卧胸满,肠鸣洞泄,寒疟,唇焦口干,气喘,目眦急痛。针入三分,留三呼,可灸三壮。

合谷二穴,一名虎口。在手大指次指歧骨间陷中。手阳明脉之所过也,为原。疗寒热疟,鼻鼽衄,热病汗不出,目视不明,头痛齿龋,喉痹,痿臂,面肿,唇吻不收,喑不能言,口噤不开。针入三分,留六呼,可灸三壮。**今附:**若妇人妊娠不可刺,刺之损胎气。

阳溪二穴,火也,一名中魁。在腕中上侧两筋陷中。手阳明脉之所行也,为经。治狂言喜笑见鬼,热病烦心,目风赤烂有翳,厥逆头痛,胸满不得息,寒热疟疾,喉痹,耳鸣,齿痛,惊掣,肘臂不举,痂疥。针入三分,留七呼,可灸三壮。慎如前法。

偏历二穴,手阳明络。在腕后三寸,别走太阴。治寒热疟,风汗不出,目视䀮䀮,癫疾多言,耳鸣口㖞,齿龋,喉痹嗌干,鼻鼽衄血。针入三分,留七呼,可灸三壮。

温留二穴,一名逆注,一名蛇头。在腕后,大士五寸,小士六寸。手阳明郄。治口㖞,肠鸣腹痛,伤寒身热,头痛哕逆,肩不得举,癫疾吐涎,狂言见鬼,喉痹,面虚肿。针入三分,可灸三壮。

下廉二穴,在辅骨下,去上廉一寸,辅兑肉,其分外斜①。治头风,臂肘痛,溺黄。针入五分,留五呼,可灸三壮。

上廉二穴,在三里下一寸。其分独抵阳明之会外斜。治脑风头痛,小便难黄赤,肠鸣气走

---

① 辅兑肉,其分外斜:《外台秘要》卷三十九原文作"怒辅,齐兑肉分外斜",义长。

痓痛。针入五分，可灸五壮。

三里二穴，在曲池下二寸，按之肉起，兑肉之端。治手臂不仁，肘挛不伸，齿痛，颊颔肿，瘰疬。可灸三壮，针入三分。

曲池二穴，土也。在肘外辅骨屈肘曲骨之中，以手拱胸取之。手阳明脉之所入也，为合。治肘中痛，偏风半身不遂，刺风瘾疹，喉痹不能言，胸中烦满，筋缓捉物不得，挽弓不开，屈伸难，风臂肘细而无力[1]，伤寒余热不尽，皮肤干燥。针入七分，得气先泻，后补之。灸亦大良，可灸三壮。

肘髎二穴，在肘大骨外廉陷中。治肘节风痹，臂痛不可举，屈伸挛急。灸三壮，针入三分。

五里二穴，在肘上三寸行向里大脉中央。治风劳惊恐，吐血，肘臂痛，嗜卧，四肢不得动摇，寒热瘰疬，咳嗽，目视𥈠𥈠，痃疟，心下胀满。可灸十壮，禁不可针。

臂臑二穴，在肘上七寸腘[2]肉端。手阳明络。治寒热颈项拘急，瘰疬，肩臂痛不得举。可灸三壮，针入三分。

## 手少阴心经左右凡一十八穴

少冲　少府　神门　阴郄　通里　灵道
少海　青灵　极泉

少冲二穴，木也，一名经始。在手小指内廉之端，去爪甲角如韭叶。手少阴脉之所出也，为井。治热病烦满，上气心痛，痰冷少气，悲恐善惊，掌中热，胸中痛，口中热，咽中酸，乍寒乍热，手挛不伸，引肘腋痛。针入一分，可灸三壮。

少府二穴，火也。在小指本节后陷中，直劳宫。手少阴脉之所流也，为荥。治烦满少气，悲恐畏人，掌中热，肘腋挛急，胸中痛，手卷不伸。针入二分，可灸七壮。

神门二穴，土也，一名兑冲。在掌后兑骨之端陷中。手少阴脉之所注也，为腧。治疟，心烦甚，欲得饮冷，恶寒则欲处温中，咽干不嗜食，心痛，数噫恐悸，少气不足，手臂寒，喘逆身热，狂悲哭，呕血上气，遗溺，大小人五痫。可灸七壮，

炷如小麦大，针入三分，留七呼。

阴郄二穴，在掌后脉中，去腕五分。治失喑不能言，洒淅振寒，厥逆心痛，霍乱胸中满，衄血，惊恐。针入三分，可灸七壮。

通里二穴，在腕后一寸。热病[3]，卒心中懊憹，数欠频伸，悲恐，目眩头痛，面赤而热，心悸，肘臂臑痛，实则支肿，虚则不能言，苦呕，喉痹，少气遗溺。针入三分，可灸三壮。

灵道二穴，金也。去掌后一寸五分，或一寸。手少阴脉之所行也，为经。治心痛悲恐，相引瘈疭，肘挛，暴喑不能言。可灸三壮，针入三分。

少海二穴，水也，一名曲节。在肘内廉节后。又云：肘内大骨外去肘端五分[4]。手少阴脉之所入也，为合。治寒热，齿龋痛，目眩发狂，呕吐涎沫，项不得回顾，肘挛，腋胁下痛，四肢不得举。针入三分，可灸三壮。甄权云：屈手向头取之。治齿寒，脑风头痛。不宜灸[5]，针入五分。

青灵二穴，在肘上三寸，举臂取之。治肩臂不举，不能带衣，头痛振寒，目黄胁痛。可灸七壮。

极泉二穴，在腋下筋间动脉入胸。治心痛干呕，四肢不收，咽干烦渴，臂肘厥寒，目黄，胁下满痛。可灸七壮，针入三分。

## 手太阳小肠经左右凡一十六穴

少泽　前谷　后溪　腕骨　阳谷　养老
支正　小海

少泽二穴，金也，一名小吉。在手小指之

---

[1] 风臂肘细而无力：《圣惠方》卷九十九原文"脉风，臂肘细无力"。
[2] 腘：音jùn，《广韵》"肠中脂也。"
[3] 热病：此前，当据五卷本补"治"字。
[4] 肘内大骨外去肘端五分：此乃《素问·气穴论》王冰注手太阳小肠经合穴"小海"部位，宋本中"小海"误作"少海"，王惟一承其误，将其抄于"少海"穴下。
[5] 甄权云……不宜灸：此误录《外台秘要》卷三十九"小海"穴中文字。

端,去爪甲下一分陷中。手太阳脉之所出也,为井。治疟寒热汗不出,喉痹舌强,口干心烦,臂痛瘿疭,咳嗽,颈项急不可顾,目生肤翳覆瞳子。可灸一壮,针入一分。

前谷二穴,水也。在手小指外侧本节之前陷中。手太阳脉之所流也,为荥。治热病汗不出,痎疟,癫疾,耳鸣,颔肿喉痹,咳嗽,衄血,颈项痛,鼻塞不利,目中白翳,臂不得举。可灸一壮,针入一分。

后溪二穴,木也。在手小指外侧本节后陷中。手太阳脉之所注也,为腧。治疟寒热,目赤生翳,鼻衄,耳聋,胸满,颈项强不得回顾,癫疾,臂肘挛急。可灸一壮,针入一分。

腕骨二穴,在手外侧腕前起骨下陷中。手太阳脉之所过也,为原。治热病汗不出,胁下痛不得息,颈颔肿,寒热耳鸣,目冷泪生翳,狂惕①,偏枯,臂肘不得屈伸,痎疟,头痛烦闷,惊风瘿疭,五指掣。可灸三壮,针入二分,留三呼。

阳谷二穴,火也。在手外侧腕中兑骨之下陷中。手太阳脉之所行也,为经。治癫疾狂走,热病汗不出,胁痛,颈颔肿,寒热,耳聋耳鸣,齿龋痛,臂腕外侧痛不举,妄言,左右顾②,瘿疭目眩。可灸三壮,针入二分,留二呼。

养老二穴,在手踝骨上一空一寸陷中。手太阳郄。治肩欲折,臂如拔,手臂疼不能自上下,目视不明。可灸三壮,针入三分。

支正二穴,在腕后五寸,别走少阴③。治寒热颔肿,肘挛,头痛目眩,风虚惊恐,狂惕①,生疣目。可灸三壮,针入三分。

小海二穴,土也。在肘内大骨外去肘端五分陷中。甄权云:以屈手向头取之。手太阳脉之所入也,为合。治寒热,齿龈肿,风眩,颈项痛,疡肿振寒,肘腋肿,少腹痛,四肢不举。可灸三壮,针入二分。

## 手厥阴心主脉左右凡一十六穴

中冲　劳宫　大陵　内关　间使(一作关④)
郄门　曲泽　天泉

中冲二穴,木也。在手中指端,去爪甲如韭叶陷中。手厥阴心主脉之所出也,为井。治热病烦闷,汗不出,掌中热,身如火,心痛烦满,舌强。针入一分。

劳宫二穴,火也。在掌中央动脉中,以屈无名指取之。手厥阴脉之所流也,为荥。治中风,善怒悲,笑不休,手痹,热病三日汗不出,怵惕,胸胁痛不可转侧,大小便血,衄血不止,气逆呕哕,烦渴,食饮不下,大小人口中腥臭,胸胁支满,黄疸目黄。可灸三壮。

大陵二穴,土也。在掌后两筋间陷中。手厥阴脉之所注也,为腧。治热病汗不出,臂挛腋肿,善笑不休,心悬若饥,喜悲泣惊恐,目赤,小便如血,呕逆,狂言不乐,喉痹口干,身热头痛,短气,胸胁痛。针入五分,可灸三壮。

内关二穴,在掌后去腕二寸,别走少阳。治目赤,支满,中风肘挛。实则心暴痛,虚则心烦惕惕。针入五分,可灸三壮。

间使二穴,金也。在掌后三寸两筋间陷中。手厥阴脉之所行也,为经。治心悬如饥,卒狂,胸中澹澹,恶风寒,呕吐怵惕,寒中少气,掌中热,腋肿肘挛,卒心痛,多惊,喑不得语,咽中如鲠。可灸五壮,针入三分。岐伯云:可灸鬼邪。

郄门二穴,去腕五寸。手厥阴郄。治心痛,衄血,呕哕,惊恐畏人,神气不足。针入三分,可灸五壮。

曲泽二穴,水也。在肘内廉陷中,屈肘取之。手厥阴脉之所入也,为合。治心痛善惊,身热烦渴,口干,逆气呕血,风疹,臂肘手腕善动摇。可灸三壮,针入三分,留七呼。

天泉二穴,一名天湿。在曲腋下二寸,举臂取之。治心病,胸胁支满,咳逆,膺背胛间臂内廉痛。针入六分,可灸三壮。

---

① 狂惕:《外台秘要》卷三十九原文作"狂易",是指精神失常后性情狂乱的一种古病名,王惟一改作"狂惕",误也。
② 左右顾:此前,王惟一抄脱"不得"二字,应据《圣惠方》卷九十九补。
③ 阴:原作"阳",据五卷本及《圣济总录》卷一九一改。
④ 一作关:当附于"内关"穴下。

## 手少阳三焦经左右凡二十四穴

关冲　液门　中渚　阳池　外关　支沟
会宗　三阳络　四渎　天井　清冷渊
消泺

关冲二穴,金也。在手小指次指之端,去爪甲角如韭叶。手少阳脉之所出也,为井。治喉痹,舌卷口干,头痛,霍乱,胸中气噎,不嗜食,臂肘痛不可举,目生翳膜,视物不明。针入一分,可灸一壮。慎猪、鱼、酒、面、生冷物等。

液门二穴,水也。在手小指次指间陷中。手少阳脉之所流也,为荥。治惊悸忘言,咽外肿,寒厥,手臂痛不能自上下,疟寒热,目眩头痛,暴得耳聋,目赤涩,齿龋痛。针入二分,可灸三壮。

中渚二穴,木也。在手小指次指本节后间陷中。手少阳脉之所注也,为腧。治热病汗不出,目眩头痛,耳聋,目生翳膜,久疟咽肿,肘臂痛,手五指不得屈伸。针入二分,可灸三壮。

阳池二穴,一名别阳。在手表腕上陷中。手少阳脉之所过也,为原。治寒热疟,或因折伤手腕捉物不得,肩臂痛不得举。针入二分,留三呼,不可灸。慎生冷物等。

外关二穴,手少阳络。在腕后二寸陷中。治肘臂不得屈伸,手五指尽痛不能握物,耳聋无所闻。可灸三壮,针入三分,留七呼。

支沟二穴,火也。在腕后三寸两骨之间陷中。手少阳脉之所行也,为经。治热病汗不出,肩臂酸重,胁腋痛,四肢不举,霍乱呕吐,口噤不开,暴哑不能言。可灸二七壮,针入二分。慎酒、面、生冷、猪、鱼物等。

会宗二穴,在腕后三寸,空中一寸。治肌肤痛,耳聋,风痹。针入三分,可灸三壮。

三阳络二穴,在臂上大交脉,支沟上一寸。治嗜卧,身体不欲动,耳卒聋,齿龋,暴哑不能言。可灸七壮,禁不可针。

四渎二穴,在肘前五寸外廉陷中。治暴气耳聋,齿龋痛。可灸三壮,针入六分,留七呼。

天井二穴,土也。在肘外大骨后,肘后上一寸两筋间陷中,屈肘得之。手少阳脉之所入也,为合。甄权云:曲肘后一寸,叉手按膝头取之,两筋骨罅。治心胸痛,咳嗽上气,唾脓,不嗜食,惊悸瘈疭,风痹,臂肘痛捉物不得。可灸三壮,针入三分。慎如常法。

清冷渊二穴,在肘上二寸①,伸肘举臂取之。治臑从②肩臂不举,不得带衣。可灸三壮,针入三分。

消泺二穴,在肩下臂外腋斜肘分下行。治寒热风痹,项痛,肩背急。针入六分,可灸三壮。

## 足厥阴肝经左右凡二十二穴

大敦　行间　太冲　中封　蠡沟　中都
膝关　曲泉　阴包　五里　阴廉

大敦二穴,木也。在足大指端,去爪甲如韭叶及三毛中。足厥阴脉之所出也,为井。治卒疝,小便数,遗溺,阴头中痛,心痛汗出,阴上入腹,阴偏大,腹脐中痛,悒悒不乐,病左取右,右取左。腹胀肿满,少腹痛,中热喜寐,尸厥状如死,妇人血崩不止。可灸三壮,针入三分,留六呼。

行间二穴,火也。在足大指间动脉应手陷中。足厥阳脉之所流也,为荥。治溺难,又白浊,寒疝少腹肿,咳逆呕血,腰痛不可俯仰,腹中胀,心痛,色苍苍如死状,终日不得息,口㖞,四肢逆冷,嗌干烦渴,瞑不欲视,目中泪出,太息,癫疾,短气。可灸三壮,针入六分,留十呼。

太冲二穴,土也。在足大指本节后二寸,或一寸半陷中。**今附**:凡诊太冲脉可决男子病死生。足厥阴脉之所注也,为腧。治腰引少腹痛,小便不利,状如淋,㿗疝少腹肿,溏泄遗溺,阴

---

① 肘上二寸:此抄自《圣惠方》卷九十九。宋以前文献均作"肘上三寸",《圣惠方》卷一百所载"青灵"(即"清冷渊")也作"肘上三寸"。
② 从:五卷本作"纵",二字通。

痛,面目苍色,胸胁支满,足寒,大便难,呕血,女子漏血不止,小儿卒疝呕逆,发寒嗌干,肘肿,内踝前痛,淫泺胻酸,腋下肿,马刀疡瘘,唇肿。针入三分,留十呼,可灸三壮。

　　中封二穴,金也。在足内踝前一寸,仰足取之陷中,伸足乃得之。足厥阴脉之所行也,为经。治痎疟,色苍苍振寒,少腹肿,食快快绕脐痛,足逆冷,不嗜食,身体不仁,寒疝引腰中痛,或身微热。针入四分,留七呼,可灸三壮。

　　蠡沟二穴,在足内踝上五寸。别走少阳,足厥阴络。治卒疝少腹肿,时少腹暴痛,小便不利如癃闭,数噫恐悸,少气不足,腹中痛,悒悒不乐,咽中闷如有息肉状,背拘急不可俯仰。针入二分,留三呼,可灸三壮。

　　中都二穴,一名中郄。在内踝上七寸胻骨中,与少阴相直。治肠澼,㿉疝少腹痛,妇人崩中,因产恶露不绝。针入三分,可灸五壮。

　　膝关二穴,在犊鼻下二寸陷中。治风痹,膝内痛引髌不可屈伸,喉咽中痛。针入四分,可灸五壮。

　　曲泉二穴,水也。在膝内辅骨下,大筋上小筋下陷中,屈膝取之。足厥阴脉之所入也。为合。治女子血瘕,按之如汤沃股内,少腹肿,阴挺出,丈夫㿉疝阴股痛,小便难,腹胁支满,癃闭,少气泄利,四肢不举。实即身热,目眩痛,汗不出,目䀮䀮,膝痛筋挛不可屈伸,发狂,衄血,喘呼,少腹痛引喉咽。针入六分,灸三壮。又云:正膝屈内外两筋间宛宛中。又在膝曲横文头。治风劳失精,身体极痛,泄水,下利脓血,阴肿胻痛。可灸三壮,针入六分,留十呼。

　　阴包二穴,在膝上四寸,股内廉两筋间。足厥阴别走。治腰尻引少腹痛,遗溺不禁。针入六分,可灸三壮。

　　五里二穴,在气冲下三寸,阴股中动脉。治肠①中满,热闭不得溺。可灸五壮,针入六分。

　　阴廉二穴,在羊矢下,去气冲二寸动脉中。治妇人绝产,若未经生产者,可灸三壮,即有子。针入八分,留七呼。

## 足少阳胆经左右凡二十八穴

窍阴　侠溪　地五会　临泣　丘墟　悬钟
阳辅　光明　外丘　阴交　阳陵泉　阳关
中渎　环跳

　　窍阴二穴,金也。在足小指次指之端,去爪甲如韭叶。足少阳脉之所出也,为井。治胁痛,咳逆不得息,手足烦热,汗不出,转筋,痈疽,头痛心烦,喉痹舌强,口干,肘不可举,卒聋不闻人语。可灸三壮,针入一分。

　　侠溪二穴,水也。在足小指次指歧骨间本节前陷中。足少阳脉之所流也,为荥。治胸胁支满,寒热汗不出,目外眦赤,目眩,颊颔肿,耳聋,胸中痛不可转侧,痛无常处。可灸三壮,针入三分。

　　地五会二穴,在足小指次指本节后陷中,去侠溪一寸。治内伤唾血,足外皮肤不泽,乳肿。针入二分,不可灸,灸则使羸瘦,不出三年卒。

　　临泣二穴,木也。在足小指次指本节后间陷中,去侠溪一寸五分。足少阳脉之所注也,为腧。治胸中满,缺盆中及腋下肿,马刀疡瘘,善啮颊,天牖中肿,淫泺胻酸,目眩,枕骨合颅痛,洒淅振寒,妇人月事不利,季胁支满,乳痈,心痛,周痹痛无常处,厥逆气喘不能行,痎疟日发。可灸三壮,针入二分。

　　丘墟二穴,在足外踝下如前陷中,去临泣三寸。足少阳脉之所过也,为原。治胸胁满痛不得息,久疟振寒,腋下肿,痿厥坐不能起,髀枢中痛,目生翳膜,腿胻酸转筋,卒疝少腹坚,寒热颈肿。可灸三壮,针入五分,留七呼。

　　悬钟二穴,在足外踝上三寸动脉中。足三阳之大络,按之阳明脉绝乃取之。治心腹胀满,胃中热,不嗜食,膝胻痛,筋挛足不收履,坐不能起。可灸五壮,针入六分,留七呼。

　　阳辅二穴,火也。在足外踝上四寸,辅骨前绝骨端如前三分,去丘墟七寸。足少阳脉之所

① 肠:《外台秘要》卷三十九原文作"腹"。

行也，为经。治腰溶溶如坐水中，膝下肤肿，筋挛，诸节尽痛，痛无常处，腋下肿，痿，马刀，喉痹，膝胻酸，风痹不仁。可灸三壮，针入五分，留七呼。

光明二穴，在足外踝上五寸。别走厥阴，足少阳络。治身解寒，淫泺胻酸，不能久立。与阳辅疗病法同①。热病汗不出，卒狂。虚则痿躄，坐不能起；实则足胻热，膝痛，身体不仁，善啮颊。可灸五壮，针入六分，留七呼。

外丘二穴，在足外踝上七寸，少阳所生。治肤痛痿痹，胸胁胀满，颈项痛，恶风寒，癫疾。针入三分，可灸三壮。**今附**：猘犬所伤，毒不出，发寒热，速以三姓人可灸所啮之处，立愈。

阳交二穴，一名别阳。阳维郄。在足外踝上七寸，斜属三阳分肉之间。治寒厥，惊狂，喉痹，胸满面肿，寒痹膝胻不收。灸三壮，针入六分，留七呼。

阳陵泉二穴，土也。在膝下一寸外廉陷中。足少阳脉之所入也，为合。针入六分，得气即泻，又宜久留针为要也。治膝伸不得屈，冷痹脚不仁，偏风半身不遂，脚冷无血色。又以蹲坐取之。灸亦良，日可灸七壮，至七七壮即止。

阳关二穴，在阳陵泉上三寸，犊鼻外陷中。治膝外痛不可屈伸，风痹不仁。针入五分，不可灸。

中渎二穴，在髀骨外膝上五寸分肉间陷中。足少阳络。治寒气客于分肉之间，痛攻上下，筋痹不仁。可灸五壮，针入五分，留七呼。

环跳二穴，在髀枢中，侧卧伸下足屈上足取之。治冷风湿痹，风疹，偏风半身不遂，腰胯痛不得转侧。可灸五十壮，针入一寸，留十呼。忌热面、猪、鱼、生冷物等。

## 足太阴脾经左右凡二十二穴

隐白　大都　太白　公孙　商丘　三阴交
漏谷　地机　阴陵泉　血海　箕门

隐白二穴，木也。在足大指端内侧，去爪甲角如韭叶。足太阴脉之所出也，为井。治腹胀喘满不得安卧，呕吐食不下，暴泄，衄血，卒尸厥不识人，足寒不能温。针入三分。**今附**：妇人月事过时不止，刺之立愈。

大都二穴，火也。在足大指本节后陷中。足太阴脉之所流也，为荥。治热病汗不出，手足逆冷，腹满善呕，烦热闷乱，吐逆目眩。可灸三壮，针入三分。

太白二穴，土也。在足内侧核骨下陷中。足太阴脉之所注也，为腧。治身热烦满，腹胀食不化，呕吐，泄脓血，腰痛，大便难，气逆，霍乱腹中切痛。可灸三壮，针入三分。

公孙二穴，在足大指本节后一寸。别走阳明，太阴络。治寒疟不嗜食，卒面肿，烦心狂言，腹虚胀如鼓。可灸三壮，针入四分。

商丘二穴，金也。在足内踝下微前陷中。足太阴脉之所行也，为经。治腹胀，肠中鸣不便，脾虚令人不乐，身寒，善太息，心悲气逆，痔疾，骨疽蚀，绝子，厌②梦。可灸三壮，针入三分。

三阴交二穴，在内踝上三寸骨下陷中。足太阴、厥阴、少阴之交会。治疝癖，腹中寒，膝股内痛，气逆，小便不利，脾病身重，四肢不举，腹胀肠鸣，溏泄食不化，女子漏下不止。可灸三壮，针入三分。昔有宋太子性善医术，出苑逢一怀娠妇人。太子诊曰：是一女也。令徐文伯亦诊之：此一男一女也。太子性急欲剖视之，臣谓针之，泻足三阴交，补手阳明合谷，应针而落，果如文伯之言。故妊娠不可刺。

漏谷二穴，亦名太阴络。在内踝上六寸骨下陷中。治疝癖冷气，心腹胀满，食饮不为肌肤，湿痹不能久立。针入三分。

地机二穴，亦名脾舍，足太阴郄。别走上一寸空，在膝下五寸。治女子血瘕，按之如汤沃股内至膝，丈夫溏泄，腹胁气胀水肿，腹坚不嗜食，

---

① 与阳辅疗病法同：此语抄自《外台秘要》卷三十九。因《甲乙经》载治"身解寒……不能久立"原方取"光明"、"绝骨"、"临泣"三穴（方见《素问·刺疟》），王焘将此方抄于"光明"穴下，并注曰："与阳辅疗病法同"，王惟一不解其义，也一并抄于"光明"穴中。

② 厌：通"魇"。

小便不利①。可灸三壮，针入三分。

阴陵泉二穴，水也。在膝下内侧辅骨下陷中，伸足取之。足太阴脉之所入也，为合。又曲膝取之。治腹中寒不嗜食，膈下满，水胀腹坚，喘逆不得卧，腰痛不得俯仰，霍乱，疝瘕，小便不利，气淋，寒热不节。针入五分。

血海二穴，在膝髌上内廉白肉际二寸中。治女子漏下恶血，月事不调，逆气腹胀。可灸三壮，针入五分。

箕门二穴，在鱼腹上越筋间动脉应手，在阴股内。一云股上起筋间。治淋，遗溺，鼠鼷肿痛，小便不通。可灸三壮。

## 足阳明胃经左右凡三十穴

厉兑　内庭　陷谷　冲阳　解溪　丰隆
下廉　条口　上廉　三里　犊鼻　梁丘
阴市　伏兔　髀关

厉兑二穴，金也。在足大指次指之端，去爪甲如韭叶。足阳明脉之所出也，为井。治尸厥口噤气绝，状如中恶，心腹胀满，热病汗不出，寒热疟，不嗜食，面肿，足胻寒，喉痹，齿龋，恶风，鼻不利，多惊好卧。针入一分，可灸一壮。

内庭二穴，水也。在足大指次指外间陷中。足阳明脉之所流也，为荥。治四肢厥逆，腹胀满，数欠，恶闻人声，振寒，咽中引痛，口喎，齿龋痛，疟，不嗜食。可灸三壮，针入三分。

陷谷二穴，木也。在足大指次指之间本节后陷中，去内庭二寸。足阳明脉之所注也，为腧。治面目浮肿及水病，善噫，肠鸣腹痛，热病汗不出，振寒疟疾。针入三分，留七呼，可灸三壮。

冲阳二穴，在足跗上去陷谷三寸。足阳明脉之所过也，为原。治偏风口眼喎斜，肘肿，齿龋痛，发寒热，腹坚大不嗜食，振寒，久狂登高而歌，弃衣而走，足缓履不收。针入五分，可灸三壮。

解溪二穴，火也。在冲阳后一寸五分，腕上陷中。足阳明脉之所行也，为经。治风面浮肿，颜黑，厥气上冲，腹胀，大便下重，瘛疭，膝股胻肿，转筋，目眩头痛，癫疾，烦心，悲泣，霍乱，头风，面目赤。针入五分，可灸三壮。

丰隆二穴，在外踝上八寸，下廉胻外廉陷中。别走太阴。治厥逆胸痛如刺，腹中切痛，大小便难涩，厥头痛，面浮肿，风逆四肢肿，身湿，喉痹不能言。针入三分，可灸三壮。

下廉二穴，一名下巨虚。在上廉下三寸，当举足取穴。治少腹痛，飧泄，次指间痛，唇干，涎出不觉，不得汗出，毛发焦，脱肉少气，胃中热不嗜食，泄脓血，胸胁少腹痛，暴惊，狂言非常，女子乳痈，喉痹，胻肿足跗不收。针入八分，可灸三壮。

条口二穴，在下廉上一寸，举足取之。治膝胻寒酸痛，足缓履不收，湿痹，足下热。针入五分。

上廉二穴，一名上巨虚。在三里下三寸，当举足取之。治飧泄，腹胁支满，狂走，夹脐腹痛，食不化，喘息不能行。可灸三壮，针入三分。甄权云：治脏气不足，偏风腰腿，手足不仁。可灸，以年为壮。

三里二穴，土也。在膝下三寸，胻外廉两筋间，当举足取之。足阳明脉之所入也，为合。治胃中寒，心腹胀满，胃气不足，闻食臭，肠鸣腹痛，食不化。秦丞祖云：诸病皆治，食气水气，蛊毒痃癖，四肢肿满，膝胻酸痛，目不明。华佗云：疗五劳羸瘦，七伤虚乏，胸中瘀血，乳痈。《外台·明堂》云：人年三十以上，若不灸三里，令气上冲目②。可灸三壮，针入五分。

犊鼻二穴，在膝髌下骭夹解大筋中。治膝中痛不仁，难跪起，膝髌痈肿，溃者不可治，不溃者可疗。若犊鼻坚硬勿便攻，先以洗熨，即微刺之，愈。

梁丘二穴，在膝上二寸两筋间。治大惊，乳

---

① 治女子血瘕……小便不利：据《甲乙经》、《外台秘要》、《千金要方》等书记载，上述病证均系"阴陵泉"穴所主治，王惟一误录于"地机"穴中。
② 人年三十以上，若不灸三里，令气上冲目：此语早见于《千金翼方》卷二十八，王焘引录时，于"若"后脱"灸"字，与原文之义不符，后世针灸书展转引录，尽失原义。

痛,寒痹膝不能屈伸。可灸三壮,针入三分。

阴市二穴,一名阴鼎。在膝上三寸,伏兔下,若拜而取之。治寒疝少腹痛,胀满,腰以下伏兔上寒如注水。针入三分,不可灸。

伏兔二穴,在膝上六寸起肉。一本云:膝盖上七寸。治风劳气逆,膝冷不得温。针入五分,不可灸。

髀关二穴,在膝上伏兔后交分中。治膝寒不仁,痿厥,股内筋络急。针入六分。

## 足少阴肾经左右凡二十穴

涌泉　然谷　太溪　大钟　水泉　照海
复溜　交信　筑宾　阴谷

涌泉二穴,木也,一名地冲。在足心陷中,屈足卷指宛宛中。足少阴脉之所出也,为井。治腰痛,大便难,心中结热,风疹,风痫,心痛,不嗜食,妇人无子,咳嗽,身热,喉痹,胸胁满,目眩,男子如蛊,女子如妊娠,五指端尽痛,足不得践地。可灸三壮,针入五分,无令出血。淳于意云:汉北齐王阿母,患足下热,喘满,谓曰热厥也,当刺之足心,立愈。

然谷二穴,火也,一名龙渊。在足内踝前起大骨下陷中。足少阴脉之所流也,为荥。治咽内肿,心恐惧如人将捕,涎出,喘呼少气,足跗肿不得履地,寒疝少腹胀,上抢胸胁,咳唾血,喉痹,淋沥,女子不孕,男子精溢,脐酸不能久立,足一寒一热,舌纵烦满,消渴,初生小儿脐风口噤,痿厥,洞泄。可灸三壮,针入三分,不宜见血。

太溪二穴,土也。在内踝后跟骨上动脉陷中。足少阴脉之所注也,为腧。治久疟,咳逆,心痛如锥刺其心,手足寒至节,喘息者死。呕吐,口中如胶,善噫,寒疝,热病汗不出,默默嗜卧,溺黄,消瘅,大便难,咽肿唾血。今附:痃癖寒热,咳嗽,不嗜食,腹胁痛,瘦瘠,手足厥冷。可灸三壮,针入三分。

大钟二穴,在足跟后冲中。走太阳,足少阴络。治实则小便淋闭,洒洒腰脊强痛,大便秘涩,嗜卧,口中热;虚则呕逆,多寒,欲闭户而处,少气不足,胸胀喘息,舌干,咽中食噎不得下,善惊恐不乐,喉中鸣,咳唾血。可灸三壮,针入二分,留七呼。

水泉二穴,少阴郄。去太溪下一寸,在内踝下。治月事不来,来即多,心下闷痛,目䀮䀮不能远视,阴挺出,小便淋沥,腹中痛。可灸五壮,针入四分。

照海二穴,阴跷脉所生。在足内踝下。治嗌干,四肢懈惰,善悲不乐,久疟,卒疝少腹痛,呕吐,嗜卧,大风偏枯,半身不遂,女子淋沥,阴挺出。针入三分,可灸七壮。

复溜二穴,金也。一名昌阳,一名伏白。在足内踝上二寸陷中。足少阴脉之所行也,为经。治腰脊内引痛,不得俯仰起坐,目䀮䀮,善怒多言,舌干涎自出,足痿不收履,脐寒不自温,腹中雷鸣,腹胀如鼓,四肢肿,十水病,溺青赤黄白黑。青取井,赤取荥,黄取腧,白取经,黑取合。血痔泄后肿,五淋,小便如散火,骨寒热,汗注不止。可灸五壮,针入三分,留三呼。

交信二穴,在内踝上二寸,少阴前,太阴后廉前筋骨间腨。足阴跷之郄。治气淋㿉疝,阴急股引腨内廉骨痛,又泄利赤白,女子漏血不止。可灸三壮,针入四分,留五呼。

筑宾二穴,在内踝上腨分中。治小儿胎疝痛,不得乳,癫疾狂言,呕吐沫,足腨痛。可灸五壮,针入三分。

阴谷二穴,水也。在膝内辅骨后大筋下,小筋上,按之应手屈膝乃取之。足少阴脉之所入也,为合。治膝痛如离,不得屈伸,舌纵涎下,烦逆,溺难,少腹急引阴痛,股内廉痛,妇人漏血不止,腹胀满不得息,小便黄,男子如蛊,女子如妊娠。可灸三壮,针入四分,留七呼。

## 足太阳膀胱经左右凡三十六穴

至阴　通谷　束骨　京骨　申脉　金门
仆参　昆仑　付阳　飞阳　承山　承筋
合阳　委中　委阳　浮郄　殷门　扶承

至阴二穴,金也。在足小指外侧,去爪甲角如韭叶。足太阳脉之所出也,为井。治目生翳,鼻塞头重,风寒从足小指起,脉痹上下带胸胁,痛无常①,转筋,寒疟,汗不出,烦心,足下热,小便不利,失精。针入二分,可灸三壮。

通谷二穴,水也。在足小指外本节前陷中。足太阳之所流也,为荥。治头重目眩,善惊,引②,衄衊,颈项痛,目眈眈。甄权云:结积留饮,胸满食不化③。可灸三壮,针入二分。

束骨二穴,木也。在足小指本节后陷中。足太阳脉之所注也,为腧。治腰如折,髀如结,耳聋,恶风寒,目眩,项不可回顾,目内眦赤烂。可灸三壮,针入三分。

京骨二穴,在足外侧大骨下赤白肉际陷中。足太阳脉之所过也,为原。治膝痛不得屈伸,目内眦赤烂,发疟寒热,善惊,不欲食,筋挛,足胻酸,髀枢痛,颈项强,腰背不可俯仰,衄衊血不止,目眩。针入三分,可灸七壮。

申脉二穴,阳跷脉所出。在外踝下陷中,容爪甲白肉际。治腰痛不能举体,足胻寒不能久立坐,若下舟车中,癫疾。针入三分。

金门二穴,一名关梁。在足外踝下。足太阳郄,阳维所别属也。治霍乱转筋,膝胻酸,身战不能久立,癫痫,尸厥,暴疝,小儿发痫,张口摇头,身反折。可灸三壮,炷如小麦大④,针入一分。

仆参二穴,一名安邪。在跟骨下陷中,拱足得之。治足跟痛不得履地,脚痿转筋,尸厥如中恶状,霍乱吐逆,癫痫,狂言见鬼。针入三分,可灸七壮。

昆仑二穴,火也。在足外踝后跟骨上陷中。足太阳脉之所行也,为经。治腰尻痛,足胻肿不得履地,衄衊,脚如结,踝如裂,头痛,肩背拘急,咳喘暴满,阴肿痛,小儿发痫,瘈疭。炷如小麦大,可灸三壮⑤,针入三分。

付阳二穴,在足外踝上三寸。阳跷郄⑥。太阳前,少阳后筋骨间,阳跷之郄。治痿厥风中痹,头重顀痛,髀枢股胻痛,瘈疭,风痹不仁,时有寒热,四肢不举。可灸三壮,针入五分,留七呼。

飞阳二穴,一名厥阴。足太阳络,别走少阴。在外踝上七寸。治野鸡痔,历节风,足指不得屈伸,头目眩,逆气,衄衊,癫疾,寒疟。可灸三壮,针入三分。

承山二穴,一名鱼腹,一名肉柱。在兑腨肠下分肉之间陷中。治腰背痛,脚腨重,战栗不能立,脚气,膝下肿,霍乱转筋,大便难,久痔肿痛。可灸五壮,针入七分。

承筋二穴,一名腨肠,一名直肠。在腨肠中央陷中。治寒痹转筋,肢肿,大便难,脚腨酸重,引少腹痛,鼻衄衊,腰背拘急,霍乱。可灸三壮,禁针。

合阳二穴,在膝约中央下二寸。治腰脊强引腹痛,阴股热,膝胻酸重,履步难,寒疝阴偏⑦痛,女子崩中。针入六分,可灸五壮。

委中二穴,土也。在腘中央约纹中动脉。足太阳脉之所入也,为合。治夹脊痛沉沉然,遗溺,腰重不能举体,风痹髀枢痛。可出血,痼疹皆愈。今附:委中者血郄也。热病汗不出,足热,厥逆满,膝不得屈伸,取其经血,立愈。

委阳二穴,三焦下辅腧也。在足太阳之后,出于腘中外廉两筋间,屈伸取之,承扶下六寸,足太阳脉之中。治腋下肿痛,胸满膨膨,筋急身热,飞尸遁注,痿厥不仁,小便淋沥。可灸三壮,针入七分。

浮郄二穴,在委阳上一寸,展膝得之。治小肠热,大肠结,股外经筋急,髀枢不仁。灸三壮,针入五分。

殷门二穴,在肉郄下六寸。治腰脊不可俯仰,举重恶血注之,股外肿。针入七分。

承扶二穴,一名肉郄,一名阴关,一名皮部。

---

① 无常:此后《外台秘要》卷三十九原文有"处"字,应据补。
② 引:此前,《外台秘要》卷三十九原文有"互"字,当据补。
③ 甄权云……食不化:此系腹部"通谷"穴主治症,王惟一误录于此。
④ 小儿发痫……炷如小麦大:此方抄自《圣惠方》卷一百,系"仆参"穴主治症,王惟一误录于此。
⑤ 阴肿痛,炷如小麦大,可灸三壮:此方抄自《圣惠方》卷一百,系"内昆仑"穴(相当于"太溪")所主,与本穴无关。
⑥ 阳跷郄:与下文重,应删。
⑦ 偏:五卷本作"遍"。

在尻臀下，股阴冲上纹中。治腰脊相引如解，久痔尻䐴肿，大便难，阴胞有寒，小便不利。针入七分。

> **按**：原书载列十二经气血多少，及井、荥、腧、经、合五腧穴之穴名，又按手、足阴阳十二经次序，详述各经脉在四肢的经穴部位、主治和针灸法等。
> 
> 　　根结、标本理论都是分析四肢与头身部关系的，即以四肢部为"根"为"本"，头身部为"结"为"标"，是临床上"上下配穴"的重要依据。标本根结理论补充说明了经气的流注运行状况，即经气循行的多样性和弥散作用，强调了人体四肢与头身的密切联系，进一步说明四肢肘膝以下的腧穴治疗远离部位的脏腑及头面五官疾病的道理。
> 
> 　　这部分理论是古人在"取类比象"思维方式下，用形象的语言描述展示给我们的一套较为系统的理论体系。十二经分布在肘膝关节以下的五个重要的经穴，分别名为"井、荥、输、经、合"穴，称"五输穴"。经络学说中的"标本""根结"理论是与五输穴理论相呼应的。有关记载首见《灵枢·九针十二原》"所出为井，所溜为荥，所注为输，所行为经，所入为合"。这里古人把经气运行过程用自然界的水流由小到大，由浅入深的变化来形容，按照井、荥、输、经、合的顺序，从四肢末端向肘、膝方向排列。如肺经穴：少商（井）——鱼际（荥）——太渊（输）——经渠（经）——尺泽（合）。"井"穴多位于手足之端，喻作水的源头，是经气所出的部位，即"所出为井"。"荥"穴多位于掌指或跖趾关节之前，喻刚出的泉水微流，即"所溜为荥"。"输"穴多位于掌指或跖趾关节之后，喻作水流由小而大，由浅注深，是经气渐盛，由此注彼的部位，即"所注为输"。"经"穴多位于腕踝关节以上之前臂、胫部，喻作水流变大，畅通无阻，是经气正盛运行经过的部位，即"所行为经"。"合"穴位于肘膝关节附近，喻作江河水流汇入湖海，是经气由此深入，进而会合于脏腑的部位，即"所入为合"。这也是为什么总结腧穴主治规律可见，越远端的穴位其主治功能的覆盖面相对要广的原理所在。

# 穴腧都数

## 仰人头面部

神庭一穴,直鼻柱,在额上入发际五分。
上星一穴,在额上直鼻,入发际一寸陷中,容豆。
囟会一穴,在上星后一寸陷中。
前顶一穴,在囟会后一寸五分骨陷中。
百会一穴,在前顶后一寸五分,顶中央旋毛陷中,容指。
曲差二穴,夹神庭旁一寸五分,在发际也。
五处二穴,夹上星旁一寸五分。
承光二穴,在五处后二寸。
通天二穴,在承光后一寸五分。
本神二穴,曲差旁一寸五分,入发际四分。
临泣二穴,当目上眦直目,上入发际五分陷中。
目窗二穴,在临泣后一寸。
正营二穴,在目窗后一寸。
素髎一穴,在鼻柱端也。
水沟一穴,在鼻柱下人中是也。
龈交一穴,在唇内齿上缝是也。
承浆一穴,在颐前唇下陷中也。
攒竹二穴,在眉头陷中。
睛明二穴,在目内眦是也。
巨髎二穴,夹鼻旁八分,直目瞳子是也。
迎香二穴,在禾髎上鼻孔旁五分。
禾髎二穴,直鼻孔夹水沟旁五分。
地仓二穴,夹口吻四分是也。
阳白二穴,在眉上一寸,直目瞳子是也。
承泣二穴,在目下七分,直目瞳子是也。
四白二穴,在目下一寸,直瞳子是也。
大迎二穴,在曲颔前一寸三分骨陷中,动脉应手是也。
头维二穴,在额角发际,本神旁一寸五分。
丝竹空二穴,在眉后陷中。

瞳子髎二穴,在目外眦五分是也。
颧髎二穴,在面頄骨下廉陷中也。

## 侧部

上关二穴,在耳前上廉起骨,开口有空是也。
下关二穴,在耳前下廉,合口有空,张口而合也。
和髎二穴,在耳前兑发下,按则动脉应手也。
耳门二穴,在耳前起肉当耳中缺者是也。
听宫二穴,在耳中,珠子大如小豆是也。
颊车二穴,在耳下曲颊端陷中也。
颔厌二穴,在耳前曲角颞颥上廉是也。
悬颅二穴,在曲角上颞颥中是也。
悬厘二穴,在曲角颞颥下廉是也。
天冲二穴,在耳后入发际二寸。
率谷二穴,在耳上入发际一寸五分。
曲鬓二穴,在耳上发际曲隅陷中,鼓颔有空是也。
角孙二穴,在耳郭中间上,开口有空是也。

## 伏人头部

后顶一穴,在百会后一寸五分,枕骨上也。
强间一穴,在后顶后一寸五分。
脑户一穴,在枕骨上强间后一寸五分。
风府一穴,在脑户后一寸五分,入发际一寸,大筋内宛之中。
喑门[①]一穴,在项发际宛中,入系舌本也。
络郄[②]二穴,在通天后一寸五分。

---

① 喑门:卷上、卷中均作"哑门",卷中注曰"一作瘖(即喑")",与《都数》合。
② 络郄:宋天圣石刻同。卷上、卷中均作"络却"。从字义看,以前者为顺。

玉枕二穴,在络郄后一寸五分,夹脑户旁一寸三分,起肉枕骨上入发际三寸。

天柱二穴,在大筋外廉,夹项发陷中也。

承灵二穴,在正营后一寸五分。

脑空二穴,在承灵后一寸五分,夹玉枕旁骨下陷中也。

风池二穴,在颞颥后发际陷中。

窍阴二穴,在完骨上枕骨下,摇动应手也。

浮白二穴,有耳后入发际一寸。

完骨二穴,在耳后入发际四分。

颅息二穴,在耳后青脉是也。

瘈脉二穴,在耳本鸡足青脉是也。

翳风二穴,在耳后尖角陷中,按之引耳中痛是也。

## 颈项部

廉泉一穴,在颔下结喉上,一名舌本也。

人迎二穴,在颈大脉,动应手,夹结喉旁,以候五脏气也。

水突二穴,在颈大筋前,直人迎下,气舍上是也。

气舍二穴,在颈直人迎,夹天陷中也。

扶突二穴,在气舍后一寸五分,仰天鼎而取之。

天窗二穴,在颈大筋前,曲颊下,扶突后,动应手陷中。

天鼎二穴,在颈缺盆,直扶突后。

天容二穴,在耳下曲颊后是也。

天牖二穴,在颈筋缺盆上,天容后,天柱前,完骨下,发际上是也。

## 伏人背部

大椎一穴,在第一椎上陷中。

陶道一穴,在大椎节下间陷中,俯而取之。

身柱一穴,在第三椎节下间。

神道一穴,在第五椎节下间,仰而取之①。

灵台一穴,在第四②椎节下间,仰而取之②。

至阳一穴,在第七椎节下间,俯而取之。

筋缩一穴,在第九椎节下间,俯而取之。

脊中一穴,在第十一椎节下间,俯而取之。

悬枢一穴,在第十三椎节下间,伏而取之。

命门一穴,在第十四椎节下间,伏而取之。

腰俞一穴,在第二十一椎节下间。

长强一穴,在脊骶端也。

大杼二穴,在第一椎下两旁各一寸五分陷中是也。

风门二穴,在第二椎下两旁各一寸五分。

肺俞二穴,在第三椎下两旁各夹脊相去一寸五分。

厥阴俞二穴,在第四椎下两旁一寸五分。

心俞二穴,在第五椎下两旁各一寸五分。

膈俞二穴,在第七椎下两旁各一寸五分。

肝俞二穴,在第九椎下两旁各一寸五分。

胆俞二穴,在第十椎下两旁各一寸五分,正坐取之。

脾俞二穴,在第十一椎下两旁各一寸五分。

胃俞二穴,在第十二椎下两旁各一寸五分。

三焦俞二穴,在第十三椎下两旁各一寸五分。

肾俞二穴,在第十四椎下两旁各一寸五分。

大肠俞二穴,在第十五椎下两旁各一寸五分。

小肠俞二穴,在第十七椎下两旁各一寸五分。

膀胱俞二穴,在第十九椎下两旁各一寸五分。

中膂内俞二穴,在第二十椎下两旁各一寸五分,夹脊胂髁起肉是也。

白环俞二穴,在第二十一椎下两旁各一寸五分,伏而取之。

上髎二穴,在第一空腰髁下一寸,夹脊陷中。

次髎二穴,在第二空夹脊陷中。

中髎二穴,在第三空夹脊陷中。

下髎二穴,在第四空夹脊陷中。

----

① 仰而取之:非,应据卷上、卷中作"俯而取之"。

② 四:卷上、卷中作"六",应据改。

会阳二穴,在尾骨两旁是也。
附分二穴,在第二椎下两旁,附项内廉两旁各三寸,正坐取之。
魄户二穴,在第三椎下两旁各三寸。
膏肓腧二穴,在第四椎下,近第五椎两旁各三寸。
神堂二穴,在第五椎下两旁各三寸。
譩譆二穴,在肩胛内廉,夹第六椎下两旁各三寸。
膈关二穴,在第七椎下两旁各三寸陷中,正坐阔肩取之。
魂门二穴,在第九椎下两旁各三寸,正坐取之。
阳纲二穴,在第十椎下两旁各三寸,正坐取之。
意舍二穴,在第十一椎下两旁各三寸陷中,正坐取之。
胃仓二穴,在第十二椎下两旁各三寸。
肓门二穴,在第十三椎下两旁各三寸。
志室二穴,在第十四椎下两旁各三寸陷中,正坐取之。
胞肓二穴,在第十九椎下两旁各三寸,伏而取之。
秩边二穴,在第二十一椎下两旁各三寸陷中,伏而取之。

## 侧肩膊部

肩井二穴,在缺盆上,肩大骨前是也。
天髎二穴,在肩缺盆中上毖骨之隔①陷中也。
缺盆二穴,在肩下横骨陷中是也。
巨骨二穴,在肩端上行两叉骨间陷中。
肩髎二穴,在肩端臑上,聊②举臂取之。
天宗二穴,在秉风后大骨下陷中。
秉风二穴,在肩上小髃后,举臂有空。
肩外腧二穴,在肩上廉去脊三寸陷中。
肩中腧二穴,在肩胛内廉,去脊二寸陷中。
曲垣二穴,在肩中央曲胛陷中。

## 胸部

天突一穴,在颈中结喉下四寸中央宛宛中是也。
璇玑一穴,在天突下一寸中央陷中,仰而取之。
华盖一穴,在璇玑下一寸陷中,仰而取之。
紫宫一穴,在华盖下一寸六分陷中,仰而取之。
玉堂一穴,在紫宫下一寸六分陷中。
膻中一穴,在玉堂下一寸六分,直两乳间陷中,仰而取之。
中庭一穴,在膻中下一寸六分。
腧府二穴,在巨骨下,璇玑旁二寸陷中,仰而取之。
彧中二穴,在腧府下一寸六分陷中,仰头取之。
神藏二穴,在彧中下一寸六分,仰而取之。
灵墟二穴,在神藏下一寸六分陷中,仰而取之。
神封二穴,在灵墟下一寸六分。
步郎二穴,在神封下一寸六分陷中。
气户二穴,在巨骨下腧府两旁各二寸陷中,仰而取之。
库房二穴,在气户下一寸六分陷中,仰而取之。
屋翳二穴,在库房下一寸六分陷中,仰而取之。
膺窗二穴,在屋翳下一寸六分。
乳中二穴,当乳是也。
乳根二穴,在乳中下一寸四分陷中,仰而取之。
云门二穴,在巨骨下,夹气户旁二寸陷中,按之动脉应手,举臂取之。
中府二穴,在云门下一寸,乳上三肋间动脉应手陷中。

---

① 隔:当据卷上、卷中作"际"。
② 聊:系"耶"(斜)字形误。

周荣二穴,在中府下一寸六分陷中,仰而取之。

胸乡二穴,在周荣下一寸六分陷中,仰而取之。

天溪二穴,在胸乡下一寸六分陷中,仰而取之。

食窦二穴,在天溪下一寸六分陷中也。

### 腋胁部

渊腋二穴,在腋下三寸宛宛中,举臂取之。

大包二穴,在渊腋下三寸,脾之大络,布胸胁。

辄筋二穴,在腋下三寸,腹前行一寸著胁陷中。

天池二穴,在乳后一寸,腋下著胁直腋撅肋间也。

### 腹部

鸠尾一穴,在臆前蔽骨下五分。

巨阙一穴,在鸠尾下一寸,令强一寸①,中人心有鸠尾拒之。

上脘一穴,在巨阙下一寸五分,去蔽骨三寸。

中脘一穴,在上脘下一寸,太仓居其中。

建里一穴,在中脘下一寸也。

下脘一穴,在建里下一寸也。

水分一穴,在下脘下一寸也。

神阙一穴,在脐中是也。

阴交一穴,在脐下一寸也。

气海一穴,在脐下一寸五分。

石门一穴,在脐下二寸。

关元一穴,在脐下三寸。

中极一穴,在脐下四寸。

曲骨一穴,在横骨之上毛际陷中。

会阴一穴,在大便前,小便后,两阴间是也。

幽门二穴,在巨阙旁五分。

通谷二穴,在幽门下一寸陷中。

阴都二穴,在通谷下一寸。

石关二穴,在阴都下一寸。

商曲二穴,在石关下一寸。

肓腧二穴,在商曲下一寸,去脐旁五分。

中注二穴,在肓腧下五分②。

四满二穴,在中注下一寸,气海旁一寸③。

气穴二穴,在四满下一寸。

大赫二穴,在气穴下一寸。

横骨二穴,在大赫下一寸。

不容二穴,在幽门旁一寸五分。

承满二穴,在不容下一寸。

梁门二穴,在承满下一寸。

关门二穴,在梁门下一寸。

太一二穴,在关门下一寸。

滑肉门二穴,在太一下一寸。

天枢二穴,在滑肉门下一寸,旁去肓腧一寸五分。

外陵二穴,在天枢下一寸。

大巨二穴,在外陵下一寸。

水道二穴,在大巨下三寸。

归来二穴,在水道下二寸。

气冲二穴,在归来下,鼠鼷上一寸也。

期门二穴,在不容旁一寸五分,上直乳,第二肋端。

日月二穴,在期门下五分。

腹哀二穴,在日月下一寸五分。

大横二穴,在腹哀下三寸五分,旁直脐。

腹结二穴,在大横下三分。

府舍一穴,在腹结下三寸。

冲门二穴,去大横五寸,府舍下横骨端也。

### 腹胁部

章门二穴,在大横外直脐端④。

京门二穴,在监骨腰中季肋本夹脊也。

带脉二穴,在季肋下一寸八分。

---

① 令强一寸:此前,应据卷中补"鸠尾拒者,少"五字。
② 五分:当据卷上、卷中改作"一寸",与铜人合。
③ 气海旁一寸:疑为衍文。
④ 直脐端:卷上同。应据卷中作"直脐,季肋端"。

五枢二穴,在带脉下三寸。一曰:在水道旁一寸半。

维道二穴,在章门下五寸三分。

居髎二穴,在章门下八寸三分。

## 十二经穴

**手太阴肺经**

少商二穴,在手大指端内侧,去爪甲角如韭叶。

鱼际二穴,在手大指本节后内侧。

太渊二穴,在掌后陷中。

经渠二穴,在寸口陷中。

列缺二穴,在腕后一寸五分。

孔最二穴,去腕上七寸。

尺泽二穴,在肘约中上。

侠白二穴,在天府下去肘五寸。

天府二穴,在腋下三寸臂内廉。

**手阳明大肠经**

商阳二穴,在手大指次指内侧,去爪甲角如韭叶。

二间二穴,在手大指次指本节内侧陷中。

三间二穴,在手大指次指本节内廉侧陷中。

合谷二穴,在大指歧骨间。

阳溪二穴,在腕中上侧两筋陷中。

偏历二穴,在腕中后三寸。

温留二穴,在腕后,大士五寸,小士六寸。

下廉二穴,在辅骨下去上廉一寸。

上廉二穴,在三里下一寸。

三里二穴,在曲池下二寸。

曲池二穴,在肘外辅骨屈肘曲骨之中。

肘髎二穴,在肘大骨外廉陷中。

五里二穴,在肘上行向里大脉中。

臂臑二穴,在肘上七寸。

肩髃二穴,在肩端两骨间。

臑会二穴,在夹肩髎后大骨下胛上廉陷中①。

**手少阴心经**

少冲二穴,在手小指内廉之端,去爪甲角如韭叶。

少府二穴,在手小指本节后陷中。

神门二穴,在掌后兑骨之端。

阴郄二穴,在掌后脉中,去腕五分。

通里二穴,在腕后一寸。

灵道二穴,在掌后一寸五分,或曰一寸。

少海一穴,在肘内廉节后陷中。

青灵二穴,在肘上三寸,举臂取之。

极泉二穴,在腋下筋间。

**手太阳小肠经**

少泽二穴,在小指次指之端,去爪甲角下一分陷中。

前谷二穴,在手小指外侧本节前陷中。

后溪二穴,在手小指外侧本节后陷中。

腕骨二穴,在手外侧腕前起骨下陷中。

阳谷二穴,在手外侧腕中兑骨之下陷中。

养老二穴,在踝骨上一空,在后一寸陷者中。

支正二穴,在腕后五寸。

小海二穴,在肘内大骨外,去肘端五分陷中。

肩正②二穴,在肩曲胛下两骨解间,肩髃后陷中。

**手厥阴包络脉经**

中冲二穴,在手中指之端,去爪甲角如韭叶。

劳宫二穴,在掌中央。

大陵二穴,在掌后两筋间陷中。

内关二穴,在掌后去腕二寸。

间使二穴,在掌后三寸两筋间陷中。

郄门二穴,在掌后去腕五寸。

曲泽二穴,在肘内廉横纹末,屈肘得之。

天泉二穴,在曲腋下去肩二寸。

**手少阳三焦经**

关冲二穴,在手小指次指之端,去爪甲角如韭叶。

---

① 臑会……陷中:此与手太阳经"臑腧"穴相混。"臑会"穴部位,应据卷上、卷中作"在肩前廉,去肩头三寸"。

② 肩正:即"肩贞",此宋人避仁宗之讳而改字,明正统重刻时回改未尽。

液门二穴,在手小指次指陷间。
中渚二穴,在手小指次指本节后间。
阳池二穴,在手表腕上陷中。
外关二穴,在腕后二寸陷中。
支沟二穴,在腕后三寸两骨之间。
会宗二穴,在腕后三寸。
三阳络二穴,在臂上大交脉支沟上一寸。
四渎二穴,在肘前五寸外廉陷中。
天井二穴,在肘外大骨之后,肘后上一寸。
清冷渊二穴,在肘上二寸,伸肘举臂取之。
消泺二穴,在肩下臂外间。
臑腧[1]二穴,在夹肩髎后大骨下胛上廉陷中者。

**足太阴脾经**
隐白二穴,在足大指内侧端,去爪甲角如韭叶。
大都二穴,在足大指本节后陷中。
太白二穴,在足内侧核骨下陷中。
公孙二穴,在足大指本节之后一寸。
商丘二穴,在足内踝下微前陷中。
漏谷二穴,在内踝上六寸骨下陷中。
三阴交[2]二穴,在内踝上三寸骨下陷中。
地机二穴,在别走上一寸空,膝下五寸。
阴陵泉二穴,在膝下内侧辅骨下陷中。
血海二穴,在膝膑上内廉。
箕门二穴,在鱼腹上越筋间。

**足阳明胃经**
厉兑二穴,在足大指次指之端,去爪甲角如韭叶。
内庭二穴,在足大指次指外间陷中。
陷谷二穴,在足大指次指之间本节后陷者中。
冲阳二穴,在足跗上五寸骨间。
解溪二穴,在冲阳后一寸半腕上陷者中。
丰隆二穴,在外踝上八寸。
下巨虚二穴,在上廉下三寸。
条口二穴,在下巨虚上一寸。
上巨虚二穴,在三里下三寸。
三里二穴,在膝眼下三寸。
犊鼻二穴,在膝膑下骭上夹解大筋中。

梁丘二穴,在膝上二寸两筋间。
阴市二穴,在膝上三寸伏兔下。
伏兔二穴,在膝上六寸起肉。
髀关二穴,在膝上伏兔后交分中。

**足少阴肾经**
涌泉二穴,在足心陷中,屈足卷指宛宛中。
然谷二穴,在足内踝前大骨下陷中。
太溪二穴,在足内踝后跟骨上。
水泉二穴,去太溪下一寸,在内踝下。
大钟二穴,在足跟后冲中。
照海二穴,在足内踝下。
复溜二穴,在足内踝上二寸陷中。
交信二穴,在内踝上二寸。
筑宾二穴,在内踝上腨分中。
阴谷二穴,在膝内辅骨后大筋下小筋上。

**足太阳膀胱经**
至阴二穴,在足小指外侧,去爪甲角如韭叶。
通谷二穴,在足小指外侧本节前陷中。
束骨二穴,在足小指外侧本节后陷中。
京骨二穴,在外侧大骨下赤白肉际陷者中。
金门二穴,在足外踝下。
申脉二穴,在外踝下陷者中。
仆参二穴,在跟骨下陷者中。
昆仑二穴,在足外踝后跟骨上陷者中。
付阳二穴,在外踝上三寸。
飞阳二穴,在外踝上七寸。
承山二穴,在兑踹肠下分肉间陷者中。
承筋二穴,在踹肠中央陷者中。
合阳二穴,在膝约中央下二寸。
委中二穴,在腘中约纹中。
委阳二穴,在足太阳之前,少阳之后。
浮郄二穴,在委阳上一寸。
殷门二穴,在肉郄下六寸。
承扶二穴,在尻臀下股阴下冲纹中。

---

[1] 臑腧:当据卷一,归于"手太阳经"穴中。
[2] 三阴交:《明堂》所载此穴部位在"内踝上八寸",故排于"漏谷"穴之后。王惟一既定于"内踝上三寸",则应排于"漏谷"穴之前。

### 足厥阴肝经

大敦二穴，在足大指端去爪甲角如韭叶。

行间二穴，在足大指间动应手陷中。

太冲二穴，在足大指本节后二寸，或一寸半陷中。

中封二穴，在足内踝前一寸。

蠡沟二穴，在内踝上五寸。

中都二穴，在内踝上七寸。

膝关二穴，在犊鼻下二寸陷中。

曲泉二穴，在膝内辅骨下大筋上小筋下陷中。

阴包二穴，在膝上四寸股内廉两筋间。

五里二穴，在下去气冲三寸。

阴廉二穴，在羊矢下去气冲二寸。

### 足少阳胆经

窍阴二穴，在足小指次指之端，去爪甲角如韭叶。

侠溪二穴，在足小指次指歧骨间本节前陷中。

地五会二穴，在足小指次指本节后陷者中。

临泣二穴，在足小指次指本节后间陷者中。

丘墟二穴，在足外廉踝下如前陷者中。

悬钟二穴，在外踝上三寸。

阳辅二穴，在足踝上辅骨前绝骨端如韭叶。

光明二穴，在外踝上五寸。

外丘二穴，在外踝上七寸。

阳交二穴，在外踝上七寸。

阳陵泉二穴，在膝下一寸外廉陷者中。

中渎二穴，在髀骨外膝上五寸。

环跳二穴，在髀枢中。

**周身孔穴俱在卷中**

# 修明堂诀式

## 正面长七尺五寸

顶去额长四寸。
额下去颐长一尺。
结喉下至缺盆中长四寸。
缺盆中下至髃骬骨长九寸(心臆骨是也)。
髃骬骨下至脐长八寸。
天枢下至横骨长六寸五分(脐旁二寸是也,穴名天枢)。
横骨下至内辅长六寸五分。
内辅下至上廉长一尺八寸。
上廉下去下廉长三寸。
下廉去内踝长三寸。
内踝至地长三寸。

## 伏人长七尺五寸

顶去项发际长七寸五分(项后入发际)。
项发下至大椎长三寸五分(大椎上三节)。
大椎下至尾骶骨长三尺,分作二十一椎。
髀枢下至腘中长一尺四寸。
腘中下至跗骨长一尺六寸。
跗骨至地长四寸。

## 侧人长七尺五寸

顶去脑角长四寸。
脑角下至柱骨长一尺。
柱骨下行腋中不见长四寸。
深腋下至季胁长一尺七寸。
季胁下至髀枢长六寸。
髀枢下至膝中长一尺四寸。
膝中下至外踝长一尺六寸。
外踝去京骨长三寸。
京骨至地长一寸。

## 横广阔狭相去远近

头围二尺八寸。
胸围四尺五寸。
腰围四尺二寸。
内髀枢之间广六寸五分。
耳后完骨广九寸。
耳前当耳门广二寸。
两颧之间广九寸五分。
两乳之间广九寸五分。
两肩相去二尺一寸。
肩下至肘长一尺七寸。
肘去腕长一尺二寸五分。
腕去中指本节长四寸。
本节去指末长四寸五分。
足长一尺二寸,横广四寸五分。
骨格三折各长七尺五寸。

## 五脏六腑大小形状

五脏大小形状法:
肺六叶,两耳四垂如盖,附第三椎。
心状如莲花未开。二脏俱在膈上,附第五椎。
肝七叶,左三叶右四叶,胆在短叶间,第九椎。
脾广三寸,长五寸,掩太仓,附第十一椎。
肾状如石卵,色黑紫,附十四椎。
经云:凡入有七冲门,所入纡曲屈伸,长六丈四寸四分至所出。
唇(唇为之飞门。飞,动也)至齿九分。
齿(齿能摧伏五谷,为之户门也)后去会厌深三寸五分。
会厌(为之吸门,谷吸然而下)下至胃口上(上脘穴也)长一尺六寸。
胃纡曲屈伸长二尺六寸。

小肠系胃下口（胃下口为之贲门也，在脐上二寸），长三丈二尺，左回叶积十六曲。

大肠系小肠，长二丈一尺，右回十六曲（大小肠会于阑门，在脐上一寸，水分穴也）。

广肠系大肠，长二尺八寸，至出谷也（至所出是下为之魄门也）。

脐下一寸是上口，渗水入膀胱，所出溺也。

# 避针灸诀①

## 人神

人神之法将何起，
一日先从足大指，
二日外踝三股内，
四在腰间五口里，
六手七日内踝看，
八腕九尻须在记，
十日腰背一鼻柱，
二来发际三牙齿，
十四胃管五遍身，
六胸七日气冲起，
八股九足二十踝，
二十一朝来小指，
二日外踝(及胸目下)
三在肝(及足)，
四手阳明(胃也)须好记，
五足阳明六在胸，
七膝八阴知住止，
九来膝胫十足跌，
念取人神精妙理。

## 避太一法

太一从来八节游，
立春左足戊寅收，
己丑过后春分气，
左畔胸堂己卯留，
立夏左手戊辰日，
己巳相随夏至头，
头首忌来当丙午，
立秋右手戊申游，
己未才过秋分至，
右畔胸堂辛酉求，
立冬便求居右足，

戊戌己亥自然周，
冬至腰尻壬子是，
四季在腹戊巳俦，
切忌用针并用灸，
若能回避福优悠。

## 血忌

血忌正牛二月羊，
三寅猴四要商量，
若逢五卯六月鸡，
辰七狗八避最强，
蛇九猪十历所推，
十一即是鼠伏藏，
凡当马位十二月，
调摄之道顺阴阳。

> **按**：刻石时为了便于检索腧穴的目的，增入"穴腧都数"一卷，文字简要，具有全书经穴的索引性质。首先，总括地记载了全身各部位的穴名及其部位，其顺序是：仰人头面部、侧部、伏人头部、颈项部、侧肩髆部、胸部、腋胁部、腹部、腹胁部；然后是十二经穴四肢部的穴名及其部位：手太阴部、手阳明大肠经、手少阴心经、手太阳小肠经、手厥阴包络脉经、手少阳三焦经、足太阴脾经、足阳明胃经、足少阴肾经、足太阳膀胱经、足厥阴肝经、足少阳胆经。
> 其次附"修明堂诀式"，记述全身各部骨度的尺寸，并简单介绍了五脏六腑大小形状。
> 最后附"避针灸诀"等歌诀，包括"人神"、"太一"及"血忌"内容，是对中卷"针灸避忌之图"的文字说明。

---

① 此诀当与卷中前"针灸避忌之图"参看。

## 图书在版编目(CIP)数据

中医必读百部名著·针灸卷:续/牛淑平主编．－北京:华夏出版社,2008.7
ISBN 978－7－5080－4908－3

Ⅰ．中… Ⅱ．牛… Ⅲ．①中国医药学－古籍－汇编②针灸疗法－古籍－汇编
Ⅳ．R2－52

中国版本图书馆 CIP 数据核字(2008)第 107989 号

华 夏 出 版 社 出 版 发 行
(北京东直门外香河园北里4号 邮编:100028)
新 华 书 店 经 销
北京中科印刷有限公司印刷
三河市万龙印装有限公司装订
787×1092 1/16开本 12.5印张 323千字 插页1
2008年7月北京第1版 2008年9月北京第1次印刷
定价:26.00元

本版图书凡印刷装订错误可及时向我社发行部调换